经颅电刺激与体育运动

Transcranial Electrical Stimulation in Sports and Exercise

主　编　亓丰学

科 学 出 版 社

北　京

内 容 简 介

本书共十章，详细介绍了经颅电刺激技术的历史起源、作用机制、刺激参数与安全性，以及其在运动员肌肉力量、有氧耐力、平衡控制、运动学习和认知功能提升等方面的应用，并就该技术是否存在兴奋剂问题进行了探讨。最后，通过介绍运动如何影响脑特征的研究进展，为个性化经颅电刺激方案研究提供思路。

本书是介绍经颅电刺激技术在体育科学领域应用的专业书籍，可作为运动训练学、运动生理学、运动医学、康复医学、运动心理学、认知心理学学科的本科生、研究生课程教材，也可供使用经颅电刺激技术的科研人员、学者参考。

图书在版编目（CIP）数据

经颅电刺激与体育运动 / 亓丰学主编. -- 北京 : 科学出版社，2025. 3.
ISBN 978-7-03-081327-5

Ⅰ. R454.1；G8

中国国家版本馆 CIP 数据核字第 2025AA6000 号

责任编辑：丁慧颖 / 责任校对：张小霞
责任印制：肖　兴 / 封面设计：吴朝洪

科学出版社 出版
北京东黄城根北街 16 号
邮政编码：100717
http://www.sciencep.com
涿州市般润文化传播有限公司印刷
科学出版社发行　各地新华书店经销
*
2025 年 3 月第　一　版　开本：787×1092　1/16
2025 年 3 月第一次印刷　印张：11 1/2　插页：2
字数：252 000

定价：78.00 元

主 编 简 介

亓丰学 医学博士，副教授、博士研究生导师，国家体育总局“优秀中青年专业技术人才百人计划”入选者。本科毕业于北京体育大学竞技体育学院，硕士毕业于澳门大学教育学院，博士毕业于德国罗斯托克大学医学院。曾在德国莱布尼茨工作环境和人为因素研究中心心理与神经科学部门做访问学者。

担任山东省学校卫生协会心理健康与精神卫生专业委员会副主任委员、亚洲大洋洲地区残疾人排球联合会教育与科研委员会委员、中国康复医学会脑功能检测与调控康复专业委员会青年委员、全国各级各类体校教练员培训讲师、北京市自然科学基金评审专家、教育部学位与研究生教育发展中心评审专家。

长期从事运动科学、神经电生理学与认知神经科学相关的研究，研究方向为脑刺激与运动表现提升、脑刺激与老年人脑健康、运动与脑功能促进、运动训练监控与评价。已发表 SCI/SSCI 期刊论文 25 篇、CSSCI/CSCD 等核心期刊论文 10 篇，获得国家专利 2 项。主持国家级外国专家项目 1 项，教育部人文社会科学研究一般项目等省部级课题 2 项，教育部产学合作协同育人项目 1 项，其他课题 8 项；参与各级课题 14 项。国家级一流本科课程“运动训练学”教学团队核心成员。担任 *Cortex*、*NeuroImage* 等期刊审稿人。

《经颅电刺激与体育运动》编写人员

主　编　亓丰学

副主编　王立娟

编　者（按姓氏笔画排序）

于　瀛　山东大学

王立娟　北京体育大学

亓丰学　北京体育大学

张　娜　北京体育大学

罗　路　北京体育大学

侯金倩　首都师范大学

前　言

人脑有已知的最复杂结构。诺贝尔奖得主杰拉尔德·莫利斯·埃德尔曼（Gerald Maurice Edelman）说过：脑科学的知识将奠定即将到来的新时代的基础。脑是神经系统的最高级部分，掌控着人类绝大部分的运动功能、认知功能和感知功能。体育运动过程虽然侧重于以身体练习为基本手段，达到增强体质、提高运动技术水平的目的，但其内在的本质仍然是依靠大脑皮质建立神经连接，从而使神经系统更好地控制肌肉。卓越的运动表现通常需要强大的脑配合。

运动表现是运动员在比赛或训练中，以及非运动员在身体锻炼中运动能力的集中体现。研究表明，背外侧前额叶皮质（dorsolateral prefrontal cortex，DLPFC）、前运动皮质、初级运动皮质（primary motor cortex，M1）和小脑等脑区的神经网络连接对提高运动表现有重要作用，是调节运动过程的关键脑网络节点。经颅电刺激（transcranial electrical stimulation，tES）作为一种无创、安全的脑刺激技术，逐渐被用于提升运动员和非运动员的运动表现。2016 年，*Nature* 报道，美国滑雪和雪地滑板协会利用经颅直流电刺激（transcranial direct current stimulation，tDCS）技术训练精英跳台滑雪运动员，以缩短提高专项技能的时间。Mansfield 报道，NBA 勇士队也在使用“Brain-Zapping”耳机产生的直流电来提高运动员的力量、爆发力和灵活性。

20 世纪末至 21 世纪初，笔者的导师、tDCS 技术的先驱者、ESI 高被引学者 Michael A. Nitsche 教授领导的研究团队发现，微弱的 tDCS 能够调控大脑皮质兴奋性，这使得电刺激再次引起研究者的关注。此后的研究进一步发现，除 tDCS 外，经颅交流电刺激（transcranial alternating current stimulation，tACS）和经颅随机噪声刺激（transcranial random noise stimulation，tRNS）同样可以调节大脑皮质神经活动和（或）兴奋性。目前的研究发现，人体对 tES 具有较好的耐受性，除了会引起头皮区域短暂的针刺感、瘙痒、轻微变红、轻微灼烧感或幻视等，尚无副作用或不可逆的脑损伤报道。

本书共十章，是国内第一本介绍 tES 技术在体育科学领域应用的书籍，可作为本科生、研究生课程的相关教材。学习本书有利于相关学科的跨学科交叉研究，为解决现有问题或新问题提供新思路。第一章由北京体育大学王立娟、亓丰学编写，第二章由北京体育大学王立娟、罗路编写，第三章由北京体育大学罗路、张娜和山东大学于瀛编写，第四、五章由北京体育大学张娜和首都师范大学侯金倩编写，第六章由首都师范大学侯金倩和北京体育大学张娜、王立娟编写，第七章由首都师范大学侯金倩和北京体育大学亓丰学编写，第八章由北京体育大学罗路编写，第九章由北京体育大学张娜和亓丰学编写，第十章由山东大学于瀛编写。

我们衷心感谢吴嘉谣女士在图片绘作过程中给予的帮助与支持。本书的顺利出版，得益于中央高校基本科研业务费专项资金的资助。尽管笔者在本书结构和文字上都做了很大努力，但仍会有不尽如人意之处，恳切希望有关专家、学者和读者多提宝贵意见。

亓丰学

2024 年 10 月 15 日于北京

目　录

1

第一章
经颅电刺激的历史起源

导读

随着医学技术的进步与发展，经颅电刺激（transcranial electrical stimulation，tES）技术已被应用于神经科学和运动科学等领域，该技术在调控认知功能和提升运动表现方面展现出较好的效果。运用电刺激治疗疾病并非一种新的方法，可以追溯至几个世纪之前。随后，许多科学家和学者对tES技术的应用进行了积极探索。21世纪以来，神经科学的发展大大推动了tES技术的研究，该技术在治疗神经疾病和精神疾病等方面展现出了较大的潜能。近年来，tES技术逐渐应用到体育运动领域，用以提升运动表现。

本章将从18世纪前、18～19世纪和20世纪后三个阶段介绍tES技术的历史起源与发展。18世纪前，人类已经开始尝试用放电的鱼治疗疾病。18～19世纪，随着静电发生器、莱顿瓶、伏特电堆和变压器的发明及生物电的发现，学者们开始探索不同的电疗设备对各种疾病的治疗效果。此外，电刺激疗法的不断发展也为大脑皮质功能定位的研究奠定了基础。20世纪后，电刺激疗法曾一度淡出人们的视野。直至20世纪末至21世纪初，随着研究人员发现经颅直流电刺激（transcranial direct current stimulation，tDCS）可以影响人类大脑皮质兴奋性，电刺激技术再次引起研究者的关注和重视。21世纪以来，神经科学的大力发展为tES技术的研究带来了新的生命。除了tDCS，经颅交流电刺激（transcranial alternating current stimulation，tACS）和经颅随机噪声刺激（transcranial random noise stimulation，tRNS）也在神经科学和运动科学等领域得到广泛的研究和应用。

第一节 18 世纪前的认识

18 世纪前，人类已经开始探索运用自然界中的电调节大脑功能。古埃及人发现尼罗河中的一种鲶鱼具有放电特性，但是史书没有记载他们是否进行了实验或用于临床。随后的古希腊时期最早报道了与电刺激相关的研究，Plato（公元前 428～348 年）和 Aristotle（公元前 384～322 年）描述了电鳐可以通过放电产生治疗疾病的效果[1]。

最早运用 tES 技术治疗患者的记录可以追溯至罗马帝国时代[1]。公元 43～48 年罗马医生 Scribonius Largus 发现将一条活的电鳐放于头痛患者的头皮上，电鳐产生的强烈电流可以使患者突然处于短暂的麻痹状态来缓解疼痛[2]。他将这种治疗方法记录在自己的著作《医学精选》（*Compositiones*）中，该书对后世医学产生了深远的影响，书中记载“快速消除并治愈慢性或难以忍受的头痛方法，将一条活的黑电鳐放于头痛的位置，直到疼痛停止且疼痛的部位开始麻木。当患者感受到麻木感后需要结束治疗，避免疼痛部位完全麻痹。为了使头痛的部位变得麻木，通常需要准备多条电鳐，有时要进行 2 次或更多次治疗”[3]。虽然 Largus 医生不了解电鳐治疗的机制，但是他将其运用于头痛和其他疾病的治疗中，为疼痛治疗提供了开创性的观点，并且为电疗开辟了道路[3]。在 Largus 医生发表著作 30 年后，希腊医生 Pedacio Dioscorides Anazarbeo（公元 44～90 年）也在著作《药物论》（*De Materia Medica*）中建议运用电鳐治疗头痛[4]。罗马自然学家 Pliny the Elder（公元 23～79 年）和希腊医生 Claudius Galen（公元 129～216 年）也报道了类似的发现[2]。

深受痛风折磨的 Anthero 是第一个已知被电疗治愈的人，他是 Tiberius Claudius Nero Caesar 大帝（公元 14～37 年统治古罗马）的自由奴隶。Anthero 在海边散步时踩到一条形状扁平、中等大小的电鳐，在初始的麻木感逐渐消除后，他痛风的疼痛感也消失了[5]。11 世纪穆斯林医生 Ibn-Sidah 建议将一条活的电鲶置于额骨上治疗癫痫患者[1, 2]。运用电鱼刺激的方法也传到了非洲，埃塞俄比亚基督教传教士报道用电鲶将“魔鬼驱除出人体”[1]。在随后超过 10 个世纪的时间里，虽然人们不知道如何评估治疗效果，但是用电鱼治疗疾病是最流行的电刺激方法[1]。

鱼产生的电并不是早期文明从自然环境中获取的唯一可利用的电现象。人们可以用琥珀简单摩擦产生电来治疗出血、呕吐和黏痰。人们甚至通过燃烧琥珀来治疗瘟疫。此外，磁环被高价售卖，用于治疗风湿病。1551 年，意大利医生和数学家 Gerolamo Cardano（1501～1576 年）解释了琥珀和磁环治疗的不同现象。他是第一个区分琥珀生电和磁环磁性的人，在对这两种现象进行理论分析时引入了与文艺复兴时期哲学家不同观点的电学理论。这种理论更接近于新兴的机械哲学理论。虽然 Cardano 医生的研究对当时医学界的临床应用几乎未产生任何影响，但是他逝世 100 多年后，电现象在医学界的应用发生了变化[5]。17 世纪科学革命中最杰出科学家之一的德国学者 Otto von Guericke（1602～1686 年[6]）在 1660 年发明了第一台静电发生器，这台设备被认为是历史上第一台电刺激器[1]。该装置将一个硫磺球安装在木框架上，通过曲柄旋转球体，将手放在球体上可以接收到静电荷，类似于摩擦琥珀棒来生电[5]。

第二节　18～19 世纪的认识

1745 年，Ewald Georg von Kleist 发明了历史上第一台电容器莱顿瓶（Leyden jar），该电容器可以储存静电发生器产生的电荷[1]。随后，Anton de Haen（1704～1776 年）于 1755 年，Benjamin Franklin（1706～1790 年）于 1757 年将静电发生器与莱顿瓶相结合用于电疗[1, 5, 7]。同时期，另一知名学者 John Wesley（1703～1791 年）也运用类似的装置治疗疾病，在他的著作《疾病简易自然疗法》中提到“正确地运用电疗可以治疗失明、痉挛、耳聋、痛风、头痛、麻痹、风湿病、扭伤和牙痛等疾病”[5]。1755 年，Charles Le Roy（1723～1789 年）以一个失明患者为试验对象进行视力恢复的研究，他将金属线置于患者的头部和腿部进行重复试验，虽然患者出现了光幻视，但是没有恢复视觉（图 1-1）[4, 8, 9]。随着电疗法的推广，部分医疗机构开始采购相关设备。1767 年，英格兰 Middlesex 医院购买了静电设备，这可能是第一家购买电疗设备的医院[5]。

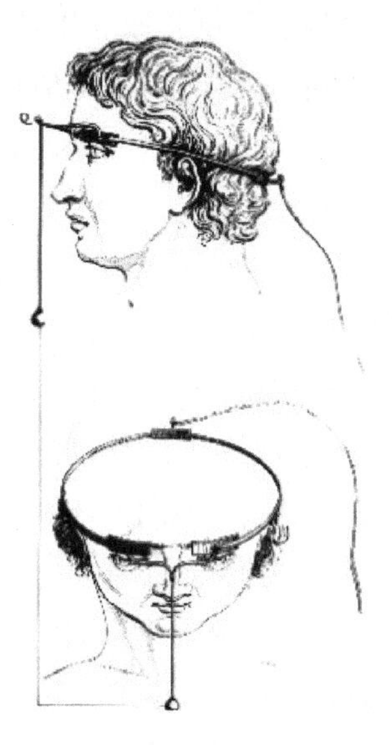

图 1-1　Charles Le Roy 用电刺激治疗失明患者的示意图[8]

John Walsh 发现电鳐引发的“震颤”是由电引起的[5]。1773 年，解剖学家和生理学家 John Hunter（1728～1793 年）应 John Walsh 的邀请对电鳐进行全面研究。Hunter 对电鳐的发电器官进行了数次解剖，解剖的电鳐陈列在英国皇家外科医学院亨特博物馆（图 1-2）。处于后牛顿时代的 18 世纪，这些可发电的鱼器官引起了人们强烈的好奇心，人们喜欢聚集在一起来探索一条电鳐产生的电流能够传导多少个人[5]。牛顿定律可以潜在地解释人类感兴趣的自然科学和电产生的原理。这些可以发电的鱼类或者其他动物含有发电器官，受大脑控制，在它们的周围产生三维偶极子场，静息状态下可产生低于 65 Hz 的单脉冲电流[1]。

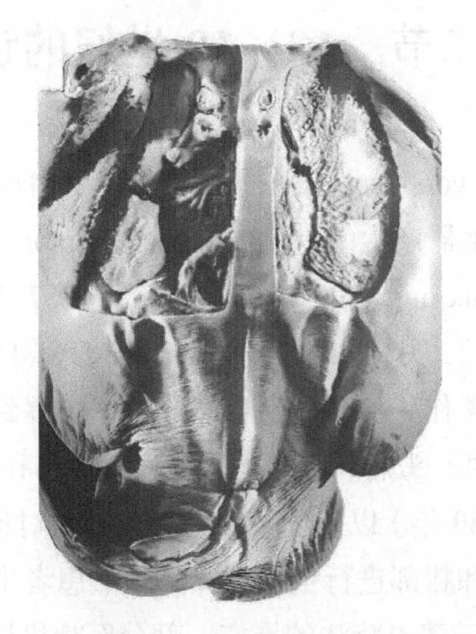

图 1-2 解剖后的电鳐[5]

18 世纪 80 年代，意大利医生、解剖学家、生理学家及物理学家 Luigi Galvani（1737～1798 年）是博洛尼亚科学院的会员与院长，他在意大利博洛尼亚开展了电生理实验。Galvani 教授与他的妻子 Lucia Galeazzi（1743～1788 年）和侄子 Giovanni Aldini（1762～1834 年）用蛙的神经、肌肉标本进行了一系列实验，这些实验很快成为实验生理学中的经典案例[10]。事实上，早在 100 多年前，荷兰自然科学家 Jan Swammerdam（1637～1680 年）[10, 11]已经对蛙腿的神经、肌肉标本进行了研究，发现对神经进行机械刺激可以诱发肌肉收缩。Swammerdam 还进一步完善了标本，将肌肉插入玻璃管中，随后将针插入到肌肉的末端，通过观察针的移动来判断肌肉的收缩情况。此外，Swammerdam 还进行了一项电刺激实验，他用铜环固定神经，通过银线刺激神经，这项实验已经接近了解神经、肌肉间信号传导的机制[11]。

在早期的实验中，Galvani 探究了电流强度和肌肉收缩之间的关系，研究发现当电流强度超过一定阈值时，肌肉收缩程度不再增加，且反复刺激会导致收缩现象消失，休息后收缩现象再次出现。Galvani 经过十余年的电生理实验，于 1792 年在他的知名著作《肌肉运动的电效应》(*De Viribus Electricitatis in Motu Musculari*)中首次公布了实验结果，即“运用发电设备（如莱顿瓶）刺激蛙的神经、肌肉标本可以引发肌肉剧烈收缩”(图 1-3A)。他还描述了一项惊人的实验，将蛙的标本与指向天空的长电线相连时，大气电能够诱发肌肉收缩（图 1-3B)。此外，Galvani 还进行了一系列金属电弧实验(图 1-3C)。在 1794～1797 年，Galvani 用 2 条附着坐骨神经的蛙腿进行了一项非常重要的实验，当第一条蛙腿坐骨神经与第二条蛙腿坐骨神经接触时，2 条蛙腿标本会同时收缩（图 1-3D)，这是历史上第一次生物电（动作电位）传导的演示[10, 11]。

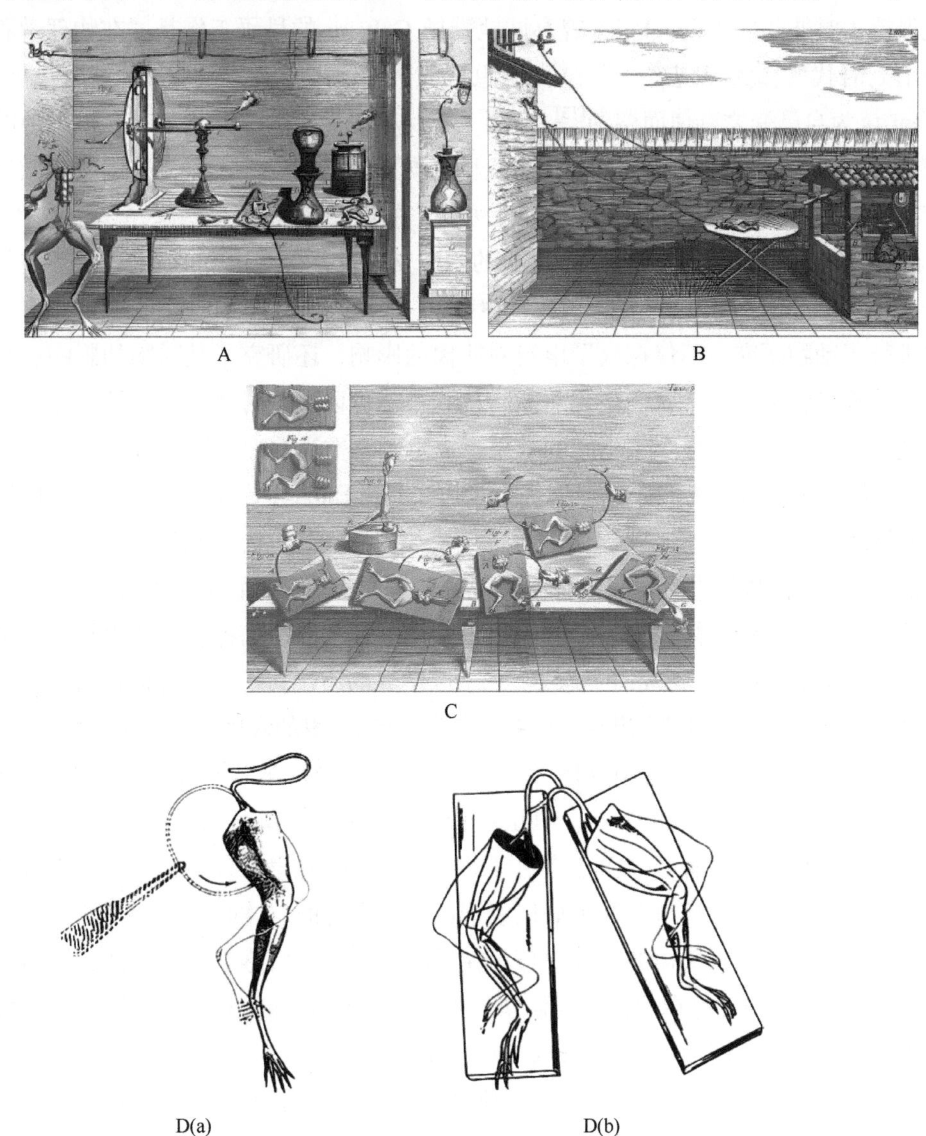

图 1-3　Luigi Galvani 的实验

A. 蛙标本和发电设备；B. 大气电实验；C. 金属电弧实验；D. 无金属实验：a. 1794 年，神经接触肌肉后收缩实验；b. 右腿坐骨神经接触左腿坐骨神经后双腿同时收缩实验[10, 11]

Galvani 提出的“动物电”理论迅速在世界范围内产生了反响，并且奠定了现代电生理学的基础。然而，他的理论并没有在当时的科学界和社会上受到广泛认可。意大利帕维亚大学物理学教授 Alessandro Volta（1745～1827 年）曾强烈地反对 Galvani 的“动物电”理论。Volta 认为引发肌肉收缩的电是源于外在的金属而不是动物本身[12]。在这场争论的启发下，Volta 于 1800 年发明了“伏特电堆”——人类史上的第一块电池[11, 13]。Volta 和 Galvani 的公开讨论奠定了 2 个新学科的基础——电力学和电生理学，对过去 2 个世纪的科学与技术进步起到了关键作用[14]。尽管经历了激烈的争论，双方还是保持了对彼此的尊重，Volta 曾真诚地赞扬 Galvani 的科研工作是“在物理学和化学史上划时代的伟大发现之一”。Volta 想把发明的电堆称为“Galvani 电池”，但是 Galvani 认为自己受之有愧而谢绝[13]。为了纪念 Volta 做出的卓越贡献，人们用他的名字命名了电压的单位[13]。随后有人将“伏特电堆”的电极置于眼窝，采用电刺激疗法治疗视觉缺陷患者，也有人用它治疗有听力缺陷的患者[5]。

Giovanni Aldini 作为“动物电”理论的积极支持者，在 Galvani 逝世后继续进行相关研究[11]。Aldini 主要致力于研究直流电疗法（Galvanism）及其在医学中的应用。他首先进行了动物研究，不仅探究了电流对肌肉的影响，还研究了其对脑的影响。在进行动物实验时，Aldini 首次观察到刺激一侧脑半球可以引发对侧肌肉收缩。此外，他还发现刺激不同的脑区会产生不同的效果，提出了电作为治疗手段的可能性[15]。随后 Aldini 开始用被斩首处决的罪犯尸体进行人体实验。1802 年，Aldini 在意大利博洛尼亚公开展示了被斩首不到 1 小时的罪犯尸体是如何在受到电流刺激后发生扭曲。从此 Aldini 开始在欧洲传播直流电疗法，并且说服科学界相信“动物电”的存在。

通过动物实验和人体试验，Aldini 提出了用电疗法治疗精神疾病的设想，如精神分裂症和抑郁症。虽然 Aldini 的实践引发了医学界的质疑，但是他宣称自己治愈了意大利博洛尼亚的 2 名“抑郁”患者。其中 1 名患者是 27 岁的农民，他在博洛尼亚 Santo Orsola 医院进行 6 周头部直流电刺激后痊愈[1]。这是精神病学领域最早报道的应用 tES 技术的成功案例之一[15]。1803 年，Aldini 在访问伦敦和牛津时，讲授直流电疗法的相关内容，并进行了公开演示。1803 年 1 月 17 日 Aldini 在皇家外科医师学会进行了其最知名的演示。Aldini 用电刺激被处以绞刑的英国罪犯的尸体时，肢体开始动起来，就像死者抽搐了一样。这样的场景吓坏了在场的观众，他们感到非常恐慌，认为死者起死回生了[15]。Aldini 也在现代神经病学的摇篮巴黎 Pitié-Salpêtrière 医院进行了演讲，试图说服著名的精神病学医生 Philippe Pinel 相信电刺激能够有效地治疗抑郁症患者。1804 年 Aldini 在巴黎发表了《关于电疗学的理论和实验论文》（*Essai théorique et experimental sur le galvanisme*）[12, 15]。

Aldini 长期对电疗法充满好奇和热情，提出了第一个关于非侵入性 tES 技术的假说，为医学界留下了宝贵的知识遗产[15]。他的研究工作具有里程碑式的意义，开创了用直流电刺激治疗神经疾病和精神疾病的时代[1]。此外，Aldini 的实验还激发了英国著名小说家 Mary Shelley（1797～1851 年）的灵感，Shelley 于 1818 年创作了著名的科幻小说《弗兰肯斯坦》(*Frankenstein*)[16, 17, 18]，这部小说是英国文学史上最具有影响力的作品之一[19]。小说中讲述了青年科学家 Victor Frankenstein 博士运用多具尸体拼接成一个像人一样的“怪物”，经过电刺激复活“怪物”的故事[15, 17, 20]。

1809 年，意大利解剖学家 Luigi Rolando（1773～1831 年）发现用电刺激动物的小脑可以引发抽搐。他还发现移除山羊的小脑后，山羊无法站立和移动。这些实验引导他产生“小脑通过其中的神经控制运动功能”的想法。尽管 Rolando 高估了小脑的功能，认为小脑是运动功能的唯一控制源，但他的研究证明了小脑与运动功能的直接关系[18, 21]。由于技术和方法的限制，电刺激在当时并不是研究脑功能的可靠方法。许多研究并没有发现刺激大脑皮质和小脑可以引发运动反应，还有一些研究发现切除脑皮质后刺激大脑也可以引发运动，因此当时在很大程度上认为大脑皮质是不易兴奋的组织[21]。另外，由于当时普遍的观点认为大脑皮质下的区域（如脑干和基底神经节）控制运动功能，将在实验中发现的刺激大脑皮质和小脑可以引发运动归因于电传导至深层或邻近区域。这样的观点限制了当时的神经生理学家从电刺激实验中推断出新的信息[21]。

1831 年，英国物理学家和化学家 Michael Faraday（1791～1867 年）发明了第一台变压器，用这种类型的电进行治疗的方法称为感应电疗法（Faradism）[5, 22]。Faraday 的工作受到了医学界的广泛关注，他在 1835 年为圣乔治医院的医学生做了 14 次电学相关的讲座[5]。19 世纪中叶，实验电生理学之父——德国生理学家 Emil du Bois-Reymond（1818～1896 年）用蛙的神经和肌肉标本进行实验，首先发现并描述了动作电位和静息电位[23]。直至 20 世纪初，他发明的感应线圈才成为主要的电刺激器[18]。

1864 年在普丹战争中，德国神经学家和解剖学家 Gustav Theodor Fritsch（1838～1927 年）在包扎士兵头部伤口的过程中发现，对大脑皮质进行机械刺激可以引发对侧躯体的运动活动[18]。同一时期，德国精神病学医生和神经病学家 Julius Eduard Hitzig（1838～1907 年）用电疗法刺激头部后侧诱发眼部自主运动。19 世纪 60 年代晚期，Fritsch 移居到柏林，并在柏林遇到了 Hitzig[18]。1870 年，Fritsch 和 Hitzig 用微弱的直流电刺激暴露的犬脑皮质并诱发了运动[18, 24, 25]。该实验对现代神经科学的发展起到了关键作用：首先，该实验是首次明确证明大脑皮质中有与运动有关的区域；其次，该实验首次证明大脑皮质有电兴奋性；再次，该实验是第一个验证大脑拓扑表征的实验证据；最后，该实验是大脑皮质功能定位的第一个强有力的实验证据[25]。基于 Fritsch 和 Hitzig 的研究，苏格兰神经学家和心理学家 David Ferrier（1843～1928 年）于 1873 年报道了应用感应电刺激猴子的大脑并取得了可靠的结果[18, 26]。他发现当刺激猴子的颞上区时，猴子会竖起对侧的耳朵，并且将头和眼睛转向对侧。此外，他还以鱼、鸟类和两栖动物为实验对象进行了相关研究[18]。

外科医生和医学教授 Roberts Bartholow（1831～1904 年）在 1874 年首次对有意识的人脑进行电刺激研究[18]。Bartholow 对一名 30 岁有脓性头皮溃疡的患者进行了研究[27]。他形容这名患者“智力低下”，这让人怀疑患者是否有能力同意进行这项试验[18]。Bartholow 用不同长度的针状电极对这名患者的大脑进行交流电和直流电刺激，进行脑皮质兴奋性和脑功能区定位的相关研究[27]。在第 5 次实验中，当 Bartholow 计划用微弱的直流电刺激大脑后部区域时，这名患者的身体状况急转直下，患者反复抽搐，最终死亡，试验终止[18]。Bartholow 的试验受到了美国医学协会、《英国医学期刊》编辑和其他医生的强烈谴责。虽然试验造成了灾难性的后果，但是 Bartholow 的研究引发了激烈的讨论，并最终将电刺激纳入临床实践[18]。Bartholow 对脑皮质定位的理论和方法是现代脑功能区定位研究的基石，并促进无数的医学创新[27]。随后，Victor Alexander Horsley（1857～1916 年）和 Fedor Krause（1857～1937 年）等学者开展了一系列关于脑功能区定位的研究[18]。

1880 年左右，德国精神病学医生经常采用脑刺激技术治疗患者，他们是电疗法的开拓者，这是早期的 tDCS 技术[1]。最早进行大样本量 tES 技术治疗严重精神疾病的研究发生在 19 世纪 70 年代[28]。1870～1878 年德国精神病学家 Rudolph Gottfried Arndt（1835～1900 年）按照当时的惯例进行个案报道，发表了 3 篇长达 260 页的论文报道他的治疗结果[28]。他用电刺激治疗紧张症、疑病症、妄想症和抑郁症等患者[28, 29]。Arndt 所描述的电刺激方法和现在应用的 tDCS 技术非常相似[29]，但是缺乏心理学与精神病学应用细节相关的准确数据的描述。虽然这些研究有方法学上的缺陷，并且缺乏精确的治疗数据，但是 Arndt 的研究仍是 tES 技术用于精神病学领域的开创性工作[28]。随后 Wilhelm Tigges（1830～1914 年）于 1883 年和 1885 年发表 2 篇共计 90 页的研究论文报道电刺激治疗精神疾病相关的内容[28]。Tigges 在方法学上进行了革新，首次试图从认知论的角度系统地总结电刺激疗法在不同疾病中的疗效。与 Arndt 描述性的个案报道不同，Tigges 进行群体研究观察疾病的具体过程，从而得出更具体的结论[28]。

第三节　20 世纪至今的认识

19 世纪末至 20 世纪初，许多学者研究了直流电刺激对精神疾病的治疗效果，但是由于干预方法各异、描述不清晰、细节不明确、结果差异较大，以及电休克疗法（electroconvulsive therapy，ECT）的出现，直流电刺激疗法于 20 世纪 30 年代逐渐淡出人们的视野[1, 2, 30]。1757 年，直流电技术应用在睡眠治疗中，在 1960～1963 年，电麻醉研究中也引入了直流电[1]。1964 年，Lippold 和 Redfearn 用 50～500μA 直流电刺激 32 名健康受试者头皮，发现正极直流电刺激可以提升警觉性、情绪和运动活动，而负极直流电刺激则会导致安静和冷漠[31]。可能是由于出现了新的精神类治疗药物，20 世纪 70 年代直流电刺激再次被放弃使用[1]。1980 年，Merton 和 Morton 首先将 tES 技术直接用于人体颅骨的运动皮质区域，诱发对侧手部肌肉的运动诱发电位（motor evoked potential，MEP），但因电流强度较大而引发疼痛，限制了其进一步的应用[32, 33]。

20 世纪末至 21 世纪初，电刺激再次引起研究者的关注[33]。1998 年，Priori 及其同事用经颅磁刺激（transcranial magnetic stimulation，TMS）技术研究 tDCS 对人类大脑皮质兴奋性的影响[34]，直流电技术再次被推荐使用，现代 tDCS 技术由此而生[1]。2000 年德国学者 Nitsche 和 Paulus 首次发现 tDCS 对人脑运动皮质兴奋性具有双向调节作用，正极 tDCS 可以提升运动皮质兴奋性，而负极 tDCS 则可以降低运动皮质兴奋性[35]。Nitsche 教授还发现，随着刺激时间的适当延长，tDCS 的刺激后效应可达 90 分钟[36]。从此，tES 技术受到研究人员的重视，此后进一步的研究发现除了 tDCS，tACS 和 tRNS 同样可以调节大脑皮质兴奋性和（或）神经活动[33]。

在过去的二十余年间，神经科学的大力发展为 tES 技术的研究带来了新的生命。作为安全无创、易于操作且便携的脑功能调控技术，tES 技术在神经科学和神经病理学等领域得到了大量的研究和应用[37]。tES 技术在调控认知功能[37-39]和提升运动表现能力[33, 40-42]中展现了极具潜力的价值，并且为治疗神经类疾病（脑卒中[41, 43]、癫痫[44]、阿尔茨海默病[45]、帕金森病[41, 46]、多发性硬化症[41, 46]等），精神类疾病（抑郁[39, 47, 48]、精神分裂症[39]、成瘾[49]、注意缺陷多动障碍[49]、焦虑[47]等）和慢性疼痛[50]等提供了新的技术方法和手段。近年来，tES 技术逐渐应用到体育运动领域，以提升人类的肌肉力量、有氧耐力、平衡控制、运动学习能力和运动员的认知功能等。

（王立娟　亓丰学）

参 考 文 献

[1] Sarmiento C I，San-juan D，Surya Prasath V B. Letter to the Editor：Brief history of transcranial direct current stimulation（tDCS）：from electric fishes to microcontrollers [J]. Psychological Medicine，2016，46：3259-3261.

[2] Priori A. Brain polarization in humans：A reappraisal of an old tool for prolonged non-invasive modulation of brain excitability[J]. Clinical Neurophysiology，2003，114（4）：589-595.

[3] Cambiaghi M，Sconocchia S. Scribonius Largus（probably before 1CE-after 48CE）[J]. Journal of Neurology，2018，265（10）：2466-2468.

[4] Zago S，Priori A，Ferrucci R，et al. Historical aspects of transcranial electric stimulation[M]// Brunoni A R，Nitsche M A，Loo C K. Transcranial Direct Current Stimulation in Neuropsychiatric Disorders.

Cham：Springer International Publishing，2021:3-19.

[5] Cambridge N A. Electrical apparatus used in medicine before 1900[J]. Proceedings of the Royal Society of Medicine，1977，70（9）：635-641.

[6] Harsch V. Otto von Gericke（1602-1686）and his pioneering vacuum experiments[J]. Aviation，Space，and Environmental Medicine，2007，78（11）：1075-1077.

[7] Pascual J M，Prieto R，Rosdolsky M，et al. Anton de haen（1704-1776）and his extraordinary "portentosum Infundibulum" case：The futile skull cauterization of a blind patient with a craniopharyngioma[J]. Journal of Neurosurgery，2023，139（5）：1225-1234.

[8] Lewis P M，Rosenfeld J V. Electrical stimulation of the brain and the development of cortical visual prostheses：An historical perspective[J]. Brain Research，2016，1630：208-224.

[9] Gebodh N，Esmaeilpour Z，Adair D，et al. Transcranial direct current stimulation among technologies for low-intensity transcranial electrical stimulation：Classification，history，and terminology[M]//Knotkova H，Nitsche M A，Bikson M，et al. Practical Guide to Transcranial Direct Current Stimulation. Cham：Springer International Publishing，2019：3-43.

[10] Verkhratsky A，Parpura V. History of electrophysiology and the patch clamp[J]. Methods in Molecular Biology，2014，1183：1-19.

[11] Verkhratsky A，Krishtal O A，Petersen O H. From Galvani to patch clamp：The development of electrophysiology[J]. Pflugers Archiv，2006，453（3）：233-247.

[12] López-Valdés J C. From romanticism and fiction to reality：Dippel，Galvani，aldini and "the modern Prometheus". Brief history of nervous impulse[J]. Gaceta Medica de Mexico，2018，154（1）：105-110.

[13] 蔡斌. 从电鳐鱼到伏特电池[J]. 供用电，2014，31（9）：72-74.

[14] Bresadola M. Animal electricity at the end of the eighteenth century：The many facets of a great scientific controversy[J]. Journal of the History of the Neurosciences，2008，17（1）：8-32.

[15] da Silva ArÊas F Z，ArÊas G P T，Neto R M. Giovanni Aldini and his contributions to non-invasive brain stimulation[J]. Arquivos de Neuro-Psiquiatria，2020，78（11）：733-735.

[16] Ginn S R. Mary Shelley's Frankenstein：Exploring neuroscience，nature，and nurture in the novel and the films[J]. Progress in Brain Research，2013，204：169-190.

[17] Koplin J，Massie J. Lessons from Frankenstein 200 years on：Brain organoids，chimaeras and other 'monsters'[J]. Journal of Medical Ethics，2021，47（8）：567-571.

[18] Isitan C，Yan Q，Spencer D D，et al. Brief history of electrical cortical stimulation：A journey in time from Volta to penfield[J]. Epilepsy Research，2020，166：106363.

[19] Cambra-Badii I，Guardiola E，Baños J E. Frankenstein；or，the modern Prometheus：A classic novel to stimulate the analysis of complex contemporary issues in biomedical sciences[J]. BMC Medical Ethics，2021，22（1）：17.

[20] Kaplan P W. Mind，brain，body，and soul：A review of the electrophysiological undercurrents for dr. Frankenstein[J]. Journal of Clinical Neurophysiology，2004，21（4）：301-304.

[21] Ponce G V，Klaus J，Schutter D J L G. A brief history of cerebellar neurostimulation[J]. Cerebellum，2022，21（4）：715-730.

[22] McWhirter L，Carson A，Stone J. The body electric：A long view of electrical therapy for functional neurological disorders[J]. Brain，2015，138（Pt 4）：1113-1120.
[23] 张铭. 杜波依斯-雷蒙德：实验电生理学之父[J]. 生理科学进展，2013，44（2）：158-160.
[24] Hagner M. The electrical excitability of the brain：Toward the emergence of an experiment[J]. Journal of the History of the Neurosciences，2012，21（3）：237-249.
[25] Gross C G. The discovery of motor cortex and its background[J]. Journal of the History of the Neurosciences，2007，16（3）：320-331.
[26] Akkermans R. David ferrier[J]. The Lancet Neurology，2016，15（7）：666.
[27] Patra D P，Hess R A，Abi-Aad K R，et al. Roberts Bartholow：The progenitor of human cortical stimulation and his contentious experiment[J]. Neurosurgical Focus，2019，47（3）：E6.
[28] Steinberg H. A pioneer work on electric brain stimulation in psychotic patients. Rudolph Gottfried Arndt and his 1870s studies[J]. Brain Stimulation，2013，6（4）：477-481.
[29] Steinberg H. Letter to the Editor：Transcranial direct current stimulation（tDCS）has a history reaching back to the 19th century [J]. Psychological edicine，2013，43（3）：669-671.
[30] Zhao H C，Qiao L，Fan D Q，et al. Modulation of brain activity with noninvasive transcranial direct current stimulation（tDCS）：Clinical applications and safety concerns[J]. Frontiers in Psychology，2017，8：685.
[31] Lippold O C，Redfearn J W. Mental changes resulting from the passage of small direct currents through the human brain[J]. The British Journal of Psychiatry，1964，110：768-772.
[32] Merton P A，Morton H B. Stimulation of the cerebral cortex in the intact human subject[J]. Nature，1980，285（5762）：227.
[33] 张娜，刘卉，苗雨，等. 经颅电刺激技术用于运动表现提升的研究进展[J]. 中国生物医学工程学报，2022，41（2）：214-223.
[34] Priori A，Berardelli A，Rona S，et al. Polarization of the human motor cortex through the scalp[J]. Neuroreport，1998，9（10）：2257-2260.
[35] Nitsche M A，Paulus W. Excitability changes induced in the human motor cortex by weak transcranial direct current stimulation[J]. The Journal of Physiology，2000，527（Pt 3）：633-639.
[36] Nitsche M A，Paulus W. Sustained excitability elevations induced by transcranial DC motor cortex stimulation in humans[J]. Neurology，2001，57（10）：1899-1901.
[37] 周鹏，魏晋文，孙畅，等. 经颅直流电刺激调控大脑认知功能的研究进展[J]. 中国生物医学工程学报，2018，37（2）：208-214.
[38] 李念慈，甘甜，郑燕，等. 经颅直流电刺激在社会认知神经科学中的应用[J]. 中国临床心理学杂志，2020，28（1）：114-118.
[39] Bin Lee A R Y，Yau C E，Mai A S，et al. Transcranial alternating current stimulation and its effects on cognition and the treatment of psychiatric disorders：A systematic review and meta-analysis[J]. Therapeutic Advances in Chronic Disease，2022，13：20406223221140390.
[40] 唐文静，李丹阳，胡惠莉，等. 经颅直流电刺激干预运动表现：效果及应用策略[J]. 体育科学，2020，40（8）：74-87.
[41] Brancucci A，Rivolta D，Nitsche M A，et al. The effects of transcranial random noise stimulation

on motor function：A comprehensive review of the literature[J]. Physiology & Behavior，2023，261：114073.

[42] 朱志强，王熙，张丹，等. 经颅电刺激对人体运动控制能力的影响研究进展[J]. 中国运动医学杂志，2020，39（10）：825-829.

[43] 王传凯，贾杰. 经颅直流电刺激在脑卒中后下肢运动功能康复中的研究进展[J]. 中国康复医学杂志，2020，35（12）：1503-1508.

[44] 姚小玲，王朴，鲍勇，等. 经颅直流电刺激在癫痫治疗中的应用进展[J]. 中国康复医学杂志，2020，35（3）：369-373.

[45] 罗尹培，李念，温惠中，等. 经颅直流电刺激技术在阿尔茨海默症治疗中的研究进展[J]. 中国生物医学工程学报，2019，38（5）：609-620.

[46] 段国平，张旭，汪洁，等. 经颅直流电刺激在神经系统疾病康复中的应用现状[J]. 中国康复医学杂志，2019，34（9）：1106-1111.

[47] Cheng Y C，Kuo P H，Su M N，et al. The efficacy of non-invasive，non-convulsive electrical neuromodulation on depression，anxiety and sleep disturbance：A systematic review and meta-analysis[J]. Psychological Medicine，2022，52（5）：801-812.

[48] Piccoli E，Cerioli M，Castiglioni M，et al. Recent innovations in non-invasive brain stimulation（NIBS）for the treatment of unipolar and bipolar depression：A narrative review[J]. International Review of Psychiatry，2022，34（7/8）：715-726.

[49] Li Q，Fu Y，Liu C，et al. Transcranial direct current stimulation of the dorsolateral prefrontal cortex for treatment of neuropsychiatric disorders[J]. Frontiers in Behavioral Neuroscience，2022，16：893955.

[50] Kvašňák E，Rokyta R. Brain stimulation methods for pain treatment[J]. General Physiology and Biophysics，2018，37（5）：477-494.

2

第二章
经颅电刺激的作用机制

导读

本章首先介绍侵入性和非侵入性神经刺激技术的概念及分类，然后介绍经颅电刺激（tES）的概念和分类，并概述了突触可塑性原理，最后详细阐述经颅直流电刺激（tDCS）、经颅交流电刺激（tACS）和经颅随机噪声刺激（tRNS）的即刻与刺激后效应、局部与整体效应及其作用机制。

第一节 神经刺激技术概述及分类

神经刺激技术作为一种极具潜力的工具，既可以用于探索脑功能，也可以用于治疗精神和神经疾病，在过去的十几年引起了研究人员的广泛关注[1]。广义的神经刺激技术（neurostimulation technique）可以分为侵入性神经刺激技术（invasive neurostimulation technique）和非侵入性神经刺激技术（non-invasive neurostimulation technique）（图 2-1）[1, 2]。以上 2 种技术又可以进一步分为针对颅内结构的刺激技术（经颅或颅内）和针对颅外结构的刺激技术（非经颅和非颅内）。

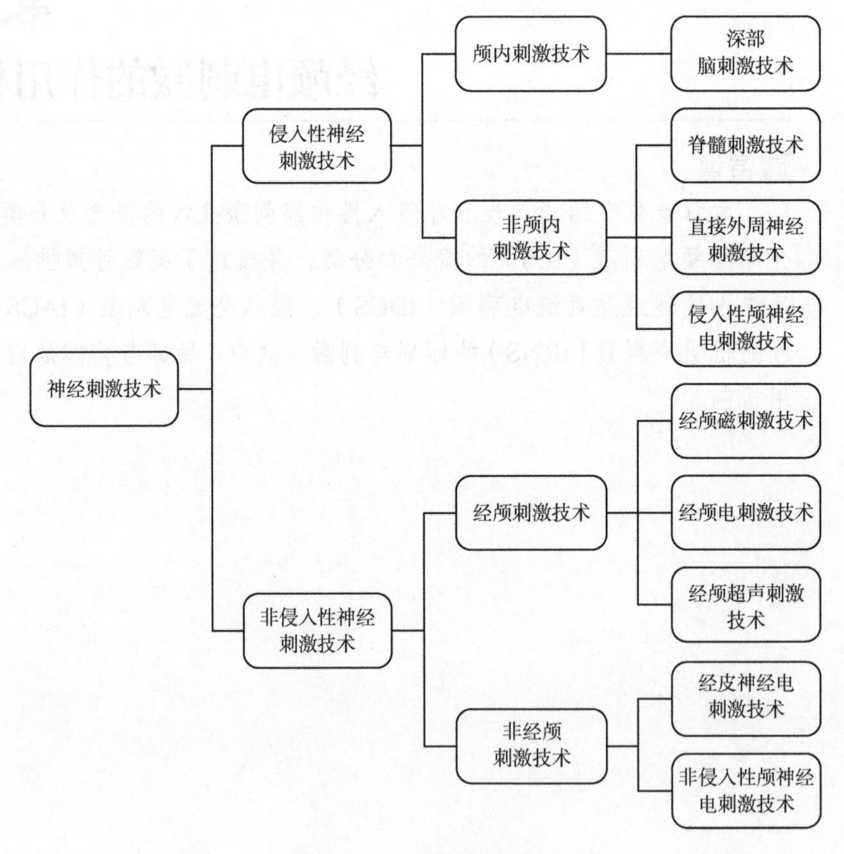

图 2-1 神经刺激技术分类

侵入性神经刺激技术是指患者接受麻醉或镇痛药，将刺激电极植入大脑、脊髓、皮下或者神经周围的特定区域，随后激活这些植入的电极，从而进行电刺激。主要的刺激区域是植入电极局部或者邻近的区域[1]。侵入性神经刺激技术分为颅内刺激技术（intracranial stimulation technique）和非颅内刺激技术（non-intracranial stimulation technique）。颅内刺激技术包括深部脑刺激（deep brain stimulation，DBS）技术（图 2-2A）[2]，非颅内刺激技术包括脊髓刺激（spinal cord stimulation，SCS）技术（图 2-2B）、直接外周神经刺激（direct peripheral nerve stimulation，DPNS）技术和侵入性颅神经电刺激（invasive cranial nerve electrical stimulation，iCNES）技术（图 2-2C）等[1]。

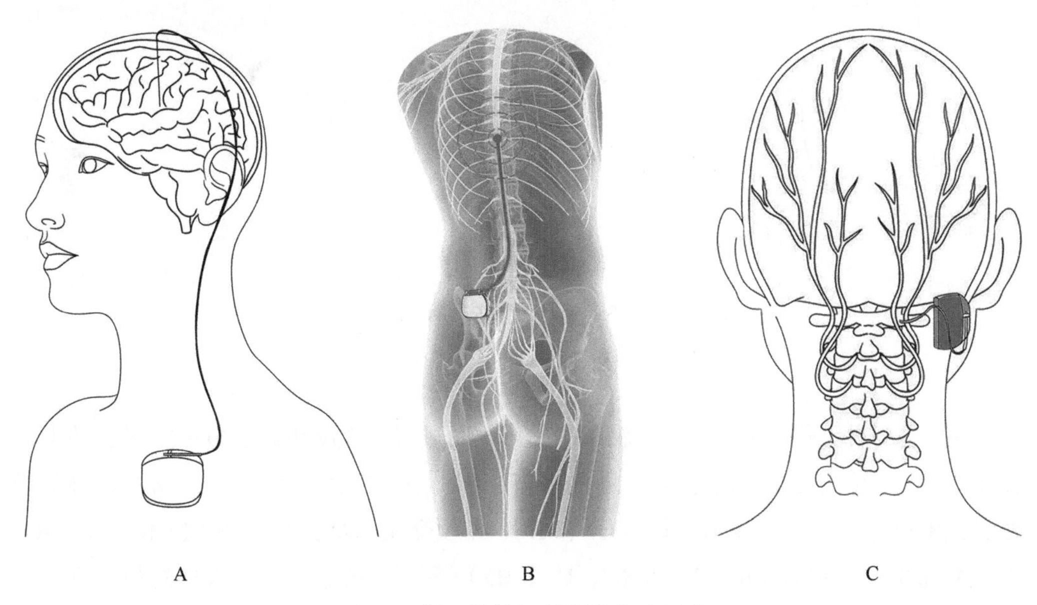

图 2-2　侵入性神经刺激技术示意图

A. 深部脑刺激技术；B. 脊髓刺激技术；C. 侵入性颅神经电刺激技术

非侵入性神经刺激技术是指将电极或磁线圈置于体外进行刺激，不破坏皮肤结构或不侵入身体腔室，不需要实施手术[1]。非侵入性神经刺激技术分为非经颅刺激技术（non-transcranial stimulation technique）和经颅刺激技术[transcranial stimulation technique，又称非侵入性脑刺激（non-invasive brain stimulation，NIBS）技术][1]。其中，非经颅刺激技术包括经皮神经电刺激（transcutaneous electrical nerve stimulation，TENS）技术和非侵入性颅神经电刺激（non-invasive cranial nerve electrical stimulation，CNES）技术等[1]。经颅刺激技术包括经颅电刺激（tES）技术（图 2-3 A）、经颅磁刺激（TMS）技术（图 2-3 B）和经颅超声刺激（transcranial ultrasound stimulation，TUS）技术（图 2-3C）等[1, 3]。近 30 年来，国际科学界已经见证了经颅刺激技术的飞速发展，这一类技术在认知功能、大脑-行为关系及不同的神经系统和精神类疾病的病理生理学机制研究等方面得到了广泛的应用[4]。相较于脑影像学方法只能单纯地揭示相关性，经颅刺激技术可以非侵入性地、安全地调控健康大脑的神经活动，使得科研人员可以通过实验研究神经活动变化对行为、认知和情绪等产生的影响。因此，经颅刺激技术的出现促进了对行为的脑机制研究，并为其在临床和实践中的应用提供了可能[5]。

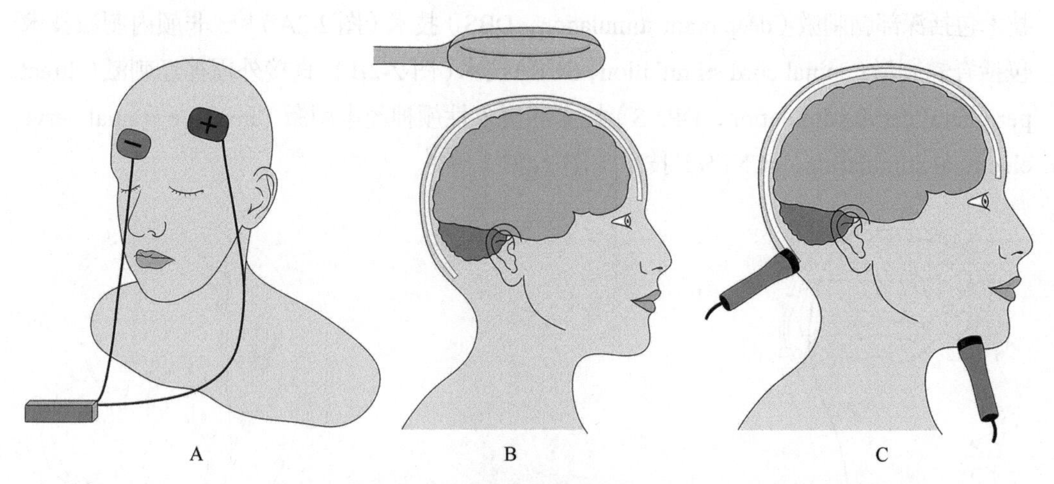

图 2-3　经颅刺激技术示意图

A. 经颅电刺激技术；B. 经颅磁刺激技术；C. 经颅超声刺激技术

tES 是一种无创、非侵入性的脑刺激技术，通过置于大脑头皮的电极将微弱的电流作用于特定的脑区，以调节大脑皮质的兴奋性和（或）神经活动[6]。tES 又可以分为经颅直流电刺激（tDCS）技术（图 2-4A 和 B）、经颅交流电刺激（tACS）技术（图 2-4C）和经颅随机噪声刺激（tRNS）技术（图 2-4D）等[6-8]。通过动物和人类的药理学、生理学和行为学研究，已有不少的证据表明非侵入性 tES 技术通过调控突触可塑性（synaptic plasticity）产生作用效果[7]。tES 的效应可以分为在刺激过程中产生的即刻效应和刺激结束后产生的后效应[9]。之后将介绍突触可塑性的基本原理和主要的 tES 技术的作用机制。

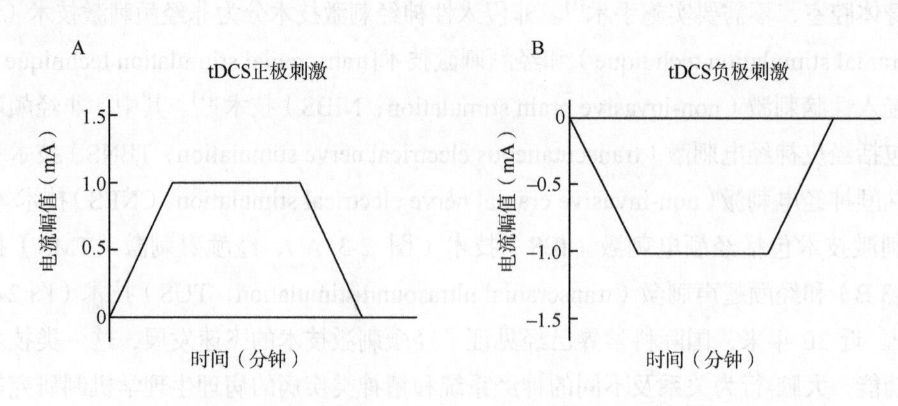

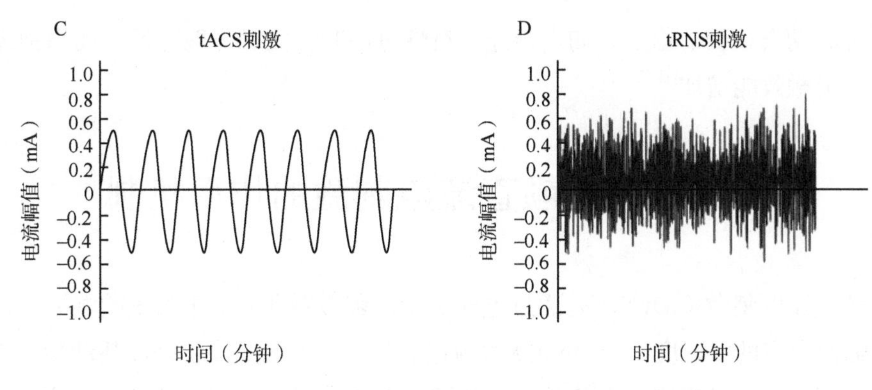

图 2-4　经颅电刺激技术示意图

第二节　突触可塑性原理概述

越来越多的证据表明，大脑所有的脑区在成年期和衰老的过程中仍保留可塑性，过去关于大脑结构在儿童期过后便不可改变的观念已经逐步被摒弃[8]。神经系统通过学习过程获取或提升技能，以及适应新环境的能力，被称为“神经可塑性”（neuroplasticity）[8]，是神经系统通过重组其结构、功能和连接，从而对内外环境的刺激做出反应[10-12]。由于神经可塑性的存在，外在/环境的刺激得以调控神经回路功能，进而影响行为、认知和运动功能。

神经细胞即神经元（neuron），是构成神经系统的基本结构和功能单位[13, 14]。与其他组织细胞的形态结构不同，神经元存在不规则的突起（即树突和轴突）。神经元胞体、轴突和树突相互组合，形成不同类型的突触（synapse）。突触是神经元之间信息传递的特异性功能接触部位，成为信息传递的结构基础[14]。通过突触连接，大量的神经元相互联系构成神经回路[15]。突触可塑性（synaptic plasticity）是指突触连接强度在神经活动过程中可调节的特性，主要分为功能可塑性和结构可塑性[15-17]。功能可塑性是指已存在的突触连接强度的改变，而结构可塑性是指突触连接的生长和消除[16]。突触可塑性可发生在超微结构层面，亦可发生在大脑网络层面，伴随着短期和长期钙离子动态变化、神经递质调控的变化，以及蛋白和基因表达的变化[16]。突触可塑性又可以分类为 Hebbian 可塑性（Hebbian plasticity）和自身稳态可塑性（homeostatic plasticity）[18]。Hebbian 可塑性是一个正反馈环路，包括突触传递的增强（即长时程增强，long-term potentiation，LTP）和减弱（即长时程抑制，long-term depression，LTD）[16, 18]。突触的强化或减弱有赖于输入和输出活动的时序。当突触前神经元的输入活动先于突触后神经元的放电活动或与之同步时可导致 LTP；反之，当突触前神经元输入活动晚于突触后神经元的放电活动时可导致 LTD[19, 20]。突触自身稳态可塑性是一个负反馈环路，以维持神经动态过程的稳定，如当神经兴奋性过高时，突触效能降低；而当神经兴奋性低时，突触效能增加[16, 21]。

第三节　经颅直流电刺激的作用机制

经颅直流电刺激（tDCS）是通过电池驱动的刺激器和放置于头皮的电极（正极和负极）输出稳定的低强度（1～4mA）直流电，从而调节大脑皮质神经活动和（或）兴奋性的非侵入性神经调控技术[13, 22]。tDCS 可分为常规经颅直流电刺激和高精度经颅直流电刺激（high-definition transcranial direct current stimulation，HD-tDCS），其相应的设备示意图如图 2-5A 和图 2-5B。

常规 tDCS 是现代人体实验常用的方法，通常使用 2 个矩形的导电橡胶电极片，电极片与头皮的接触面积为 5cm×5cm 至 5cm×7cm，电流强度一般在 1～4mA。为了安全、低阻抗地接触头皮，常规 tDCS 用等渗盐水（在海绵中饱和）或者其他电解质[如凝胶和（或）乳膏]作为导电介质[23]。

HD-tDCS 用小型电极（电极与皮肤接触面积＜$5cm^2$）排列成中心电极被其他电极“环形”包围的阵列，中心电极和“环形”电极极性相反[23]。这样的排列旨在将电流限制在环形电极所限定的皮质区域内，具有更高的空间精度[24]。HD-tDCS 一般采取“4×1”电极放置方式，包含 1 个中心电极，4 个极性相反的电极呈环形分布环绕在中心电极的周围。HD-tDCS 电流强度一般为 1～2mA[23]。

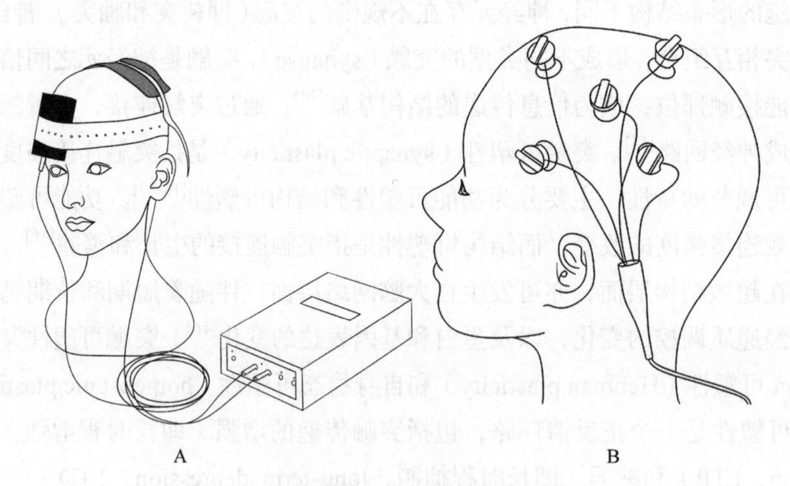

图 2-5　经颅电刺激设备示意图

A. 常规经颅电刺激设备；B. 高精度经颅电刺激设备

tDCS 技术相对其他 tES 技术较简单，但这并不影响其独特而深远的神经调控作用。早在 1962 年，Bindman 等已经发现将直流电作用于麻醉小鼠的感觉神经皮质，可以调控脑神经活动和皮质兴奋性，这些调控作用依赖于刺激极性，且其作用效果可以在刺激结束后持续若干小时[25]。随后的研究表明将表面电极放于健康人和精神疾病患者的头皮，直流电刺激可以引发生理效应和治疗效应[26, 27]。然而由于缺乏相关的测试方法评估其作用效果及实验结果的差异性，tDCS 技术在之后的几年逐渐被研究人员遗忘[28, 29]。直到 1998 年，Priori 等发现 tDCS 可以调控人脑运动皮质兴奋性[30]。2000 年，德国学者 Nitsche 和 Paulus 发现 tDCS 对人脑皮质兴奋性具有双向调节作用，其作用效果依赖于电极片摆放的位置、电流强度和刺激持续时间[31]。在随后的研究中，Nitsche 等进一步发现随着刺激时间的延长，tDCS 对运动皮质的调控作用可持续至刺激结束后 60～90 分钟[32, 33]。由此可见，tDCS 不仅能引发即刻效应，还可以产生较长时间的刺激后效应。

新的神经生理学技术的产生和发展为研究人员探索 tDCS 的作用机制提供了可能。TMS 技术通常被用于评估皮质兴奋性的改变，还可用于探查大脑半球间、半球内和皮质脊髓连接的水平[34-36]。已有研究通过 TMS 技术验证 tDCS 对皮质兴奋性的影响，其中以 M1 的研究数量居多，这是由于 M1 位于中央前回的凸面，与头皮表面距离较近，容易被 TMS 探查到[29]。除了 TMS，脑电图（electroencephalogram，EEG）、功能影像学技术如功能磁共振成像（functional magnetic resonance imaging，fMRI）、正电子发射断层扫描（positron emission tomography，PET）等技术为更好地理解 tDCS 的生理学机制提供了新的手段[29, 37]。早期 tDCS 相关的研究多以局部效应为主，近些年来 tDCS 对皮质网络活动的影响成为新的研究热点[29]。下文将从微观到宏观角度，分别就 tDCS 对大脑的局部效应和整体效应及其作用机制进行阐述。

一、tDCS 对大脑的局部效应

（一）tDCS 的即刻效应

tDCS 的即刻效应主要表现为受刺激大脑皮质的兴奋性改变。动物实验发现表面正电流可以增强小鼠脑皮质诱发电位和整体脑皮质神经活动，而表面负电流则会降低脑皮质诱发电位[25]。类似地，在人体研究中，当使用 TMS 刺激运动皮质特定脑区时，其在对应肢体部位诱发的电位可用于衡量刺激脑区的皮质兴奋性。结果表明，tDCS 正极可以诱发静息膜电位（resting potential）去极化，提升大脑皮质兴奋性，而负极可以诱发静息膜电位超极化，降低大脑皮质兴奋性[31]。

静息膜电位是神经元未受刺激时细胞膜内外的电位差。把玻璃微电极插入细胞内，参考电极放在细胞外记录到的神经元静息电位在−90～−70mV。静息膜电位的离子机制是细胞内外 K^+分布不均。正常情况下，细胞膜内的 K^+浓度要远高于细胞膜外的 K^+浓度。因此在静息状态下，当 K^+通道处于开放状态时，K^+会顺着浓度梯度向细胞外扩散，而细胞内带负电的离子却无法同时向细胞外移动，因此 K^+外流使得细胞膜两侧呈现内负外正的跨膜电位差。然而，随着跨膜电位差逐渐增加，细胞膜两侧的电场力会阻碍 K^+外流，并且这种阻碍作用会随着 K^+外流的增多而增加。当电位差增加至和浓度差的作用刚好大小相等而方向相反时，细胞膜两侧的电化学梯度为零，K^+不再外流，从而达到平衡状态。此时，细胞膜两侧出现稳定的电位差，称为 K^+平衡电位[14]。细胞膜在静息状态下对 Na^+也有一定的通透性。细胞膜外的 Na^+浓度高于细胞膜内的 Na^+浓度。因此当 Na^+通道开放时，Na^+会顺着浓度梯度向细胞内扩散，使得膜电位绝对值变小。为了维持恒定的细胞膜电位和细胞内的代谢，需要将流入细胞内的 Na^+排出细胞外并保持细胞内高浓度的 K^+。Na^+-K^+泵可以通过消耗 ATP 能量实现 Na^+和 K^+在细胞膜内外的主动转运。一般消耗 1 个 ATP 分子，可以将 3 个 Na^+逆浓度梯度从细胞内转运至细胞外，将 2 个 K^+逆浓度梯度从细胞外转运至细胞内。Na^+-K^+泵对于维持细胞内外 Na^+和 K^+浓度差、渗透压和稳定静息膜电位具有重要作用（图 2-6）。

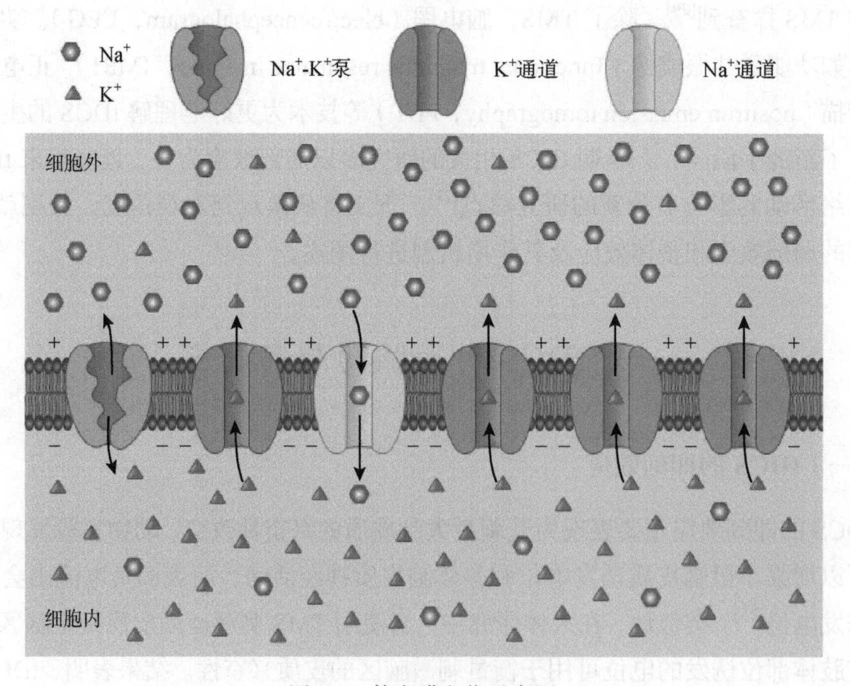

图 2-6　静息膜电位示意图

动作电位（action potential）是神经元在静息膜电位的基础上，受到刺激后细胞膜电位发生快速变化的过程，是一种可传导的信号，它是神经元的兴奋和活动的标志。一个完整的动作电位依次由局部电位（localized potential）、峰电位（spike potential）和后电位（after-spike potential）三部分组成（图 2-7）。其中，峰电位又分为去极化相（depolarizing phase）、超射（over shoot）和复极化相（repolarizing phase）；后电位又分为去极化后电位和超极化后电位。细胞外 Na^+内流是大多数神经元产生动作电位的离子机制[14]。

去极化（depolarization）是指神经元膜极化状态减弱（负值减少或向正极方向变化），一般表示神经元兴奋性提升或者处于激活状态[14]。

超极化（hyperpolarization）是指神经膜极化状态增强（负值增加或进一步向负极方向变化），一般表示神经元兴奋性降低或者处于抑制状态[14]。

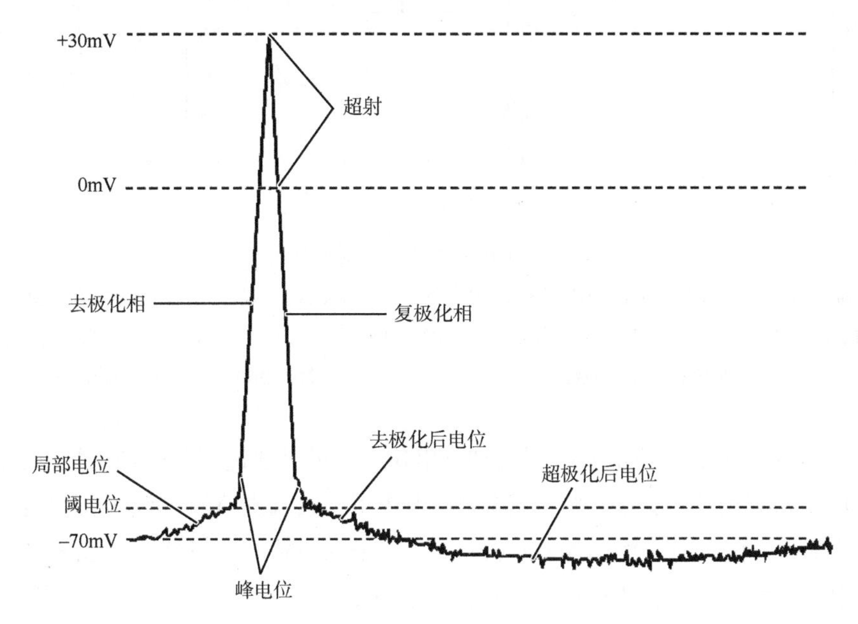

图 2-7　动作电位示意图

神经元是可兴奋细胞，其功能依赖于动作电位的产生。静息电位去极化达到或超过动作电位阈值（potential threshold）时产生动作电位。神经元膜电位由电突触和化学突触传入活动，以及激活特定离子通道和受体的突触外物质决定[38]。直流电刺激通过直接调控神经元静息膜电位来改变兴奋性。如果直流电使神经元膜电位产生去极化，意味着需要更少的传入活动来诱发一个动作电位；而如果直流电使神经膜电位产生超极化，则神经活动下降，需要更强的传入活动诱发动作电位[38]。在无 tDCS 刺激的情况下，一个兴奋性突触后电位（excitatory postsynaptic potential，EPSP）可能并不足以引发动作电位（图 2-8A）；当神经元靠近 tDCS 正极时，正极产生的电场会使静息膜电位向正向改变，即去极化，同样的 EPSP 则可以使细胞膜电位达到动作电位阈值，从而产生一个神经脉冲（图 2-8B）；而当神经元靠近 tDCS 负极时，负极产生的电场会使静息膜电位向负向改变，即超极化，同样的 EPSP 将更加无法使细胞膜电位达到动作电位阈值（图 2-8C）[9]。

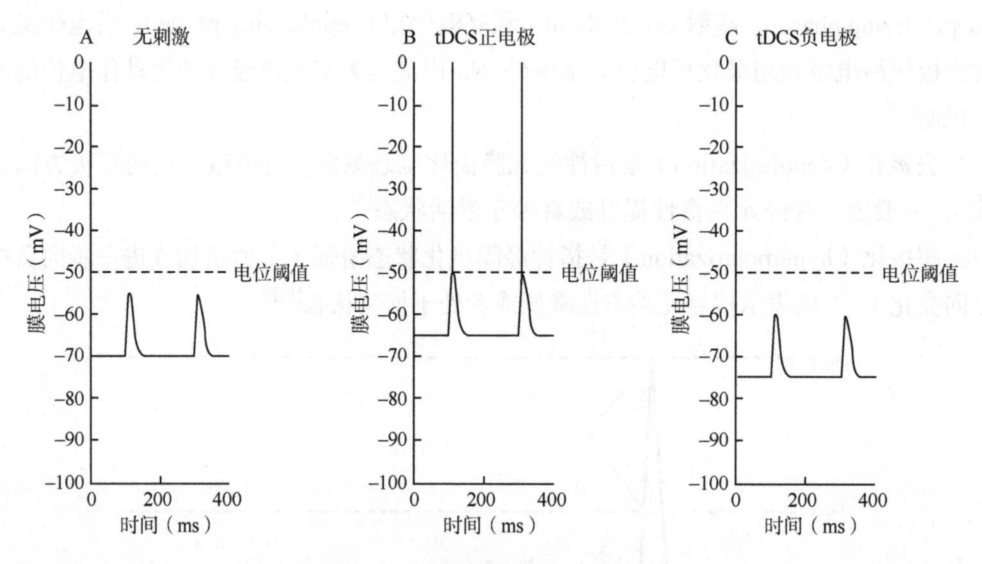

图 2-8 tDCS 的神经机制示意图

A. 无刺激的情况下，一个 EPSP 可能并不足以诱发动作电位；B. 神经元靠近正极时，正极产生的电场会使静息膜电位去极化，同样的 EPSP 则可以使细胞膜电位达到动作电位阈值，从而产生一个神经脉冲；C. 神经元靠近负极时，负极产生的电场会使静息膜电位超极化，同样的 EPSP 将更加无法使细胞膜电位达到动作电位阈值[9]

一般认为，tDCS 并不能直接诱发动作电位，但可以通过调节神经元膜电位产生影响[39]。Miranda 等用球形头部模型计算得出，当作用于大脑皮质的 tDCS 电流强度为 2mA 时，相关脑区颅内电流密度约为 0.1A/m^2，相当于 0.22V/m 电场[40]。Neuling 等运用有限元模型分析得出，当作用于大脑皮质的 tDCS/tACS 电流强度为 1mA 时，相关脑区颅内电流密度为 0.05～0.15A/m^2[41]。因此，常规强度（1～2mA）的 tDCS 对于神经元静息膜电位的改变是相对比较小的，只有 0.2～0.5mV[38, 42]。在单神经元层面，这种程度的改变似乎影响甚微，但是通过 tDCS 信号与内源性神经活动的耦合机制，电位变化被放大，最终在神经网络层面产生神经生理学效应[39]。

tDCS 对大脑皮质即刻效应的主要作用机制是对神经元静息膜电位的阈下调节[29, 38]。tDCS 正极主要使静息膜电位发生去极化，提升大脑皮质兴奋性；而 tDCS 负极主要使静息膜电位发生超极化，降低大脑皮质兴奋性（图 2-9）[43]。然而事实上，在单个神经元层面，tDCS 施加的直流电场（direct current electric field，DCEF）作用十分复杂，在不同细胞成分（胞体、树突、轴突、轴突丘等）引起的极化方向不同：靠近正极的细胞成分发生超极化，反之靠近负极的细胞成分发生去极化[37, 44, 45]；tDCS 作用于大脑皮质锥体神经元时，基树突与神经元胞体极化方向一致，而顶树突则向相反方向极化[37, 46, 47]。因此，对一个顶树突指向大脑皮质表面的锥体细胞，表面正极会诱发顶树突超极化，神经元胞体和轴突丘去极化，而表面负极则有相反的效果[37]。神经元的胞体和轴突丘相较于树突等结构更易引发动作电位，其极化方向决定了 tDCS 的最终作用效果[38]。

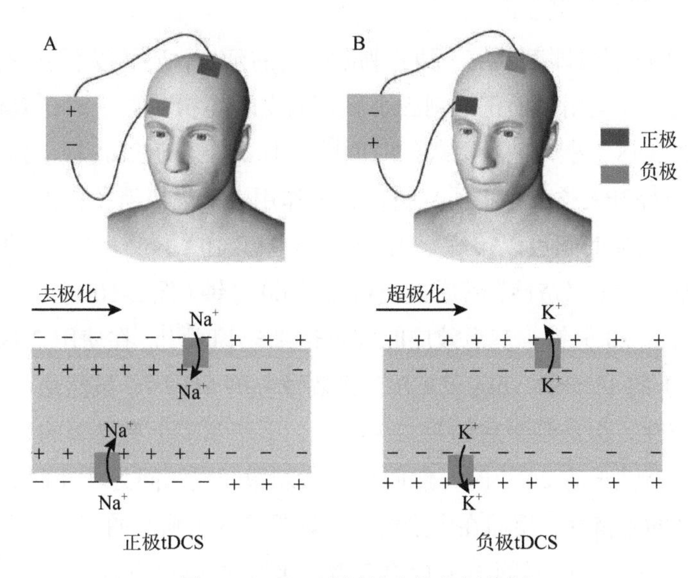

图 2-9　tDCS 即刻效应的作用机制

此外，直流电电场的方向也会影响其作用效果。当电流方向垂直于神经元时，电刺激的生理效应可以忽略不计，因为相邻的神经元细胞膜成分产生拮抗效应；而当电流方向与神经元长轴方向一致时，刺激效果会被增强，因为范围更大、更远的细胞膜成分被同样极化[38]。这对于直流电刺激的作用效果至关重要，因为直流电的有效性和方向性主要取决于神经元相对于电场的方向[38]。在一个电场中当神经元的方向旋转 180°时，会发生相反的极化作用。这就解释了为什么 tDCS 对运动皮质的影响效果取决于电极片摆放的位置，只有特定的电极片位置才能引发皮质兴奋性的改变，因为电流的方向决定了极化作用的方向[38]。

部分研究也探索了不同离子通道和神经递质在 tDCS 作用中的贡献。人体实验发现钠离子（Na^+）通道阻滞剂卡马西平（carbamazepine）可以选择性地消除短时间 tDCS 正极提升皮质兴奋性的效果，钙离子（Ca^{2+}）通道阻滞剂氟桂利嗪（flunarizine）可以显著降低其作用效果[48]。N-甲基-D-天冬氨酸（N-methyl-D-aspartate，NMDA）受体拮抗剂右美沙芬（dextromethorphane）虽然可以消除长时间 tDCS 的后效应，但是并不能改变短时间 tDCS 引发的皮质兴奋性变化[48]。成对脉冲 TMS 技术可以探测皮质内抑制

（intracortical inhibition，ICI）和皮质内易化（intracortical facilitation，ICF），分别反映了抑制性神经递质 γ-氨基丁酸（γ-aminobutyric acid，GABA）能和兴奋性神经递质谷氨酸（glutamate）能中间神经元的兴奋性[44, 49]。短时间 tDCS 正极刺激并不能改变 ICF 和 ICI[50]。由此可以说明 tDCS 的即刻效应主要是由膜电位的改变引起的，而并非由突触效能的变化引起的。

（二）tDCS 的后效应

tDCS 不仅可以引发即刻效应，随着刺激时间的延长，还可以引发较长时间的后效应。动物实验表明，运用表面正极刺激小鼠大脑皮质 5 分钟以上时，其作用效果可在刺激结束后持续长达 3 小时甚至更久的时间[25]。1mA 的 tDCS 正极干预 M1 脑区 5 分钟和 7 分钟可以提升人类大脑皮质兴奋性，但作用效果很快消失，当刺激时间延长至 13 分钟时，其后效应时间可以持续至 1.5 小时（图 2-10A）[32]。1mA 的 tDCS 负极干预 9 分钟可以降低 M1 兴奋性，其后效应可持续 60 分钟（图 2-10B）[33]。3mA 的 tDCS 负极干预 M1 脑区 20 分钟，其后效应时间可达 1.5 小时[51]。在使用 2 次间隔较短（3 分钟或 20 分钟）的 13 分钟 1mA tDCS 正极刺激左侧 M1 后，虽然最初的 2 小时没有明显提升其兴奋性，但是刺激后的第二天早上、下午和晚上有显著的兴奋性提升，并可提升该脑区兴奋性长达 24 小时；然而当 2 次刺激间隔时间为 3 小时或 24 小时时没有提升 M1 脑区的兴奋性，反而在个别时间点降低了 M1 脑区的兴奋性[52]。由此说明，在第一次 tDCS 的后效应时间内进行第二次 tDCS 可以诱发较长时间的皮质兴奋性变化。

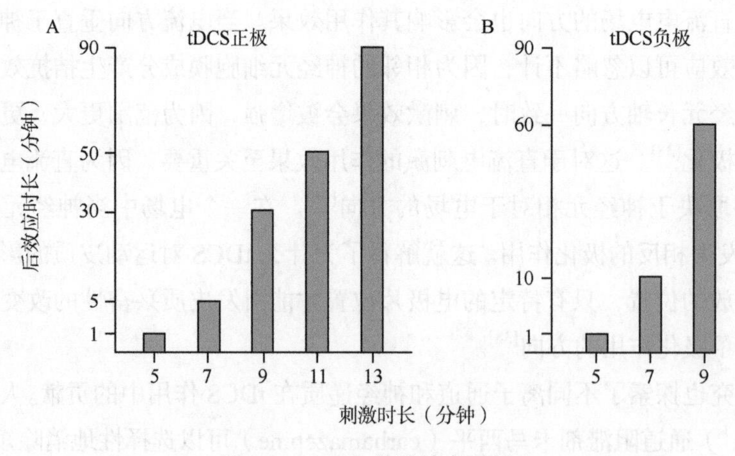

图 2-10　tDCS 的后效应时间

人体实验表明，钠离子通道阻滞剂和钙离子通道阻滞剂均可以选择性地消除 tDCS 正极提升皮质兴奋性的后效应，说明 tDCS 可以通过调控钠离子通道和钙离子通道的活动诱发长时间的细胞膜电位变化[48, 53]。NMDA 受体在 tDCS 的后效应中也扮演着重要角色，一方面通过兴奋性突触传递影响信号编码，另一方面可以引发突触可塑性变化，如 LTP 和 LTD。NMDA 受体部分激动剂 D-环丝氨酸（D-cycloserine）可以选择性地延长 tDCS 正极提升皮质兴奋性的时间；D-环丝氨酸虽未能延长 tDCS 负极刺激的后效应时长，但是在刺激结束后 10 分钟时相较于安慰剂明显增加了兴奋性下降的程度[54]。NMDA 受体拮抗剂不仅能抑制 tDCS 正极提升皮质兴奋性的后效应，还能抑制 tDCS 负极降低皮质兴奋性的作用，由此说明 tDCS 引发了突触可塑性变化，而并非只是谷氨酸能（兴奋性）突触传递[48, 53]。

从功能角度，tDCS 的长期后效应可能是受 NMDA 受体突触效能增加（tDCS 正极）或降低（tDCS 负极）影响。这些突触效能的变化可能是由于刺激极性特异性神经去极化或超极化，可能的机制是将细胞膜极性变化转换为受体效能变化。一方面，tDCS 正极引发的阈下细胞膜去极化产生高频率突触前活动，结合突触后阈下细胞膜去极化，从而增强 NMDA 受体效能；而 tDCS 负极则会降低突触前放电频率，结合突触后超极化，从而降低 NMDA 受体效能。另一方面，NMDA 受体效能依赖于细胞内 Ca^{2+}浓度。高浓度 Ca^{2+}增强 NMDA 受体效能，而低浓度 Ca^{2+}效能降低 NMDA 受体效能。tDCS 可以调控 Ca^{2+}通道活动，而细胞内 Ca^{2+}变化有助于受体修饰[48]。NMDA 受体被激活会使 Ca^{2+}流入细胞内。细胞内 Ca^{2+}控制着 LTP 和 LTD 产生，高速 Ca^{2+}内流引发 LTP，而低速 Ca^{2+}内流引发 LTD [38]。作为突触活动的结果，Ca^{2+}内流速度是一个连续变量，在 Ca^{2+}内流足以引发 LTP 或 LTD 的区域间，存在一个 Ca^{2+}内流并不会引发可塑性变化的区域。这可能就解释了为什么有时电流强度的变化反而会引发相反的效果[51]。有研究表明，tDCS 负极可以产生非线性刺激后效应，1mA 和 3mA tDCS 负极可以降低皮质兴奋性，而 2mA tDCS 负极则可以提升皮质兴奋性[51, 55]。Ca^{2+}内流增加可能使 1mA tDCS 负极的 LTD 效应转换为 2mA tDCS 负极的 LTP 效应的原因，而随着电流强度的进一步提升，当电流强度达到 3mA 时，Ca^{2+}过度内流会引发超极化钾（K^{+}）离子通道被激活，从而降低 Ca^{2+}内流，产生 LTD 可塑性变化。以上的假设得到了试验的验证，在 3mA tDCS 负极干预前的 20 分钟摄入 Ca^{2+}通道阻滞剂氟桂利嗪（flunarizine），结果发现低剂量氟桂利嗪（2.5mg）并未改变 3mA tDCS 负极降低皮质兴奋性的刺激后效应，中等剂量氟桂利嗪（5mg）降低其作用效果，而大剂量氟桂利嗪（10mg）则会逆转 3mA tDCS 负极的作用效果。由此说明 tDCS 引发的非线性神经可塑性变化是离子依赖性的[56]。

大部分兴奋性突触产生长时程突触可塑性变化依赖于 NMDA 受体激活和随后的 Ca^{2+}内流。然而当膜电位处于静息状态时，NMDA 受体被镁离子（Mg^{2+}）阻塞。只有突触后膜电位去极化移除 Mg^{2+}，NMDA 受体才能发挥其功能，Ca^{2+}才有可能从 NMDA 受体通道流入突触后神经细胞[10]。除了 NMDA 受体离子通道，Ca^{2+}还可以从电压门控钙离子通道（voltage-gated calcium channel，VGCC）内流，也参与诱导 LTP 的产生[10]。

兴奋性和抑制性神经递质，以及神经调节剂也在 tDCS 的后效应中扮演重要角色[57]。新皮质内的突触可塑性改变，以及 LTP 和 LTP 样变化依赖于谷氨酸能和 GABA 能神经元介导的调节[58]。成对脉冲 TMS 评估 tDCS 刺激后 ICF 和 ICI，发现 tDCS 正极刺激 M1 后可以提升 ICF[50]，降低 ICI[50, 59]。磁共振波谱（magnetic resonance spectroscopy，MRS）是一种非侵入性影像学技术，能够测量特定皮质区域神经递质浓度的变化[58]。研究表明，tDCS 正极刺激后可明显提升皮质内兴奋性神经递质谷氨酸和谷氨酰胺组合水平[60, 61]，tDCS 负极刺激后可明显降低谷氨酸浓度[58]。tDCS 正极[62-65]和 tDCS 负极[58, 65]刺激后可以诱发抑制性突触递质 GABA 浓度下降。由此说明，在 tDCS 的后效应中，GABA 浓度下降为谷氨酸能突触可塑性提供了门控作用（图 2-11）。

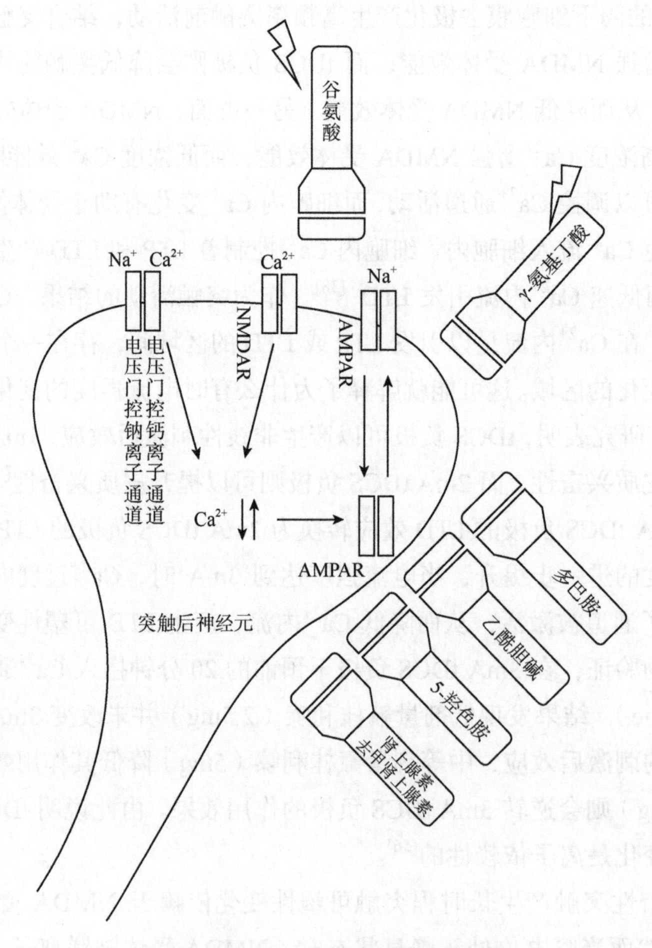

图 2-11 tDCS 长期效应的作用机制

除了兴奋性神经递质谷氨酸和抑制性神经递质 GABA，其他的神经递质和神经调节剂，如多巴胺（dopamine）、肾上腺素（epinephrine）和去甲肾上腺素（norepinephrine）、苯丙胺（amphetamine）、5-羟色胺（serotonin）、乙酰胆碱（acetylcholine）、腺苷（adenosine）等也会对 tDCS 的后效应产生影响[10, 38, 66]。

总的来说，tDCS 诱发谷氨酸能突触产生 Ca^{2+}依赖型可塑性，GABA 活动下降为突触可塑性效应提供了门控作用。其他的神经调节剂，如多巴胺、乙酰胆碱、5-羟色胺、肾上腺素/去甲肾上腺素等也可以影响 tDCS 的刺激效应。在谷氨酸能突触，tDCS 可以引发神经元细胞膜的去极化和超极化效应，通过 NMDA 受体和电压门控钙离子通道来增加或减少 Ca^{2+}内流。神经细胞内 Ca^{2+}浓度的改变会激活酶级联反应，将谷氨酸能 α-氨基-3-羟基-5-甲基-4-异噁唑丙酸（α-amino-3-hydroxy-5-methyl-4-isoxazole-propionicacid，AMPA）受体插入突触后膜或从突触后膜移除，从而加强或减弱突触连接。细胞内 Ca^{2+}浓度变化决定大脑皮质是发生了兴奋性增强的 LTP 还是兴奋性减弱的 LTD。tDCS 负极使细胞内 Ca^{2+}浓度降低，会产生 LTD 可塑性变化，而 tDCS 正极使细胞内 Ca^{2+}浓度增加，会产生 LTP 可塑性变化[38]。

二、tDCS 对大脑的整体效应

tDCS 不仅可以刺激靶向区域产生局部生理效应，还可以影响与其结构和功能相连的脑区，产生整体效应。事实上，大脑的各个区域并非独立运行，而是通过脑网络与其他脑区相连。人类大脑是自然界中最复杂的系统之一，人脑中数量巨大（约 10^{11} 个）的神经元细胞通过数量众多（约 10^{15} 个）的突触相连，形成了一个庞大而高度复杂的脑结构网络系统，是大脑进行信息处理、行为和认知表达的生理基础[67]。大脑的许多功能都是通过多个解剖位置上距离较远而功能上相互连接的区域组成的功能网络得以实现[38]。

即便我们的身体处于休息状态时，我们的大脑依旧保持活跃，功能相似的脑区的神经活动会协同变化，构成静息态脑网络（resting-state brain network）[68]。这些稳健的分布式网络，最常运用 fMRI 进行检测（图 2-12A），在其静息信号中显示出相关的波动，可以揭示出在空间上广泛分布但在解剖和功能上紧密相连的区域形成的脑网络[68]。fMRI 能够非侵入性地获取全脑数据，具有极高的空间分辨率[69]。fMRI 可以通过测试血氧水平依赖（blood oxygen level dependent，BOLD）信号的自发低频波动来研究大脑不同脑区之间的功能连接[61, 70, 71]。

EEG（图 2-12B）是常用的可以非侵入性地获得脑活动的技术，通过置于头皮的表面电极记录大脑内神经元放电产生的电活动，具有较高的时间分辨率，但空间分辨率相对较差[67]。通过 EEG 波谱相干性分析（特定频率下 2 个脑电信号之间耦合的标准化度量）可以研究脑皮质的功能连接[72]。当不同脑区之间的振荡活动功能相协调时，它们的 EEG 节律表现出线性相关和高度的波谱相干性。通常相干性降低反映出皮质区域间的线性功能连接和信息传递降低，而相干性增加反映出线性功能连接和信息传递提升[72]。α 波或更高频率的脑波相干性提升反映出更强的易化（facilitation）程度或功能连接，而 δ 波相干性提升反映出更强的抑制（inhibition）程度和功能连接下降[72]。此外，运用基于图论的复杂网络分析方法，EEG 可以揭示其拓扑原理，进而研究脑网络的功能连接[67, 73]。

功能性近红外光谱成像（functional near infrared spectroscopy，fNIRS）（图 2-12C）是一种非侵入性的光学神经影像学技术，用于监测大脑活动时氧合血红蛋白（oxygenated hemoglobin，HbO_2）、脱氧血红蛋白（deoxygenated hemoglobin，HbR）和总氧含量，以反映大脑皮质血流动力学变化[74, 75]。大脑的血氧水平与大脑的神经活动密切相关，因此 fNIRS 所检测出的大脑血氧水平的变化可以间接探测各个脑区的激活情况和功能状态[75, 76]。fNIRS 技术的优点为造价较低、易携带、无创性、零噪声、成像安全，并且在实验过程中不易受到受试者动作的影响。目前已广泛地应用于认知神经科学和心理学的研究中，且特别适用于低龄儿童、老年人及特殊人群的脑功能成像研究[75, 77, 78]。种子相关分析和基于图论的静息态脑网络分析是运用 fNIRS 研究脑功能连接的 2 种主要分析方法[79]。

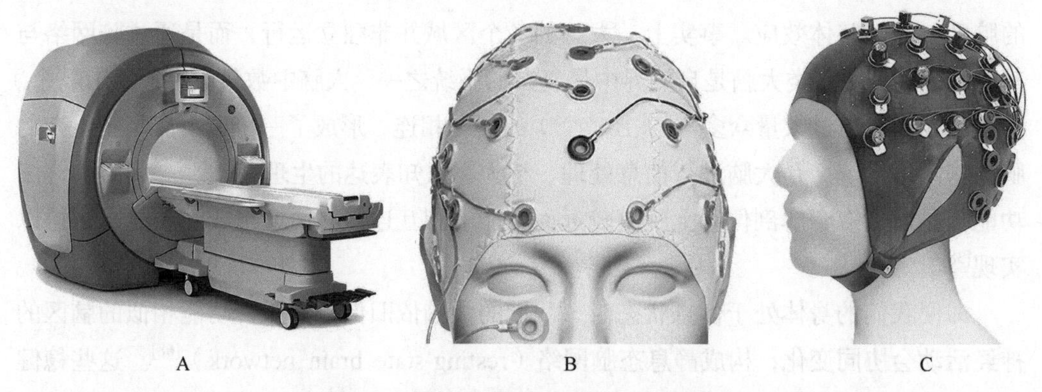

图 2-12　脑区神经探测技术设备示意图

A. 功能磁共振成像；B. 脑电图；C. 功能性近红外光谱成像技术

（一）tDCS 对运动网络功能连接的影响

运动网络（motor network）主要参与动作的计划、监控和执行，主要包括双侧 M1、前运动皮质、辅助运动区（supplementary motor area，SMA）、小脑及额叶和顶叶的一些脑区，此外部分皮质下区域例如丘脑和基底神经节也包括在内[68]。已有的 fMRI 研究表明，10 分钟[68]和 20 分钟[80] 1mA tDCS 正极作用于 M1 均可以提升静息运动网络的功能连接。Sehm 等研究发现，在刺激过程中双侧 tDCS（正极置于右侧 M1，负极置于左侧 M1）和单侧 tDCS（正极置于右侧 M1，负极置于对侧眼眶上侧）均可以降低 M1 半球间功能连接，但在刺激结束后双侧 tDCS 刺激可以提升右侧 M1 皮质内功能连接，而单侧 tDCS 刺激却没有相似的效果[81]。该实验说明，tDCS 作用于 M1 可以影响 M1 半球间和皮质内功能连接，且其作用效果取决于电极片放置的方式[81]。Amadi 等研究发现 1mA tDCS 负极干预 M1 脑区 10 分钟可以增强双侧 M1 手部代表区和双侧 SMA 的功能连接，并可以增强运动网络的功能连接[82]。Calzolari 等用 fMRI 研究 tDCS 干预 M1 和小脑对于运动网络四个重要区域（M1、SMA、丘脑和小脑）功能连接的影响，结果发现在没有运动任务的静息状态下 tDCS 正极或负极干预 M1 和小脑，在刺激过程中和刺激结束后均可以诱发运动网络丘脑—皮质—小脑环路的连接改变[83]。孟献龙等用 EEG 研究 tDCS 对运动脑功能网络的影响发现，1mA tDCS 干预 M1 和 SMA 脑区 20 分钟可以增加脑功能网络的平均度（与某节点存在功能连接的节点数目），提升脑网络的聚集程度（某节点与相邻节点间的连接程度，表示脑功能网络连接的紧密程度和集团化程度），缩短平均特征路径长度（2 个节点之间的最少边数），增强脑网络的连通性，提高脑网络的全局效率和网络信息的传递速度[84]。Vecchio 等用 EEG（波谱相干性分析）研究 tDCS 对静息睁眼状态下感觉运动皮质网络功能连接的影响发现，1mA tDCS 正极干预左侧 M1 脑区 13 分钟可以提升 α2 波（即高频 α 波，10～13Hz）连接[72]。Vecchio 等还用 EEG（图论分析法）研究发现 1mA tDCS 正极干预 M1 脑区 12 分钟可以整体调控大脑皮质的功能连接，可能与运动网络和相关脑区突触效率的改变相关[73]。

（二）tDCS 对认知相关脑网络功能连接的影响

1. 默认网络（default mode network，DMN） 与自我相关的心理探索相关，当个体在不受外界刺激干扰而自由思考时被激活，主要包括内侧前额叶、后扣带回和顶下小叶等脑区[85]。除了自由思考，一些内部心理状态，如回忆过去、展望未来、自我参照、情感决策及考虑他人的想法和观点时均可以激活 DMN 中的脑区[85, 86]。DMN 的去激活对目标导向任务起功能性作用[87]。

2. 突显网络（salience network，SN） 对认知任务的启动、维持和执行具有重要意义，可以使特定脑区对突发的刺激做出适当的反应[88]。SN 在人脑快速地检测和处理目标相关事件，并且运用合适的认知资源应对各种认知任务时扮演着重要的角色，主要包括背侧前扣带回和前岛叶等脑区[89]。SN 通过启动参与认知和任务控制系统的瞬时控制信号促进了任务相关的信息处理，同时抑制 DMN[90]。此外，SN 在 DMN 和额顶中央执行网络（central executive network，CEN）的转换中起重要作用[91]。

3. 额顶中央执行网络（CEN） 也称额顶网络（frontoparietal network），当注意力以外部刺激为导向时（如认知任务）激活程度增加[92]。除了参与一般的认知功能外，右侧和左侧额顶网络还分别在视空间或语言/逻辑领域发挥其特殊的功能[93]。

与认知和情感信息加工密切相关的大规模神经网络（large-scale neural networks）包括 DMN、SN 和额顶 CEN 等[87, 94]。Hunter 等用 fMRI 研究 tDCS 对大规模神经网络的影响发现，2mA tDCS 正极干预右顶叶（10-20 系统法 P4）30 分钟可以增加上顶叶、下顶叶、左侧额顶叶、SN 和小脑内部网络的功能连接，降低前扣带回和基底节的功能连接[61]。Grami 等用 fMRI 研究 tDCS 对静息态脑网络系统（DMN、SN 和额顶 CEN）的影响发现，2mA tDCS 正极刺激右侧小脑 20 分钟可以调控小脑与各静息态脑网络系统之间的静态和动态功能连接及小脑内的功能连接[93]。Mondino 等研究发现 tDCS 干预双侧 DLPFC 可以调控额顶网络的功能连接，1mA 双极 tDCS 干预（正极置于 10-20 系统法 F3，负极置于 10-20 系统法 F4）30 分钟可以在刺激过程中和刺激结束后增强左侧 DLPFC 与顶上小叶和顶下小叶交界处的双侧顶叶区域之间的静息态功能网络连接[92]。Li 等用 fMRI 研究不同大脑状态下 tDCS 干预右侧额下回对脑功能网络的影响，发现无认知任务状态下 tDCS 强化了 DMN 的激活和 SN 的去激活，而在进行认知任务时 tDCS 则增加了 SN 的激活程度，tDCS 正极在无认知任务状态下更能发挥作用，而 tDCS 负极在认知任务状态下更佳[95]。该研究表明，tDCS 刺激右侧额下回能够调控与认知功能相关的大规模脑网络系统的活动和网络连接，其调控作用依赖于 tDCS 的极性和大脑的状态[95]。Abellaneda 等用 fMRI 研究在静息态和言语工作记忆任务过程中施加 tDCS 对 DMN 的影响，发现静息状态下 2mA tDCS 正极干预左侧 DLPFC 20 分钟加强了 DMN 的功能连接，而在刺激后言语工作记忆任务中，tDCS 加强了前额叶 DMN 的去激活，且神经活动下降与反应速度加快相关[96]。Miraglia 等用 EEG 图论分析研究 tDCS 干预前额叶皮质（prefrontal cortex，PFC）和后顶叶皮质对青年人和老年人脑网络连接的影响，发现对于青年人，在刺激过程中 1.5mA tDCS 正极干预后顶叶皮质相较于干预 PFC 能影响高频神经振荡（β 波和 γ 波）介导的全局功能网络，而对老年人来说无影响[97]。Yaqub 等用 fNIRS 研究 tDCS 对前额叶功能连接的影响，发现 1mA HD-tDCS 干预右侧前额叶 10 分钟可以提升前额叶的功能连接率[98]。

第四节 经颅交流电刺激的作用机制

tACS 使用的电刺激是不同频率的正弦波，电压在每半个周期由正逐渐变为负（或由负逐渐变为正），因此从一电极流向另一电极的电流每半个周期发生正负转换（图 2-13）[41, 99, 100]。目前，tACS 的作用机制尚不明确，可能的原因是 tACS 能够同步刺激靶向区域大脑皮质相应频率的神经振荡，从而影响大脑皮质功能[6, 101]。tACS 不仅可以调控基本的运动和感觉功能，还可以调节高级认知过程，如记忆、决策等[102]。

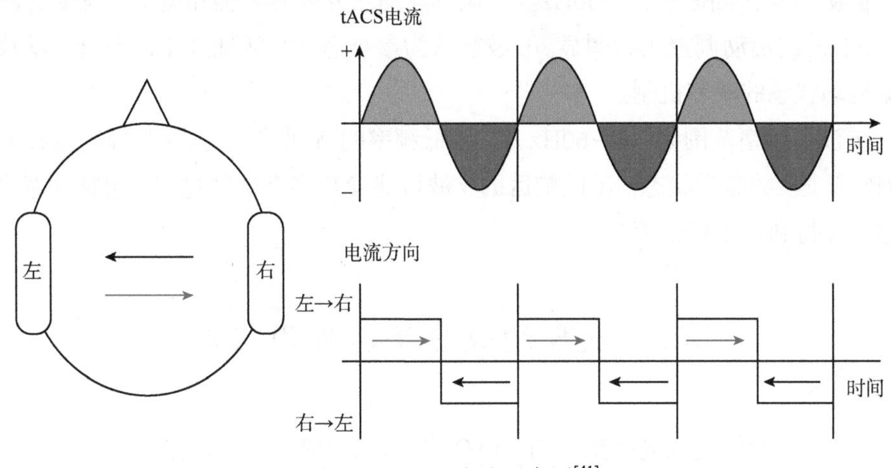

图 2-13 tACS 电流示意图[41]

一、神经振荡概述

大脑是一个复杂的动态系统，不同空间尺度的神经网络协同运作，产生周期性振荡的神经活动[99, 103]。大脑在特定频率下振荡的节律性活动模式，称为神经振荡（neural oscillations）。不同脑区间的连接和信息交流与这些区域内神经振荡的同步相关[99]。神经振荡在多种感知、运动和认知功能中发挥着重要作用[9, 103]。异常的神经振荡节律与多种疾病相关，如帕金森病、阿尔茨海默病和癫痫等[104]。因此，调节神经振荡有可能影响运动和认知表现，从而达到治疗神经系统疾病的目的[104]。

人类受试者的大脑神经振荡可以通过 EEG 技术测得。EEG 信号由神经元群体突触后电位叠加形成，是大脑神经元活动的综合反映[105]。自德国生理学家 Hans Berger 首次在人类头皮记录到 EEG 信号之后，该技术已经被广泛应用于临床医学和认知神经科学的研究中[106]。EEG 信号中的神经振荡成分按照频率可以分为以下几类[106]。

1. δ 波 频率范围为 0.5～4Hz，主要分布于额叶和扣带回皮质。δ 波可以在婴儿时期或智力发育尚不成熟阶段，以及正常成年人在深度睡眠、疲劳和深度麻醉状态下检测到。在清醒状态下，δ 波可能参与注意调控、行为抑制、动机和情绪等认知过程。

2. θ 波 频率范围为 4～8Hz，在额叶、颞叶、顶叶较常见。在人类研究中，θ 波与记忆过程密切相关，可能反映脑皮质与海马之间的信息交流。此外，额叶 θ 波还可能通过抑制机制调控其他脑区的功能，起到认知控制的作用。

3. α 波 频率范围为 8～13Hz。健康人在清醒、闭眼静息状态，α 波最为明显。

α 波幅值常与认知表现成反比，其活动可能反映了任务相关脑区的抑制状态。此外，α 波也可能在记忆与注意过程中发挥作用。

4. β 波 频率范围为 13～30Hz。在执行运动任务或需要感知运动系统配合的认知任务时，β 波的活动调控尤为明显。β 波被认为参与运动与认知加工的整合，反映出一种感觉运动状态的调节机制。

5. γ 波 频率范围为 30～60Hz。与较低频率的 δ 波和 α 波参与抑制过程不同，γ 波反映了皮质的激活状态。不同脑区的 γ 波可能参与多个认知过程，包括注意力、记忆内容的保持和意识感知等。

二、tACS 的效应及其作用机制

与 tDCS 持续的直流电刺激不同，tACS 是微弱交流电。在刺激的半个周期内，一个电极作为正极另一个电极作为负极，且电流强度逐渐增加达到峰值后逐渐减小；而在另外半个周期时，电流模式相反，2 个电极的正负极性反转[9]。由于不同组织的导电性能不同，电流经过大脑周围的组织（如皮肤、颅骨和脑脊液）时会被部分分流，抵达大脑的电流所产生的电场并不足以引发动作电位[107]。因此，tACS 并不能引发动作电位，而是使神经细胞膜电位产生节律性波动，从而影响神经脉冲时间（图 2-14，彩图 1）[107]。关于 tACS 的作用效果及其机制，学者们进行了一系列动物和人体研究。

（一）tACS 动物研究

结构性新皮质神经活动产生细胞外电位波动，可以通过局部场电位（local field potential，LFP）和 EEG 记录。Fröhlich 等研究雪貂体内结构性新皮质活动产生的内源性电场模式。麻醉雪貂初级视觉皮质的神经网络活动表现为缓慢的振荡，其特征是局部场电位的周期性波动，反映了多单位神经元放电期和静止期的交替，即多单位活动的神经脉冲与振荡性局部场电位同步。此外，当研究人员将与自发网络振荡周期近似匹配的微弱正弦波电场作用于雪貂初级视觉皮质离体切片标本时，慢振荡更具周期性。微弱的正弦电压可以引发脉冲活动，该脉冲活动与不同的驱动频率同步[108]。该研究虽然表明了神经元放电可以被电场同步，但并不能证明微弱的交流电是否能穿透头骨，并对神经活动产生类似的影响[102]。

Ozen 等将频率范围在 0.8～1.7Hz（模仿皮质慢振荡频率，是人类和其他动物大脑在睡眠和麻醉状态下常见的振荡节律）的正弦波电流作用于麻醉大鼠的头颅表面，记录体内新皮质和海马区细胞内和细胞外的神经活动。在麻醉情况下，频率范围为 1～1.5Hz 的自发慢振荡会对大多数神经元的膜电位和放电概率产生有力的影响（PFC 和躯体感觉皮质 81 个新皮质单位 100%被同步）。研究发现低强度（0.4V）正弦波电流不足以对神经元集群产生较大的影响以抵抗自发慢振荡对神经网络产生的强烈影响（只有 6%的单位被同步），在更大的强度（0.8～1.2V）下，更高比例（分别为 15%和 69%）的神经元相位被锁定至正弦波电流施加的电场中，并且其同步强度会随着电流强度的增加而增加。正弦波电流产生的感应电压梯度，即便在记录位置低至 1mV/mm，也足以引发相位偏差神经脉冲。细胞内记录显示，脉冲和阈值下活动均受到正弦波电流电场和网络活动的共同影响。因此，将正弦波电流作用于头颅表面产生的电场可以同步广泛分布皮质区域的神经脉冲活动，且这一作用效果依赖于正弦波电流的强度[109]。

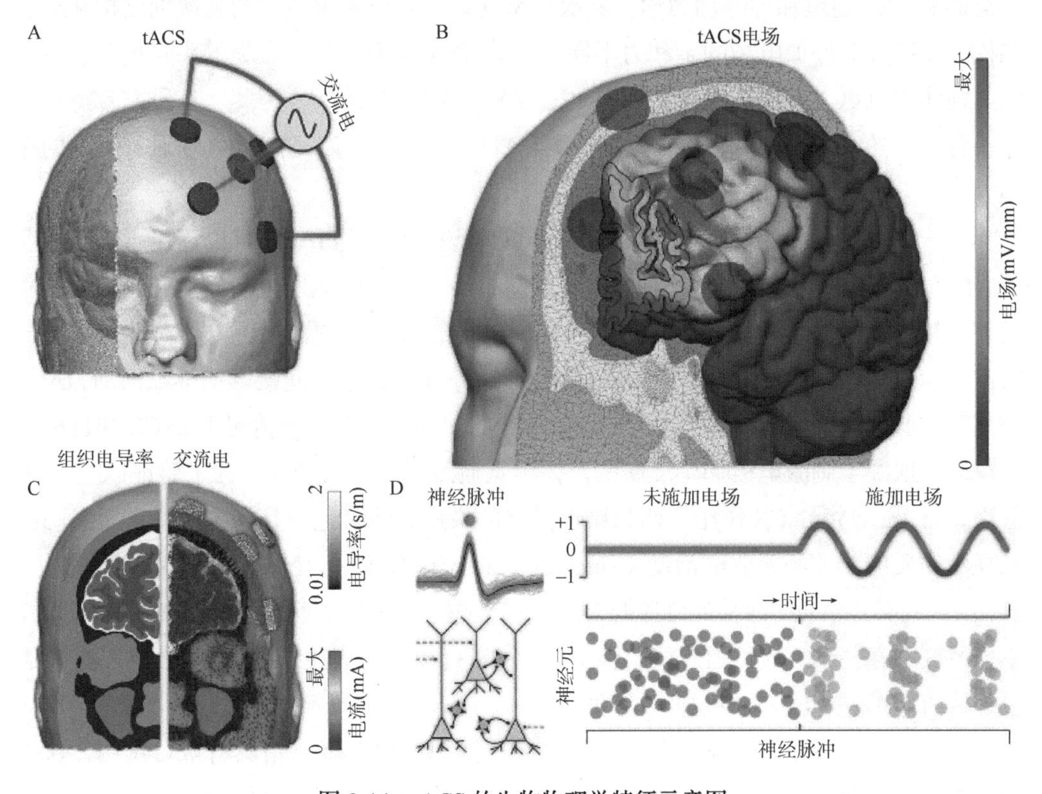

图 2-14　tACS 的生物物理学特征示意图

A. tACS 刺激时，将交流电作用于放置于头皮的 2 个或多个电极；B. tACS 产生的电场是神经调控的作用力。在深层的皮质结构中，电场通常会更弱；C. 交流电通过头皮、颅骨和脑脊液进入大脑，进入大脑的电流取决于刺激电极的位置和电流强度，以及不同生物组织的导电性能；D.当 tACS 在大脑中产生足够的电场时，将会影响神经动作电位（如神经脉冲）的时间

扫码见彩图1

计算模拟提示通过网络共振，皮质活动优先被内源性振荡产生的电场强化。在这种情况下，网络共振被定义为网络在受到周期性刺激时，偏向于在较窄的频率范围内（内源性振荡频率）振荡。为了研究内源性大脑振荡是否会影响 tACS 的作用效果，

Schmidt 等使用光遗传刺激小鼠皮质切片中的第五层锥体细胞，产生与体内类似的振荡活动，从而研究微弱的正弦波电场刺激与内源性网络活动的相互作用动态关系。研究发现微弱的电场可以增强内源性振荡，但是与内源性不一致的刺激频率并不能使进行中的振荡发生频率改变。由此说明，tACS 的作用机制可能是增强而并非超越内在网络动力学[110]。

动物切片标本和小型动物的体内和离体实验虽可以为 tACS 的作用机制提供一定的线索，但却难以将这些发现转移至人体中，因为复杂振荡网络中的内源性神经活动可能会增强或抑制外加电场的效应[111]。小型动物体内实验具有一定的局限性，首先麻醉会影响 Ca^{2+}通道和神经动力学，其次小型动物具有与人类不同的脑解剖结构和细胞结构，使得其对外加电场的亲和力不同[111]。相较于小型动物，人类的头骨更厚、更结实，脑体积也更大，这些都会削弱和改变 tES 产生的电场[112]。因此，有研究者将具有厚头骨和大的、多脑回大脑的非人灵长类动物作为实验对象，研究 tACS 对其大脑的作用[111-113]。

关于 tACS 是如何影响神经活动有不同的假说，其一是 tACS 可以直接影响神经反应，tACS 能够在大脑中产生振荡性电场，使神经元周期性地发生去极化和超极化，从而使得神经元放电与刺激同步化，通过控制电场的形状和位置，可以针对性地影响与特定行为或症状相关的脑区；其二是 tACS 通过外周感觉输入间接影响神经活动，tACS 作用于皮肤感觉纤维从而为中枢神经元提供节律性输入，在这种情况下 tACS 的目标脑区将完全取决于刺激电极周围皮肤的躯体感觉通路所对应的脑区。为了验证以上 2 种假说，Vieira 等将 tACS 作用于两只雄性猕猴的头皮，同时记录其在清醒状态下海马区和视觉皮质的单神经元放电活动（single unit activity）。研究发现 tACS 可以同步以上 2 个脑区的神经活动，即神经细胞与刺激同步放电，运用局部麻醉阻断躯体感觉输入并不能改变神经同步效应。因此该实验支持 tACS 直接作用假说，提示 tACS 并不需要通过外周躯体感觉刺激来同步神经活动[113]。

局部场电位不仅是同步神经活动的产物，还对控制神经兴奋具有重要作用，这一现象被称为旁触耦合（ephaptic coupling）。旁触耦合是指局部场电位或大脑振荡对神经脉冲活动的协调影响[111]。脉冲时间是神经编码、脑网络信息传递和可塑性改变的关键机制[111]。当神经元产生一系列动作电位时，信息可以通过脉冲的精准时间和总体的放电率进行编码[112]。脉冲时间在神经网络计算和信息交流中扮演着重要角色，并且脉冲时间可能承载着脉冲率编码无法传达的信息[112]。Krause 等将 tACS 作用于 2 只猕猴的头皮，同时记录海马区和附近基底节区域单个神经元的活动。该研究发现 tACS 并不能改变神经元的放电率，但是可以改变目标脑区的脉冲时间，并且这一效应具有频率和位置特异性。在 tACS 的刺激过程中，脉冲时间变得更有规律性，且神经元优先在 tACS 每个周期的开始阶段放电[112]。Johnson 等将 tACS 作用于两只猕猴的头皮，对其在清醒状态下中央前回和中央后回的单神经元放电活动的剂量反应进行测量。刺激频率设定在10Hz，与目标脑区振荡性活动频率相近。实验发现随着电流强度的增加，更多的脉冲活动相位被锁定至tACS峰值时间内，且更多的神经元对刺激做出反应（8.9%、17.6%和26.5%的神经元分别在0.5mA、1.0mA和1.5mA刺激下被同步）。该研究表明tACS以剂量依赖的方式影响神经脉冲时间，以及在刺激频率下同步脉冲的有效性[111]。

（二）tACS人体研究

1. tACS的即刻效应 tACS可以调控人类大脑特定的振荡活动。Zaehle等将个体alpha频率（individual alpha frequency，IAF）的tACS作用于健康受试者的顶枕叶，并于电刺激前后记录3分钟EEG信号。实验发现10分钟tACS（IAF）干预可以提高内源性alpha功率（图2-15）。该研究表明，尽管刺激电流振幅低且采用经颅刺激的方法，tACS能以特定频率调控人类的大脑振荡[20]。Helfrich等将10Hz tACS作用于顶枕叶皮质，同时用EEG记录刺激过程中tACS的神经同步作用，结果发现10Hz tACS可以增加顶枕叶alpha活动，并且使相似频率的内源性皮质振荡与刺激频率同步化[114]。Ruhnau等将tACS（IAF）作用于人类头皮的顶枕叶区域，同时用脑磁图记录受试者在刺激过程中的大脑活动。研究发现在睁眼状态下，tACS（IAF）能够同步视觉皮质的大脑振荡，但是在闭眼状态下并无此效应，由此说明tACS的即刻作用依赖于大脑的状态[115]。内源性大脑振荡与刺激频率同步化是tACS即刻效应的主要机制[100, 116, 117]。

2. tACS的后效应 Neuling等将tACS（IAF）作用于健康受试者枕叶皮质，记录刺激前5分钟和刺激后30分钟内的EEG信号。在刺激过程中，受试者保持睁眼（低内源性IAF功率）或者闭眼状态（高内源性IAF功率），并同时进行一个警觉任务。研究发现在闭眼状态下，20分钟tACS（IAF）并不能够提升IAF功率。但在睁眼状态下，tACS可以提升IAF功率，且其后效应可至少持续30分钟。该研究表明，tACS （IAF）可以调控大脑振荡，且该调控作用依赖于大脑状态[103]。Kasten等发现20分钟tACS（IAF）作用的后效应时间可达70分钟[116]。

有学者提出，脉冲时序依赖可塑性（spike-timing dependent plasticity，STDP）涉及NMDA受体的活动，可能是tACS的后效应的重要机制[20, 118]。为了验证这一假设，Wischnewski等将β-tACS（20Hz）作用于受试者M1脑区，受试者服用NMDA受体拮抗剂右美沙芬或者安慰剂，研究其对大脑皮质β振荡和兴奋性的影响。受试者服用安慰剂时，β-tACS可以提升皮质兴奋性和β振荡，且作用持续时间可达60分钟；而当受试者服用右美沙芬时，这些作用被完全消除[119]。由此说明tACS可以引发NMDA受体介导的突触可塑性，该实验为tACS的后效应的作用机制提供了直接证据[119]。此外，有学者研究发现tACS刺激过程中同步程度越高，后效应越强[120]。综合以上，内源性大脑振荡与刺激频率同步化以及突触可塑性变化（如STDP）可能是tACS的后效应的机制[100, 116, 117]。

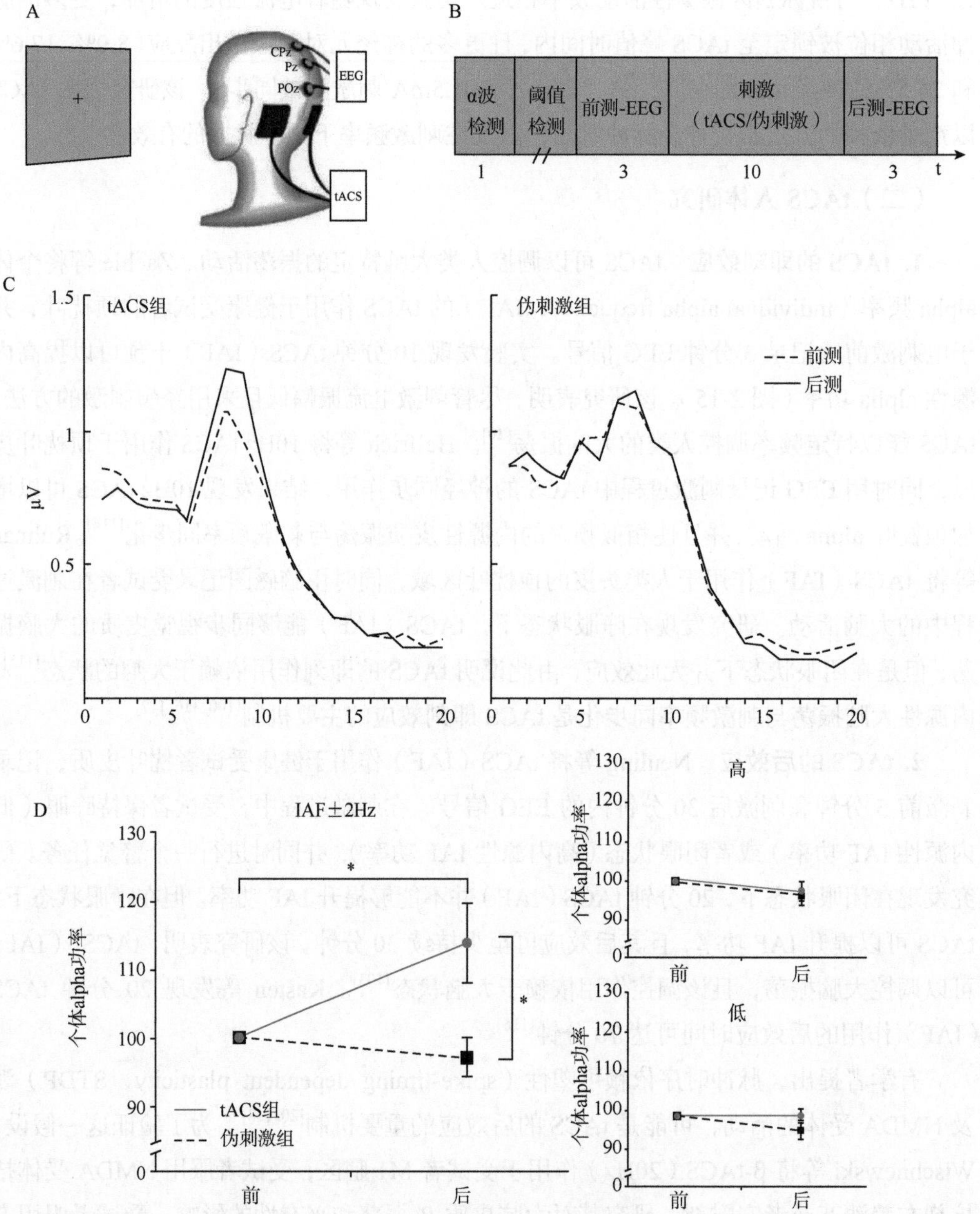

A B

前测-EEG

C

D

图 2-15 tACS 刺激细节和结果

A. 电刺激和 EEG 电极的位置：将 tACS 电极放置于枕叶皮质两侧（PO9，PO10，国际 10/10 系统），记录顶-枕叶中线电极 CPz、Pz、POz 的脑电信号；B. 实验流程图：首先受试者在休息和闭眼时测试 1 分钟个体的 alpha 频率，随后测试受试者的光幻视阈值。接下来，受试者进行为期 16 分钟的检测任务。在这个过程中，先进行 3 分钟 EEG 测试（前测），随后进行 10 分钟 tACS 或伪刺激，最后再进行 3 分钟 EEG 测试（后测）；C. 组别平均 EEG 活动：tACS 组（左）和伪刺激组（右）前测（虚线）和后测（实线）的平均快速傅里叶变换功率谱。D. tACS 组和伪刺激组的平均 IAF 变化[20]。

第五节　经颅随机噪声刺激的作用机制

tRNS 是一种相对较新的非侵入性脑刺激技术，以频率和振幅随机改变的微弱交流电为刺激；这种电刺激振幅低且呈钟型或正态分布，各频率上能量分布均匀，性质类似“白噪声”（white noise），因此被命名为“随机噪声刺激”（图 2-16）[6, 9, 121]。tRNS 的频率范围可分为低频（0.1～100 Hz）、高频（101～640 Hz）和全频（0.1～640 Hz）[6, 121]。其中，640Hz 是人类生理性振荡可测得的最高频率。tRNS 最早由德国学者 Terney 及其合作者于 2008 年提出[122]。他们发现，tRNS 作用于健康受试者 M1 脑区 10 分钟可以显著提高皮质兴奋性，该效果可持续至刺激结束后 60 分钟，且高频段 tRNS（101～640Hz）

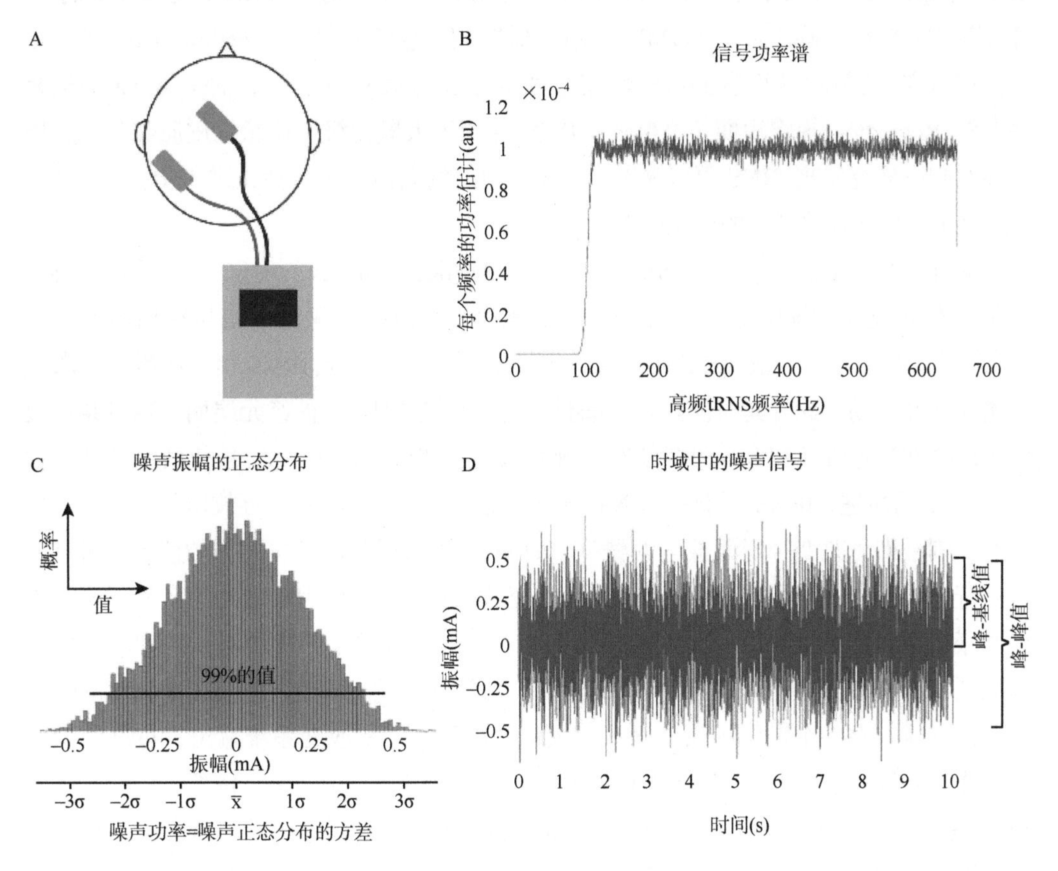

图 2-16　tRNS 原理简介

A. tRNS 电极放置位置示例；B. 典型高频 tRNS 信号功率谱，性质类似“白噪声”；C. 随机电流强度呈正态分布，99% 的值位于峰-峰值之间；D. 时域中的噪声信号，电流强度一般被描述为电流输出信号的峰-基线值或峰-峰值，本例展示了电流强度为 1mA 峰-峰值的 tRNS 信号[134]

对皮质兴奋性的提升起着主要作用[122]。后续的研究进一步验证了 tRNS 在提升运动皮质[123-129]、听觉皮质[130]和视觉皮质[131]兴奋性方面的作用。tRNS 有以下几点优势：第一，tRNS 对于电流的极性不敏感，即 2 个电极不区分正极与负极，可以同时刺激不同脑区[8, 132]；第二，tRNS 引发的不适感较弱，更不易被受试者察觉，利于研究中的盲法设置[133, 134]。

关于 tRNS 的作用机制目前尚不明确。一个可能的解释是，重复随机阈值下刺激可以诱发钠离子（Na^+）通道反复开放，增加钠离子（Na^+）内流，随后引发长时间的去极化，产生 LTP[122, 135-137]。为了研究不同的受体和离子通道在 tRNS 的后效应中的作用，Chaieb 等将 1mA tRNS 作用于健康受试者 M1 脑区 10 分钟，在 tRNS 实验干预前 2 小时分别服用不同的药物[138]。结果发现钠离子通道阻滞剂卡马西平（carbamazepine）在 tRNS 结束后 5～60 分钟和 120 分钟显示出抑制 MEP 的趋势，NMDA 受体激动剂 D-环丝氨酸（D-cycloserine）和 NMDA 受体拮抗剂右美沙芬（dextromethorphan）则无影响。该研究表明 tRNS 引发的可塑性变化可能与 NMDA 受体无关，而是与 Na^+通道相关[138]。Remedios 等将短期（250ms）tRNS 作用于大鼠初级躯体感觉皮质和听觉皮质离体细胞，研究发现 tRNS 可以调节 Na^+通道门控的激活和去激活，进一步验证了 Na^+通道在 tRNS 刺激效应中的作用[139]。

另外一种可能的解释是“随机共振”（stochastic resonance）现象[9, 121, 137]。随机共振是指在非线性系统中加入随机干扰（如噪声）可以提升阈限下信号输出质量的现象[121, 134]。有学者认为该现象对神经系统而言同样成立，因此 tRNS 引入的噪声刺激或能增强神经活动，提升其对阈限水平事件的探查能力[132]。在神经元层面，随机共振现象可能会在生理性（EPSP 和抑制性突触后电位）和外源性（tES）极化机制叠加时发生[137]。如前所述，tRNS 可能引起 Na^+通道反复开放，当神经元接近放电阈值时，少量的噪声刺激即可改变神经元放电的概率或时间[137]。为了验证随机共振的假说，研究人员从行为层面上进行了探索，主要思路为探究 tRNS 强度与行为表现的关系是否符合随机共振特征。随机共振的一个特点是噪声强度与噪声收益（即噪声对系统和输入信号的识别、传输和加工性能的提升效果）呈倒“U”形关系，即增强非线性系统对阈值下信号的反应存在一个最佳的噪声水平，太低的噪声并不能改变系统输出，过度的噪声又会降低系统性能[134]。部分行为研究复现了这一倒“U”形关系。例如，Pavan 等发现 1.5mA 高频 tRNS 可以显著提升受试者在运动方向辨别任务中的表现能力；相比之下，更弱的刺激（0.5mA 和 0.75mA）对行为表现没有影响，更强的刺激（2.25mA）则会显著降低受试者的表现能力。该结果表明高频 tRNS 可以调控神经信噪比（signal-to-noise ratio），且作用表现与随机共振现象吻合[121]。

除了以上两种常见的解释，学者们还提出了其他的可能，如 tRNS 与 tACS 类似可以影响大脑振荡和神经活动，从而调控大脑皮质兴奋性[122]；另外，tRNS 可以产生神经活动的时间总和效应，当一个神经元的时间常数足够长时，2个连续紧密出现的刺激可以相叠加[121, 135]。此外，tRNS产生的可塑性效应可能与GABA受体相关。例如，Chaieb等发现GABA激动剂劳拉西泮（lorazepam）可在刺激结束后0～20分钟和60分钟抑制tRNS引发的皮质兴奋性提升[138]；类似地，Sánchez-león等将tRNS作用于幼鼠的PFC，发现tRNS引发的兴奋性效应与GABA水平的下降相关[140]。截至目前，与tRNS作用机制相关的研究尚未得出明确的结论，有待更多的学者进行研究讨论。

（王立娟　罗　路）

参考文献

[1] Gebodh N，Esmaeilpour Z，Adair D，et al. Transcranial direct current stimulation among technologies for low-intensity transcranial electrical stimulation：Classification，history，and terminology[M]//Knotkova H，Nitsche M A，Bikson M，et al. Practical Guide to Transcranial Direct Current Stimulation. Cham：Springer International Publishing，2019：3-43.

[2] Camacho-Conde J A，Del Rosario Gonzalez-Bermudez M，Carretero-Rey M，et al. Brain stimulation：A therapeutic approach for the treatment of neurological disorders[J]. CNS Neuroscience & Therapeutics，2022，28（1）：5-18.

[3] Kesikburun S. Non-invasive brain stimulation in rehabilitation[J]. Turkish Journal of Physical Medicine and Rehabilitation，2022，68（1）：1-8.

[4] Rossini P M，Burke D，Chen R，et al. Non-invasive electrical and magnetic stimulation of the brain, spinal cord, roots and peripheral nerves：Basic principles and procedures for routine clinical and research application. an updated report from an I.F.C.N. committee[J]. Clinical Neurophysiology，2015，126（6）：1071-1107.

[5] Polanía R，Nitsche M A，Ruff C C. Studying and modifying brain function with non-invasive brain stimulation[J]. Nature Neuroscience，2018，21（2）：174-187.

[6] 张娜，刘卉，苗雨，等. 经颅电刺激技术用于运动表现提升的研究进展[J]. 中国生物医学工程学报，2022，41（2）：214-223.

[7] Huang Y Z，Lu M K，Antal A，et al. Plasticity induced by non-invasive transcranial brain stimulation：A position paper[J]. Clinical Neurophysiology，2017，128（11）：2318-2329.

[8] Jaberzadeh S，Zoghi M. Non-invasive brain stimulation for enhancement of corticospinal excitability and motor performance[J]. Basic and Clinical Neuroscience，2013，4（3）：257-265.

[9] Antal A，Herrmann C S. Transcranial alternating current and random noise stimulation：Possible mechanisms[J]. Neural Plasticity，2016，2016：3616807.

[10] Nitsche M A，Müller-Dahlhaus F，Paulus W，et al. The pharmacology of neuroplasticity induced by non-invasive brain stimulation：Building models for the clinical use of CNS active drugs[J]. The Journal of Physiology，2012，590（19）：4641-4662.

[11] Axelrod C J，Gordon S P，Carlson B A. Integrating neuroplasticity and evolution[J]. Current

Biology，2023，33（8）：R288-R293.
[12] Cramer S C，Sur M，Dobkin B H，et al. Harnessing neuroplasticity for clinical applications[J]. Brain，2011，134（Pt 6）：1591-1609.
[13] 亓朔，刘宇，王晓慧. 经颅直流电刺激提升运动表现的生理机制[J]. 神经解剖学杂志，2023，39（1）：119-122.
[14] 寿天德. 神经生物学[M]. 3 版. 北京：高等教育出版社，2013.
[15] 陈燕. 神经元的突触可塑性与学习和记忆[J]. 生物化学与生物物理进展，2008，35（6）：610-619.
[16] Qi F X，Nitsche M A，Ren X P，et al. Top-down and bottom-up stimulation techniques combined with action observation treatment in stroke rehabilitation：A perspective[J]. Frontiers in Neurology，2023，14：1156987.
[17] 付蕊，徐桂芝，朱海军，等. 经颅磁刺激对学习记忆及大脑神经突触可塑性影响的研究进展[J]. 生物医学工程学杂志，2021，38（4）：783-789.
[18] Yee A X，Hsu Y T，Chen L. A metaplasticity view of the interaction between homeostatic and Hebbian plasticity[J]. Philosophical Transactions of the Royal Society of London Series B，Biological Sciences，2017，372（1715）：20160155.
[19] Feldman D E. The spike-timing dependence of plasticity[J]. Neuron，2012，75（4）：556-571.
[20] Zaehle T，Rach S，Herrmann C S. Transcranial alternating current stimulation enhances individual alpha activity in human EEG[J]. PLoS One，2010，5（11）：e13766.
[21] Toyoizumi T，Kaneko M，Stryker M P，et al. Modeling the dynamic interaction of Hebbian and homeostatic plasticity[J]. Neuron，2014，84（2）：497-510.
[22] 郭峰，鲁盼盼. 经颅直流电刺激技术作用机制及其在运动科学中的应用进展[J]. 中国康复医学杂志，2020，35（7）：891-895.
[23] Bikson M，Esmaeilpour Z，Adair D，et al. Transcranial electrical stimulation nomenclature[J]. Brain Stimulation，2019，12（6）：1349-1366.
[24] Kim H，Lee G，Lee J，et al. Alterations in learning-related cortical activation and functional connectivity by high-definition transcranial direct current stimulation after stroke：An fNIRS study[J]. Frontiers in Neuroscience，2023，17：1189420.
[25] Bindman L J，Lippold O C J，Redfearn J W T. Long-lasting changes in the level of the electrical activity of the cerebral cortex produced by polarizing currents[J]. Nature，1962，196（4854）：584-585.
[26] Lolas F. Brain polarization：Behavioral and therapeutic effects[J]. Biological Psychiatry，1977，12（1）：37-47.
[27] Rush S，Driscoll D A. Current distribution in the brain from surface electrodes[J]. Anesthesia & Analgesia，1968，47（6）：717-723.
[28] Lefaucheur J P，Antal A，Ayache S S，et al. Evidence-based guidelines on the therapeutic use of transcranial direct current stimulation（tDCS）[J]. Clinical Neurophysiology，2017，128（1）：56-92.
[29] Polania R，Kuo M F，Nitsche M A. Physiology of transcranial direct and alternating current

stimulation[M]//Brunoni A R, Nitsche M A, Loo C K. Transcranial Direct Current Stimulation in Neuropsychiatric Disorders. Cham：Springer International Publishing，2021：29-47.

[30] Priori A, Berardelli A, Rona S, et al. Polarization of the human motor cortex through the scalp[J]. Neuroreport，1998，9（10）：2257-2260.

[31] Nitsche M A，Paulus W. Excitability changes induced in the human motor cortex by weak transcranial direct current stimulation[J]. The Journal of Physiology, 2000, 527(Pt 3): 633-639.

[32] Nitsche M A，Paulus W. Sustained excitability elevations induced by transcranial DC motor cortex stimulation in humans[J]. Neurology，2001，57（10）：1899-1901.

[33] Nitsche M A, Nitsche M S, Klein C C, et al. Level of action of cathodal DC polarisation induced inhibition of the human motor cortex[J]. Clinical Neurophysiology，2003，114（4）：600-604.

[34] Valero-Cabré A，Amengual J L，Stengel C，et al. Transcranial magnetic stimulation in basic and clinical neuroscience：A comprehensive review of fundamental principles and novel insights[J]. Neuroscience and Biobehavioral Reviews，2017，83：381-404.

[35] Groppa S，Oliviero A，Eisen A，et al. A practical guide to diagnostic transcranial magnetic stimulation：Report of an IFCN committee[J]. Clinical Neurophysiology，2012，123（5）：858-882.

[36] Rossini P M，Rossi S. Transcranial magnetic stimulation：Diagnostic，therapeutic，and research potential[J]. Neurology，2007，68（7）：484-488.

[37] Bikson M，Paulus W，Esmaeilpour Z，et al. Mechanisms of acute and after effects of transcranial direct current stimulation[M]//Knotkova H，Nitsche M A，Bikson M，et al. Practical Guide to Transcranial Direct Current Stimulation. Cham：Springer International Publishing，2019：81-113.

[38] Stagg C J，Antal A，Nitsche M A. Physiology of transcranial direct current stimulation[J]. The Journal of ECT，2018，34（3）：144-152.

[39] Lefaucheur J P，Wendling F. Mechanisms of action of tDCS：A brief and practical overview[J]. Neurophysiologie Clinique-Clinical Neurophysiology，2019，49（4）：269-275.

[40] Miranda P C，Lomarev M，Hallett M. Modeling the current distribution during transcranial direct current stimulation[J]. Clinical Neurophysiology，2006，117（7）：1623-1629.

[41] Neuling T，Wagner S，Wolters C H，et al. Finite-element model predicts current density distribution for clinical applications of tDCS and tACS[J]. Frontiers in Psychiatry，2012，3：83.

[42] Opitz A，Falchier A，Yan C G，et al. Spatiotemporal structure of intracranial electric fields induced by transcranial electric stimulation in humans and nonhuman Primates[J]. Scientific Reports，2016，6：31236.

[43] 亓丰学，苗雨，张娜，等. 小脑经颅直流电刺激技术提升运动表现的应用[J]. 科学技术与工程，2022，22（15）：5943-5950.

[44] 王杨，程佳月，王振. 经颅直流电刺激作用机制的研究进展[J]. 上海交通大学学报（医学版），2022，42（7）：952-957.

[45] Bikson M，Inoue M，Akiyama H，et al. Effects of uniform extracellular DC electric fields on excitability in rat hippocampal slices in vitro[J]. The Journal of Physiology，2004，557（Pt 1）：175-190.

[46] Rahman A, Reato D, Arlotti M, et al. Cellular effects of acute direct current stimulation: Somatic and synaptic terminal effects[J]. The Journal of Physiology, 2013, 591 (10): 2563-2578.

[47] Reato D, Salvador R, Bikson M, et al. Principles of transcranial direct current stimulation (tDCS): Introduction to the biophysics of tDCS[M]//Knotkova H, Nitsche M A, Bikson M, et al. Practical Guide to Transcranial Direct Current Stimulation. Cham: Springer International Publishing, 2019: 45-80.

[48] Nitsche M A, Fricke K, Henschke U, et al. Pharmacological modulation of cortical excitability shifts induced by transcranial direct current stimulation in humans[J]. The Journal of Physiology, 2003, 553 (Pt 1): 293-301.

[49] 贾晋瑄，吴毅. 半球内成对经颅磁刺激技术的评定机制及临床应用[J]. 中国康复医学杂志，2020，35（10）：1269-1273.

[50] Nitsche M A, Seeber A, Frommann K, et al. Modulating parameters of excitability during and after transcranial direct current stimulation of the human motor cortex[J]. The Journal of Physiology, 2005, 568 (Pt 1): 291-303.

[51] Samani M M, Agboada D, Jamil A, et al. Titrating the neuroplastic effects of cathodal transcranial direct current stimulation (tDCS) over the primary motor cortex[J]. Cortex, 2019, 119: 350-361.

[52] Monte-Silva K, Kuo M F, Hessenthaler S, et al. Induction of late LTP-like plasticity in the human motor cortex by repeated non-invasive brain stimulation[J]. Brain Stimulation, 2013, 6 (3): 424-432.

[53] Liebetanz D, Nitsche M A, Tergau F, et al. Pharmacological approach to the mechanisms of transcranial DC-stimulation-induced after-effects of human motor cortex excitability[J]. Brain, 2002, 125 (Pt 10): 2238-2247.

[54] Nitsche M A, Jaussi W, Liebetanz D, et al. Consolidation of human motor cortical neuroplasticity by D-cycloserine[J]. Neuropsychopharmacology, 2004, 29 (8): 1573-1578.

[55] Batsikadze G, Moliadze V, Paulus W, et al. Partially non-linear stimulation intensity-dependent effects of direct current stimulation on motor cortex excitability in humans[J]. The Journal of Physiology, 2013, 591 (7): 1987-2000.

[56] Mosayebi-Samani M, Melo L, Agboada D, et al. Ca^{2+} channel dynamics explain the nonlinear neuroplasticity induction by cathodal transcranial direct current stimulation over the primary motor cortex[J]. European Neuropsychopharmacology, 2020, 38: 63-72.

[57] Choi C H, Iordanishvili E, Shah N J, et al. Magnetic resonance spectroscopy with transcranial direct current stimulation to explore the underlying biochemical and physiological mechanism of the human brain: A systematic review[J]. Human Brain Mapping, 2021, 42 (8): 2642-2671.

[58] Stagg C J, Best J G, Stephenson M C, et al. Polarity-sensitive modulation of cortical neurotransmitters by transcranial stimulation[J]. The Journal of Neuroscience, 2009, 29 (16): 5202-5206.

[59] Mooney R A, Cirillo J, Byblow W D. Adaptive threshold hunting for the effects of transcranial direct current stimulation on primary motor cortex inhibition[J]. Experimental Brain Research,

2018，236（6）：1651-1663.
[60] Clark V P，Coffman B A，Trumbo M C，et al. Transcranial direct current stimulation（tDCS）produces localized and specific alterations in neurochemistry：A ^{1}H magnetic resonance spectroscopy study[J]. Neuroscience Letters，2011，500（1）：67-71.
[61] Hunter M A，Coffman B A，Gasparovic C，et al. Baseline effects of transcranial direct current stimulation on glutamatergic neurotransmission and large-scale network connectivity[J]. Brain Research，2015，1594：92-107.
[62] Patel H J，Romanzetti S，Pellicano A，et al. Proton magnetic resonance spectroscopy of the motor cortex reveals long term GABA change following anodal transcranial direct current stimulation[J]. Scientific Reports，2019，9（1）：2807.
[63] Bachtiar V，Johnstone A，Berrington A，et al. Modulating regional motor cortical excitability with noninvasive brain stimulation results in neurochemical changes in bilateral motor cortices[J]. The Journal of Neuroscience，2018，38（33）：7327-7336.
[64] Nandi T，Puonti O，Clarke W T，et al. tDCS induced GABA change is associated with the simulated electric field in M1，an effect mediated by grey matter volume in the MRS voxel[J]. Brain Stimulation，2022，15（5）：1153-1162.
[65] Antonenko D，Thielscher A，Saturnino G B，et al. Towards precise brain stimulation：Is electric field simulation related to neuromodulation?[J]. Brain Stimulation，2019，12（5）：1159-1168.
[66] McLaren M E，Nissim N R，Woods A J. The effects of medication use in transcranial direct current stimulation：A brief review[J]. Brain Stimulation，2018，11（1）：52-58.
[67] 梁夏，王金辉，贺永. 人脑连接组研究：脑结构网络和脑功能网络[J]. 科学通报，2010，55（16）：1565-1583.
[68] Stagg C J，Bachtiar V，Amadi U，et al. Local GABA concentration is related to network-level resting functional connectivity[J]. eLife，2014，3：e01465.
[69] Saiote C，Turi Z，Paulus W，et al. Combining functional magnetic resonance imaging with transcranial electrical stimulation[J]. Frontiers in Human Neuroscience，2013，7：435.
[70] Power J D，Cohen A L，Nelson S M，et al. Functional network organization of the human brain[J]. Neuron，2011，72（4）：665-678.
[71] Tu Y H，Cao J，Guler S，et al. Perturbing fMRI brain dynamics using transcranial direct current stimulation[J]. NeuroImage，2021，237：118100.
[72] Vecchio F，Pellicciari M C，Miraglia F，et al. Effects of transcranial direct current stimulation on the functional coupling of the sensorimotor cortical network[J]. NeuroImage，2016，140：50-56.
[73] Vecchio F，Di Iorio R，Miraglia F，et al. Transcranial direct current stimulation generates a transient increase of small-world in brain connectivity：An EEG graph theoretical analysis[J]. Experimental Brain Research，2018，236（4）：1117-1127.
[74] Agbangla N F，Audiffren M，Pylouster J，et al. Working memory，cognitive load andCardiorespiratory fitness：Testing the CRUNCHModel with near-infrared spectroscopy[J]. Brain Sciences，2019，9（2）：38.
[75] 范金，曾露瑶，钟冬灵，等. 功能性近红外光谱技术的 10 年发展：CiteSpace 知识图谱可

视化分析[J]. 中国组织工程研究，2021，25（23）：3711-3717.
[76] 桑林琼，王莉，乔梁，等. 基于 fNIRS 的大脑前额叶皮质在不同脑力负荷下的激活模式研究[J]. 陆军军医大学学报，2022，44（3）：210-216.
[77] 项明强，黄文琴，李文静，等. 功能性近红外光学成像在运动认知神经科学中的应用[J]. 科技导报，2022，40（10）：89-96.
[78] Pinti P L，Tachtsidis I，Hamilton A，et al. The present and future use of functional near-infrared spectroscopy（fNIRS）for cognitive neuroscience[J]. Annals of the New York Academy of Sciences，2020，1464（1）：5-29.
[79] 赵佳. 基于 fNIRS 的脑功能连接研究综述[J]. 北京生物医学工程，2015，34（6）：633-638.
[80] Bachtiar V，Near J，Johansen-Berg H，et al. Modulation of GABA and resting state functional connectivity by transcranial direct current stimulation[J]. eLife，2015，4：e08789.
[81] Sehm B，Kipping J，Schäfer A，et al. A comparison between uni- and bilateral tDCS effects on functional connectivity of the human motor cortex[J]. Frontiers in Human Neuroscience，2013，7：183.
[82] Amadi U，Ilie A，Johansen-Berg H，et al. Polarity-specific effects of motor transcranial direct current stimulation on fMRI resting state networks[J]. NeuroImage，2014，88（100）：155-161.
[83] Calzolari S，Jalali R，Fernández-Espejo D. Characterising stationary and dynamic effective connectivity changes in the motor network during and after tDCS[J]. NeuroImage，2023，269：119915.
[84] 孟献龙，罗志增，史红斐，等. 经颅直流电刺激对运动脑功能网络特征的影响[J]. 航天医学与医学工程，2020，33（4）：298-305.
[85] Buckner R，Andrews-Hanna J，Schacter D. The brain’s default network[J]. Annals of the New York Academy of Sciences，2008，1124（1）：1-38.
[86] Andrews-Hanna J R，Reidler J S，Sepulcre J，et al. Functional-anatomic fractionation of the brain’s default network[J]. Neuron，2010，65（4）：550-562.
[87] Marstaller L，Williams M，Rich A，et al. Aging and large-scale functional networks：White matter integrity，gray matter volume，and functional connectivity in the resting state[J]. Neuroscience，2015，290：369-378.
[88] 韩永良，李咏梅，刘义，等. 脊髓型多发性硬化患者默认网络及突显网络的功能连接[J]. 中国介入影像与治疗学，2016，13（11）：678-682.
[89] Seeley W W. The salience network：A neural system for perceiving and responding to homeostatic demands[J]. The Journal of Neuroscience，2019，39（50）：9878-9882.
[90] Chen T W，Cai W D，Ryali S，et al. Distinct global brain dynamics and spatiotemporal organization of the salience network[J]. PLoS Biology，2016，14（6）：e1002469.
[91] Goulden N，Khusnulina A，Davis N J，et al. The salience network is responsible for switching between the default mode network and the central executive network：Replication from DCM[J]. NeuroImage，2014，99：180-190.
[92] Mondino M，Ghumman S，Gane C，et al. Effects of transcranial stimulation with direct and alternating current on resting-state functional connectivity：An exploratory study simultaneously

combining stimulation and multiband functional magnetic resonance imaging[J]. Frontiers in Human Neuroscience, 2020, 13: 474.

[93] Grami F, de Marco G, Bodranghien F, et al. Cerebellar transcranial direct current stimulation reconfigurates static and dynamic functional connectivity of the resting-state networks[J]. Cerebellum & Ataxias, 2021, 8 (1): 7.

[94] Chen A C, Oathes D J, Chang C T, et al. Causal interactions between Fronto-parietal central executive and default-mode networks in humans[J]. Proceedings of the National Academy of Sciences of the United States of America, 2013, 110 (49): 19944-19949.

[95] Li L M, Violante I R, Leech R, et al. Brain state and polarity dependent modulation of brain networks by transcranial direct current stimulation[J]. Human Brain Mapping, 2019, 40 (3): 904-915.

[96] Abellaneda-Pérez K, Vaqué-Alcázar L, Perellón-Alfonso R, et al. Differential tDCS and tACS effects on working memory-related neural activity and resting-state connectivity[J]. Frontiers in Neuroscience, 2020, 13: 1440.

[97] Miraglia F, Vecchio F, Pellicciari M C, et al. Brain networks modulation in young and old subjects during transcranial direct current stimulation applied on prefrontal and parietal cortex[J]. International Journal of Neural Systems, 2022, 32 (1): 2150056.

[98] Yaqub M A, Woo S W, Hong K S. Effects of HD-tDCS on resting-state functional connectivity in the prefrontal cortex: An fNIRS study[J]. Complexity, 2018, 2018 (1): 1-13.

[99] Elyamany O, Leicht G, Herrmann C S, et al. Transcranial alternating current stimulation (tACS): From basic mechanisms towards first applications in psychiatry[J]. European Archives of Psychiatry and Clinical Neuroscience, 2021, 271 (1): 135-156.

[100] Bland N S, Sale M V. Current challenges: The ups and Downs of tACS[J]. Experimental Brain Research, 2019, 237 (12): 3071-3088.

[101] Tavakoli A V, Yun K. Transcranial alternating current stimulation (tACS) mechanisms and protocols[J]. Frontiers in Cellular Neuroscience, 2017, 11: 214.

[102] Herrmann C S, Rach S, Neuling T, et al. Transcranial alternating current stimulation: A review of the underlying mechanisms and modulation of cognitive processes[J]. Frontiers in Human Neuroscience, 2013, 7: 279.

[103] Neuling T, Rach S, Herrmann C S. Orchestrating neuronal networks: Sustained after-effects of transcranial alternating current stimulation depend upon brain states[J]. Frontiers in Human Neuroscience, 2013, 7: 161.

[104] Reato D, Rahman A, Bikson M, et al. Effects of weak transcranial alternating current stimulation on brain activity-a review of known mechanisms from animal studies[J]. Frontiers in Human Neuroscience, 2013, 7: 687.

[105] Buzsáki G, Anastassiou C A, Koch C. The origin of extracellular fields and currents: EEG, ECoG, LFP and spikes[J]. Nature Reviews Neuroscience, 2012, 13 (6): 407-420.

[106] Herrmann C S, Strüber D, Helfrich R F, et al. EEG oscillations: From correlation to causality[J]. International Journal of Psychophysiology, 2016, 103: 12-21.

[107] Wischnewski M, Alekseichuk I, Opitz A. Neurocognitive, physiological, and biophysical effects of transcranial alternating current stimulation[J]. Trends in Cognitive Sciences, 2023, 27(2): 189-205.

[108] Fröhlich F, McCormick D A. Endogenous electric fields may guide neocortical network activity[J]. Neuron, 2010, 67(1): 129-143.

[109] Ozen S, Sirota A, Belluscio M A, et al. Transcranial electric stimulation entrains cortical neuronal populations in rats[J]. The Journal of Neuroscience, 2010, 30(34): 11476-11485.

[110] Schmidt S L, Iyengar A K, Foulser A A, et al. Endogenous cortical oscillations constrain neuromodulation by weak electric fields[J]. Brain Stimulation, 2014, 7(6): 878-889.

[111] Johnson L, Alekseichuk I, Krieg J, et al. Dose-dependent effects of transcranial alternating current stimulation on spike timing in awake nonhuman Primates[J]. Science Advances, 2020, 6(36): eaaz2747.

[112] Krause M R, Vieira P G, Csorba B A, et al. Transcranial alternating current stimulation entrains single-neuron activity in the primate brain[J]. Proceedings of the National Academy of Sciences of the United States of America, 2019, 116(12): 5747-5755.

[113] Vieira P G, Krause M R, Pack C C. tACS entrains neural activity while somatosensory input is blocked[J]. PLoS Biology, 2020, 18(10): e3000834.

[114] Helfrich R F, Schneider T R, Rach S, et al. Entrainment of brain oscillations by transcranial alternating current stimulation[J]. Current Biology, 2014, 24(3): 333-339.

[115] Ruhnau P, Neuling T, Fuscá M, et al. Eyes wide shut: Transcranial alternating current stimulation drives alpha rhythm in a state dependent manner[J]. Scientific Reports, 2016, 6: 27138.

[116] Kasten F H, Dowsett J, Herrmann C S. Sustained aftereffect of α-tACS lasts up to 70 min after stimulation[J]. Frontiers in Human Neuroscience, 2016, 10: 245.

[117] Vosskuhl J, Strüber D, Herrmann C S. Non-invasive brain stimulation: A paradigm shift in understanding brain oscillations[J]. Frontiers in Human Neuroscience, 2018, 12: 211.

[118] Vossen A, Gross J, Thut G. Alpha power increase after transcranial alternating current stimulation at alpha frequency (α-tACS) reflects plastic changes rather than entrainment[J]. Brain Stimulation, 2015, 8(3): 499-508.

[119] Wischnewski M, Engelhardt M, Salehinejad M A, et al. NMDA receptor-mediated motor cortex plasticity after 20 Hz transcranial alternating current stimulation[J]. Cerebral Cortex, 2019, 29(7): 2924-2931.

[120] Helfrich R F, Knepper H, Nolte G, et al. Selective modulation of interhemispheric functional connectivity by HD-tACS shapes perception[J]. PLoS Biology, 2014, 12(12): e1002031.

[121] Pavan A, Ghin F, Contillo A, et al. Modulatory mechanisms underlying high-frequency transcranial random noise stimulation (hf-tRNS): A combined stochastic resonance and equivalent noise approach[J]. Brain Stimulation, 2019, 12(4): 967-977.

[122] Terney D, Chaieb L, Moliadze V, et al. Increasing human brain excitability by transcranial high-frequency random noise stimulation[J]. The Journal of Neuroscience, 2008, 28(52):

14147-14155.

[123] Laczó B, Antal A, Rothkegel H, et al. Increasing human leg motor cortex excitability by transcranial high frequency random noise stimulation[J]. Restorative Neurology and Neuroscience, 2014, 32 (3): 403-410.

[124] Haeckert J, Lasser C, Pross B, et al. Comparative study of motor cortical excitability changes following anodal tDCS or high-frequency tRNS in relation to stimulation duration[J]. Physiological Reports, 2020, 8 (19): e14595.

[125] Inukai Y, Saito K, Sasaki R, et al. Comparison of three non-invasive transcranial electrical stimulation methods for increasing cortical excitability[J]. Frontiers in Human Neuroscience, 2016, 10: 668.

[126] Moret B, Donato R, Nucci M, et al. Transcranial random noise stimulation (tRNS): A wide range of frequencies is needed for increasing cortical excitability[J]. Scientific Reports, 2019, 9 (1): 15150.

[127] Zhang M Q, Cheng I, Sasegbon A, et al. Exploring parameters of gamma transcranial alternating current stimulation (tACS) and full-spectrum transcranial random noise stimulation (tRNS) on human pharyngeal cortical excitability[J]. Neurogastroenterology and Motility, 2021, 33 (9): e14173.

[128] Abe T, Miyaguchi S, Otsuru N, et al. The effect of transcranial random noise stimulation on corticospinal excitability and motor performance[J]. Neuroscience Letters, 2019, 705: 138-142.

[129] Herzog R, Berger T M, Pauly M G, et al. Cerebellar transcranial current stimulation - An intraindividual comparison of different techniques[J]. Frontiers in Neuroscience, 2022, 16: 987472.

[130] Van Doren J, Langguth B, Schecklmann M. Electroencephalographic effects of transcranial random noise stimulation in the auditory cortex[J]. Brain Stimulation, 2014, 7 (6): 807-812.

[131] Herpich F, Contò F, van Koningsbruggen M, et al. Modulating the excitability of the visual cortex using a stimulation priming paradigm[J]. Neuropsychologia, 2018, 119: 165-171.

[132] Paulus W. Transcranial electrical stimulation (tES-tDCS; tRNS, tACS) methods[J]. Neuropsychological Rehabilitation, 2011, 21 (5): 602-617.

[133] Ambrus G G, Paulus W, Antal A. Cutaneous perception thresholds of electrical stimulation methods: Comparison of tDCS and tRNS[J]. Clinical Neurophysiology, 2010, 121 (11): 1908-1914.

[134] Potok W, van der Groen O, Bächinger M, et al. Transcranial random noise stimulation modulates neural processing of sensory and motor circuits, from potential cellular mechanisms to behavior: A scoping review[J]. eNeuro, 2022, 9(1): ENEURO. 0248-ENEURO. 0221. 2021.

[135] Fertonani A, Miniussi C. Transcranial electrical stimulation[J]. The Neuroscientist, 2017, 23 (2): 109-123.

[136] Paulus W, Nitsche M A, Antal A. Application of transcranial electric stimulation (tDCS, tACS, tRNS) [J]. European Psychologist, 2016, 21 (1): 4-14.

[137] van der Groen O, Potok W, Wenderoth N, et al. Using noise for the better: The effects of

transcranial random noise stimulation on the brain and behavior[J]. Neuroscience and Biobehavioral Reviews，2022，138：104702.

[138] Chaieb L，Antal A，Paulus W. Transcranial random noise stimulation-induced plasticity is NMDA-receptor independent but sodium-channel blocker and benzodiazepines sensitive[J]. Frontiers in Neuroscience，2015，9：125.

[139] Remedios L，Mabil P，Flores-Hernández J，et al. Effects of short-term random noise electrical stimulation on dissociated pyramidal neurons from the cerebral cortex[J]. Neuroscience，2019，404：371-386.

[140] Sánchez-León C A，Sánchez-López Á，Gómez-Climent M A，et al. Impact of chronic transcranial random noise stimulation（tRNS）on GABAergic and glutamatergic activity markers in the prefrontal cortex of juvenile mice[J]. Prog Brain Res，2021，264：323-341.

3

第三章
经颅电刺激的使用与安全

导读

本章旨在深入探讨经颅电刺激（tES）技术的关键要素。首先，本章系统地介绍衡量 tES 剂量的关键刺激参数，包括电流强度、刺激时长及电极摆放位置等。其次，简要阐述人脑的基本解剖结构与功能分区，以帮助理解刺激部位的选择，并介绍常用的刺激部位定位方法，包括10-20 系统法和基于 TMS 的脑区定位技术。最后，综合介绍来自动物模型和人体（包括未成年人）的安全性研究证据，以评估 tES 技术的安全性和潜在风险。通过对这些要素的详细探讨，本章旨在为读者提供科学的指导，以更有效地设计和实施 tES 研究。

第一节 刺激参数

在使用 tES 时，了解刺激参数相关的标准化术语至关重要。这些参数不仅直接影响 tES 的分类与效果，还关乎刺激的安全性与可靠性。掌握这些术语有助于正确理解 tES 技术、规范汇报研究成果，并在选择不同 tES 技术时做出更明智的决策。因此，本章将从刺激参数的基本概念入手，帮助读者更好地理解 tES 技术的操作基础。

剂量是一个综合性概念。根据 Peterchev 等[1]的定义，脑刺激剂量指“刺激设备中影响体内电磁场产生的所有参数”。每项 tES 试验都必须全面记录剂量，以实现可重复性。每个刺激参数的定义和报告，都是准确描述和应用 tES 剂量的重要环节。

电流强度（图 3-1）是 tES 最重要的参数。通常使用的电流强度为 0.5～2mA[2]，但近年来实验设计逐渐偏向于使用 1.5mA 以上的电流强度[3]。在体育科学领域的研究中，2mA 是最常用的电流强度[4-13]。一般认为，电流强度的选择对刺激效果的强度和具体表现有直接影响，因此在实验设计和应用中必须仔细考虑与控制。模拟数值仿真结果显示，电流强度的变化会明显影响大脑的电场分布，当电流强度不足时，提高输入电流的大小是一种可行的调整方式[14]。例如，有研究报道 2mA 和 3mA tDCS 对精神分裂患者的治疗效果要优于 1mA [15, 16]，2mA tDCS 对帕金森病患者记忆能力的改善效果要优于 1.0mA [17]。但是，并非所有情况下，增加电流强度都能带来更显著的效果。例如，一项关于 1～3mA 电流强度的正极 tDCS 对运动皮质神经可塑性影响的研究发现，不同电流强度对神经兴奋性没有显著差异[18]。另一项关于 4mA tDCS 对下肢力量耐力影响的研究表明，与 2mA 刺激和伪刺激相比，总工作量并未明显提升[19]。因此，在选择电流强度时，需要综合考虑研究目标和具体应用，以确保最佳的刺激效果和安全性。

刺激（图 3-2）指电流刺激进入人体的时间。目前在研究中，10～20 分钟的刺激持续时间是最常使用的，也有研究采用 30 分钟的刺激。研究表明 15 分钟和 20 分钟的正极刺激能够诱发 90 分钟的兴奋性持续提升[21, 22]。值得注意的是，tDCS 刺激对皮质兴奋性的影响幅度不依赖刺激的持续时间，并不会因为刺激时间的增长而使神经兴奋性产生更大幅度的改变。

突然的电流变化会使机体产生刺激感。因此，为了减弱这种刺激感，在进行电刺激干预时，往往会使用淡入淡出电流设置，即在刺激起始时让电流强度逐渐提升至设定值（淡入），以及在刺激结束时让电流强度逐渐归零（淡出）。在随机对照试验中，需要设置对照组以进行对照观察。由于电刺激会产生轻微的感觉，因此进行空白对照

（即完全不施加电刺激）并不能很好地达到对照效果。在电刺激的研究中，往往采用伪刺激（sham stimulation）的形式进行对照。常用的伪刺激干预设置为15秒或30秒淡入淡出电流，即仅在干预程序开始和结束时施加持续时间较短的淡入淡出电流以形成刺激感，而不影响神经兴奋性。

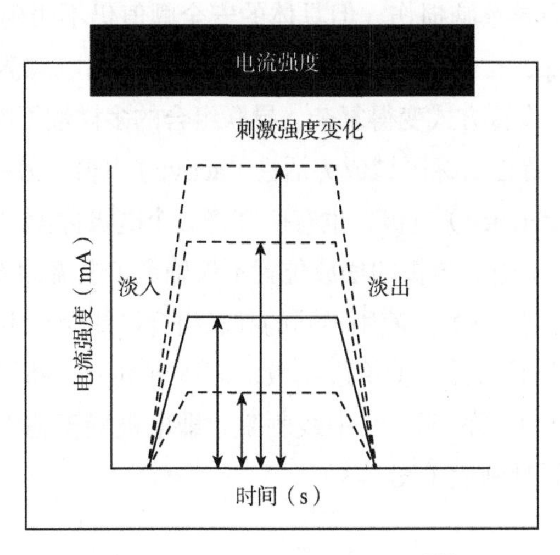

图3-1　tES电流强度示意图[20]

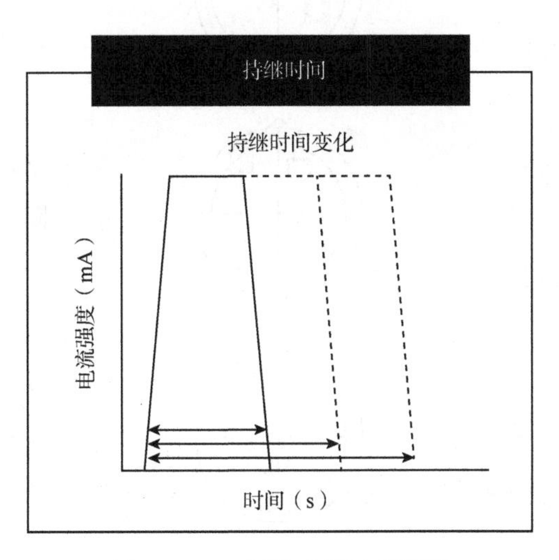

图3-2　tES刺激时间示意图[20]

传统的电刺激电极片面积为25～35cm^2，包括圆形和矩形两种形状。传统的电刺激方式刺激相对广泛的大脑区域。为了避免样本的个体特征，如解剖学和生理学上的差异带来的差异，个性化和更精准的刺激方式一直在改进。目前高精度tES，能够更加聚焦刺激位置，如使用半径约1cm的5个圆形电极片，包括在目标上方的1个小中心电极和 4 个包围参考电极[23]。通过联合磁共振进行个人定制高精度刺激能更加准确地刺激靶点[24]。

电流密度是根据电流强度和电极片面积计算而来。如使用 2mA 刺激电流，电极大小为 $25cm^2$（5cm×5cm），则电流密度为 $0.08mA/cm^2$。电流密度与 tES 的安全性有关，较高的电流密度可能会导致脑损伤，但具体的安全阈值仍不明确。

导联组合（montage），即电极的摆放位置，也是影响电刺激效果的重要因素。随着电刺激研究的普及，设置方式变得复杂，导联组合的多样性不断扩大。电流的输出包括正极和负极，一个放置在目标区域成为活性（active）电极，另一个放置在头颅其他位置或颅外成为参考（reference）电极，也有研究将 2 个电极称为“目标”电极和“返回”电极。电流从两极之间流过，电极的摆放位置不仅确定了电流的方向[25, 26]，也会影响刺激的效果[27]。即使针对同一区域，使用不同的导联组合可能会产生不同的结果[28]。目前，电极的摆放位置归为以下四类：①单边刺激，即所有电极全部置于单侧脑区；②双边刺激，即电极分别置于头颅两侧；③中线刺激，即电极置于脑中线上方；④双通道刺激，即采用两组电极同时刺激（图 3-3）。

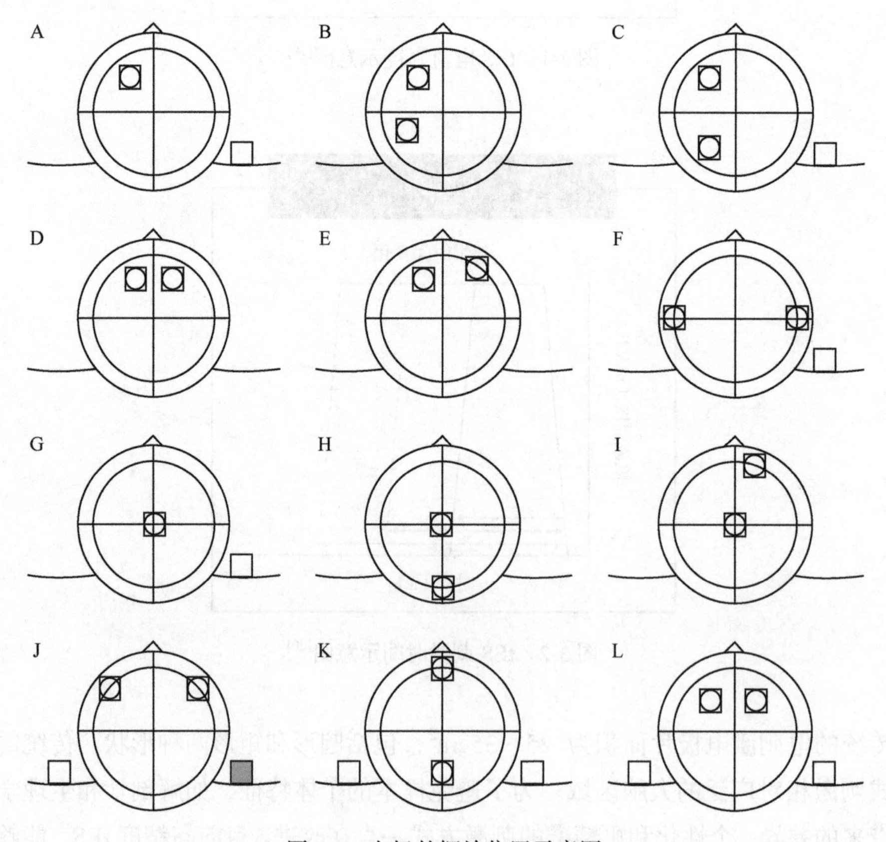

图 3-3 电极的摆放位置示意图

A～C 单边刺激；D～F 双边刺激；G～I 中线刺激；J～L 双通道刺激[29]

第二节 作用部位的选择与定位

除电刺激参数外，在 tES 的研究和应用中，刺激部位的选择与定位同样至关重要，它直接关系到刺激效果的优化和目标区域的准确性。目前，tES 技术在体育科学领域的应用仍处于发展阶段，最佳刺激靶点和其具体作用效应尚未完全明确。本节将首先概述人脑主要分区的结构与功能，以帮助读者理解不同脑区在认知与运动功能中的作用。随后，笔者将介绍常用的 10-20 系统法及基于 TMS 的脑区定位法。本节旨在为读者提供有效选择和定位 tES 作用部位的理论基础和实践指导。

一、人脑结构与功能概述

人脑是自然界中最复杂的中枢神经系统。脑细胞通过突触等超微结构的统一协调形成神经环路，并将外部信息整合加工，产生感觉、行动、认知和情感等生命活动[30]。

大脑皮质（cerebral cortex）是脑的重要组成部分，是高级神经活动的物质基础。人的大脑皮质分为六层，第Ⅰ层为最表层，称为分子层（molecular layer），由神经胶质细胞和少量水平细胞构成；第Ⅱ层称为外颗粒层（outer granular layer），由小型神经元组成，通常是颗粒状神经元；第Ⅲ层称为外锥体细胞层（outer pyramidal layer），由小型和中型的锥体细胞组成；第Ⅳ层称为内颗粒层（inner granular layer），含许多颗粒状神经元，它主要接受传入的感觉信息；第Ⅴ层称为内锥体细胞层（inner pyramidal layer），主要由较大的锥体细胞组成，是主要的信息输出层；第Ⅵ层称为多形细胞层（polymorphic layer），由各种类型的细胞组成，涉及皮质与丘脑之间的反馈（图 3-4）。其中，tDCS 较大地影响第Ⅳ层（内颗粒层）和第Ⅴ层（内锥体细胞层）的神经元细胞，而对第Ⅱ/Ⅲ层的神经元和中间神经元影响非常小。

根据解剖结构和功能，大脑皮质包含四个脑叶，分别为额叶、顶叶、枕叶、颞叶（图 3-5）。

额叶（frontal lobe）是大脑中高度发育的区域，参与运动控制和高级认知活动，如计划、决策、设定目标。它包括初级运动皮质（M1）、前运动皮质（premotor cortex）和前额叶皮质（PFC）等。M1 位于中央前回，主要控制对侧肢体的随意运动。M1 前方为前运动皮质，参与运动规划和控制。再往前是 PFC，包括额上回、额中回和额下回等区域。前额叶负责思维、计划，与个体的需求和情感相关。

顶叶（parietal lobe）包含躯体感觉区，主要负责触觉、痛觉、温度觉和本体感觉，并参与不同感觉信息的整合。顶叶位于中央沟之后，顶枕裂与枕前切迹连线之前。在中央沟和中央后沟之间为中央后回，负责躯体感觉的初级处理。横行的顶间沟将顶叶余部分为顶上小叶和顶下小叶。顶下小叶又包括缘上回和角回，与语言、空间认知等功能有关。

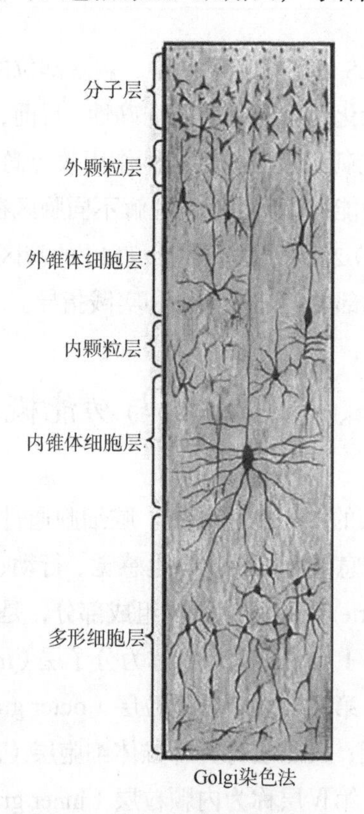

图 3-4 大脑皮质的细胞分层

颞叶（temporal lobe）负责处理听觉信息，也与记忆和情感有关。颞叶位于外侧裂下方，由颞上沟和颞下沟分为颞上回、颞中回、颞下回。隐藏在外侧裂内的是颞横回，是听觉皮质的一部分，参与初级听觉处理。在颞叶的侧面和底面，在颞下沟和侧副裂间为梭状回，与人脸和物体识别有关。此外，颞叶内侧存在一个名为海马体（hippocampus）的结构，它是组成大脑边缘系统的核心部分，在记忆的形成、储存和回忆中发挥重要作用，并且还参与空间定位与导航功能。颞叶内侧的杏仁核（amygdala）则在情感处理，特别是与恐惧和愤怒相关的情绪中起重要作用。

枕叶（occipital lobe）负责处理视觉信息。枕叶的前界由顶枕沟至枕前切迹的连线确定，枕极为其后端。视觉信息通过视觉通路从光感受器传导到大脑枕叶的视觉中枢。枕叶的主要结构包括距状裂，它将枕叶分为楔叶和舌回。初级视觉皮质位于距状裂的两侧，是视觉信息的主要接收和处理区域，负责对视觉信号进行初步处理。在初级视觉皮质之外，枕叶还包括次级视觉皮质，这些区域进一步处理和整合视觉信息，涉及形状、颜色、深度和运动的复杂分析。

基底核（basal ganglia，或基底神经节）是大脑深部一系列神经核团组成的功能整体，主要包括尾状核、苍白球、壳核、丘脑下核、伏隔核和黑质。基底核与大脑皮质、丘脑和脑干相连，形成复杂的神经回路。其主要功能为自主运动的控制，同时还参与记忆、情感和奖励学习等高级认知功能。基底核的病变可导致多种运动和认知障碍，包括帕金森病和亨廷顿病等。

小脑（cerebellum）位于大脑的后下方，颅后窝内，延髓和脑桥的背面。小脑是运动的重要调节中枢，通过大量的传入和传出联系。大脑皮质发向肌肉的运动信息和执行运动时来自肌肉和关节等的信息，都可传入小脑。小脑对这些信息进行整合，并通过传出纤维调整和纠正各有关肌肉的运动，使随意运动保持协调。此外，小脑在维持身体平衡上也起重要作用。它接收来自前庭器官的信息，通过传出联系，改变躯体不同部分肌肉的张力，使身体在重力作用下进行加速或旋转运动时保持姿势平衡。

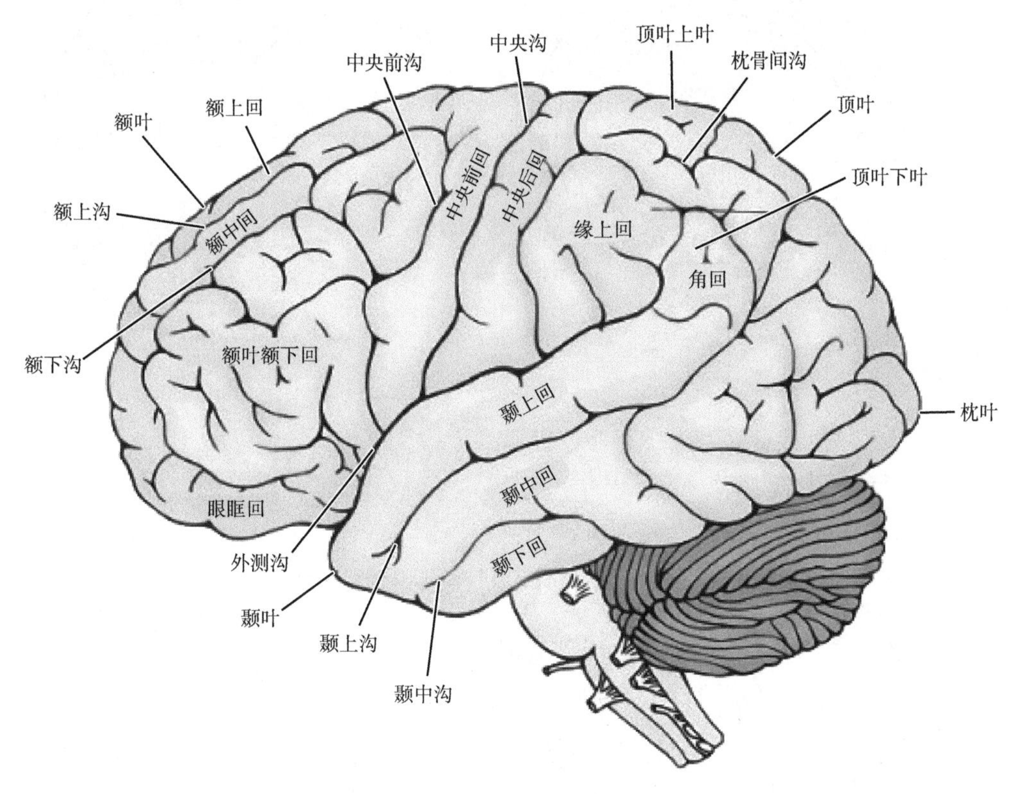

图 3-5　大脑解剖结构

综上所述，掌握人脑主要功能区域的解剖位置及其在运动与认知过程中的作用，为 tES 的靶点选择提供了关键依据。在实际研究中，可以根据期望调控的功能，选择对应的脑区作为刺激靶点。接下来，笔者将进一步探讨如何在明确刺激靶点之后，进行精准定位，以确保刺激的效果和安全性。

二、刺激靶点定位方法

目前，在 tES 研究中，研究者为了实现对指定脑区靶点的刺激，通常遵循国际脑电学会规定的 10-20 系统法排布刺激电极（图 3-6）。该系统得名于电极位置间距的比例，即以头部特定解剖点（即鼻根、枕点、左右侧耳前点）间距离的 10%或 20%来确定电极放置位点。10-20 系统法提供了一种标准化的、简便的脑区定位手段。例如，F3/F4 位点常用于刺激 DLPFC，C3/C4 位点常用于刺激 M1。

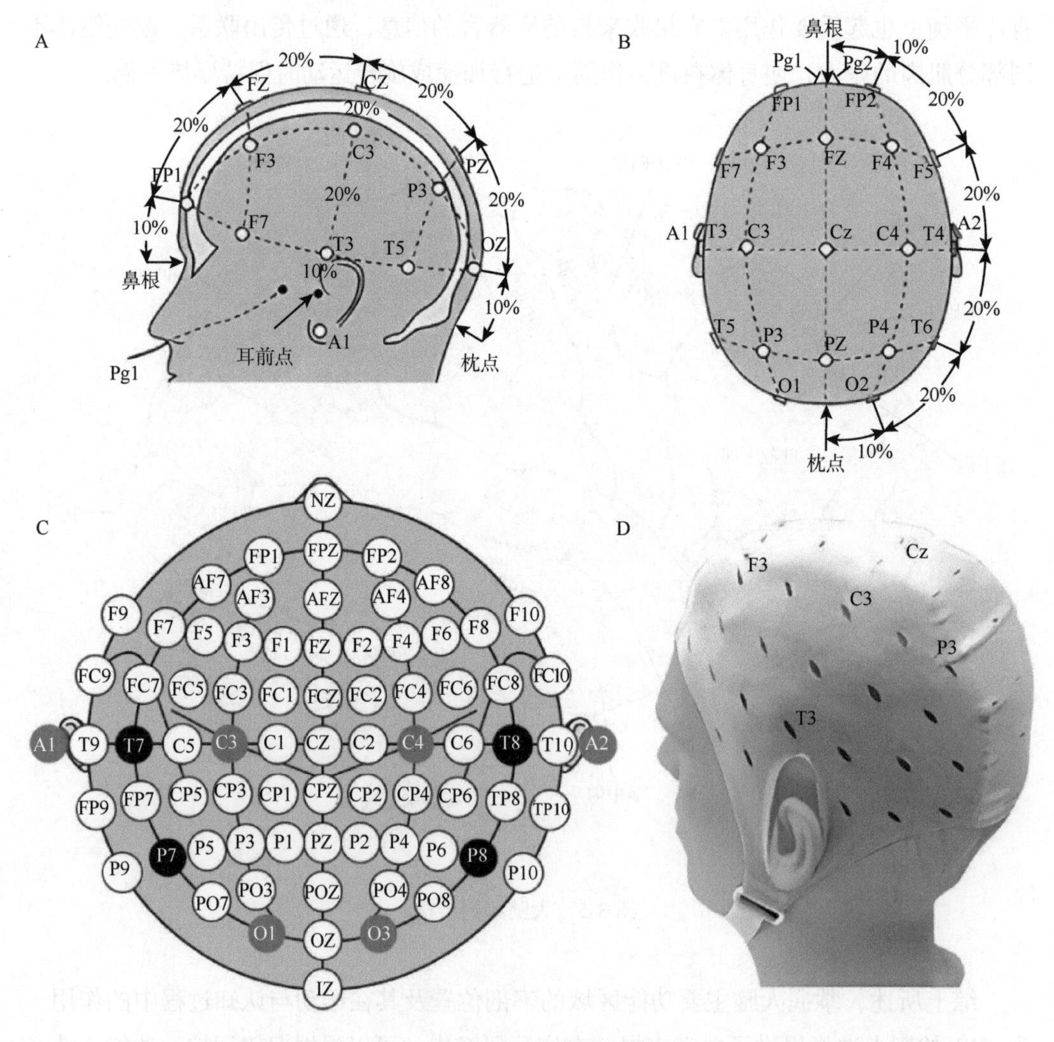

图 3-6　10-20 系统法电极分布

A. 10-20 系统法侧视图；B. 10-20 系统法俯视图；C. 10-20 系统法位点；D. 10-20 系统法电极帽

此外，还可使用 TMS 刺激特定脑区，并根据反应进行脑区功能定位。例如，为了定位控制手部肌肉的 M1 区域（又称手区，hand area），便可在 TMS 刺激运动皮质不同位点的同时记录手部的 MEP，以能够明显诱发手部肌肉 MEP 的位点为此后 tES 的目标位点。类似地，研究者可以通过刺激诱发光幻觉定位视觉皮质，刺激引起说话停顿定位语言中枢等。在上述研究场景中，相较于 10-20 系统法，TMS 能够提供更为精准的定位信息。

第三节　技术安全性

任何一项技术应用于人体前都应该考虑其安全性。脑作为人体结构和功能最复杂、最脆弱的器官之一，在利用 tES 技术作用于脑以期改善人类行为表现的过程中，确保其安全性显得尤为重要。自 20 世纪末、21 世纪初以来，大量研究已使用 tES 技术对大脑功能进行调节，其安全性也得到了多次验证。本节将分别从动物模型研究、人体应用研究及未成年人研究三个方面对其安全性进行介绍。

一、基于动物模型的安全评估

动物模型对了解、解释与确定 tES 技术的安全范围和潜在危险具有重要作用。由于 tES 的刺激效果受到电极极性、电流强度、刺激时长和电极大小等多个参数的影响，不同的参数组合可能导致效果差异甚或相反，安全性问题也必须首先考虑。

在探讨 tDCS 的安全性时，Liebetanz 等探究了电极大小为 3.5mm^2 时不同电流强度和时长的负极刺激对大鼠脑部的影响。研究指出当电流密度≥142.9A/m^2（电流强度≥0.5mA）且刺激时长≥10 分钟时，电刺激造成了大鼠的脑损伤，且电流密度在 142.9A/m^2 和 285.7A/m^2 之间的脑损伤程度呈线性增长。同时，研究者也发现以电流密度 114.3A/m^2（电流强度为 0.4mA）、刺激时长 10 分钟的 tDCS 负极刺激连续干预大鼠 5 天，没有对其脑部形态结构造成影响[31]。随后，Zhang 等的研究探索了 2 期 tDCS 负极刺激对大鼠脑部功能的影响，每期刺激为连续 5 天，两期间隔 2～5 天。结果显示，使用 0.5mA、15 分钟的刺激，且电流密度低于 20A/m^2（电极大小为 3.5mm^2）的 tDCS 对大鼠脑部的形态、神经元结构、神经递质水平和脑部温度均未产生显著影响[32]。然而，Jackson 等发现，单次 tDCS 正极刺激以 0.5mA 电流强度和电流密度达到 20A/m^2（电极大小为 25mm^2）会导致大鼠大脑损伤[33]。这表明 tDCS 刺激电流密度过高可能会导致大鼠脑损伤，但具体的安全阈值仍不明确。

另有研究对 tACS 技术进行了安全性评估，考察了 1～2mA、20 分钟、10Hz 的单次 tACS 刺激对大鼠脑部的影响[34]。该研究使用直径为 10mm 的圆形电极，对大鼠进行了不同电流强度下的 tACS，包括 1mA（电流密度为 1.27mA/cm^2）、1.5mA（电流密度为 1.91mA/cm^2）和 2mA（电流密度为 2.55mA/cm^2）。通过磁共振成像（magnetic resonance imaging，MRI）和组织病理学扫描，研究发现，尽管 tACS 使靶区皮质温度高于其他区域，但未导致大脑组织或神经元结构的损伤，也未达到或超过接触性医疗设备规定的安全阈值。这表明在这些刺激参数下，tACS 的应用不会对大鼠的大脑造成显著的损害。

基于动物模型得出的安全阈值范围虽然为 tES 技术的安全性提供了重要参考，但由于动物和人体在颅骨大小、皮质厚度及脑部活动状态等方面的差异，这些阈值在应用于人体时可能会有所偏差。因此，将这些数据直接转化为人体应用的安全标准时，需谨慎对待。尽管如此，动物模型仍然为我们深入理解 tES 的作用机制和探索新干预方法提供了宝贵机会。这些模型帮助我们识别和规避潜在的安全隐患，如电流强度过大、刺激时间过长、低聚焦及对深层脑结构刺激不足等问题。为了更准确地评估 tES 技术在人体中的安全性，未来的研究可以考虑使用更接近于人体大脑结构和功能的动物模型（如非人类灵长类动物）进行深入验证。

二、基于人体研究的安全评估

到目前为止，tES 技术在理论研究和实践应用中没有发生严重的不良事件，在一定参数范围内（如≤4mA、≤60 分钟）的 tES 是安全的[35]。Fertonani 等统计了 693 人次接受 tES 刺激后的感知觉。结果显示，受试者在刺激过程中的感知觉与电极大小和电流强度呈正向线性关系，电极或电流强度越大，感觉越强烈；在相同的电流强度、时长和目标靶区下，tDCS 导致受试者变得烦躁和不安，而 tACS 和 tRNS 产生的不良感觉更弱[36]。

（一）tDCS

现有的实验研究和临床治疗显示，接受 tDCS 后常见的不良反应包括头皮瘙痒与发红、针刺感、头痛、头晕、疲劳、恶心等，但刺激结束后自然消退。Poreisz 等对 567 人次 tDCS 干预过程中的不良反应进行了问卷统计。结果显示，最常见的不良反应是轻微的刺痛（70.6%），其次是中度疲劳（35.3%）及干预过程中出现的轻微发痒（30.4%）。此外，也有研究报告在刺激过程中存在头痛（11.8%）、恶心（2.9%）和失眠（0.98%）等反应，但这些现象发生的概率较低[37]。Wang 等报道了单次 tDCS 刺激造成健康男性大学生右侧眼眶上方的前额（负极位置）皮肤烧伤。该项研究使用的是2mA、26分钟、30秒淡入淡出的刺激参数，电极大小为7cm×5cm，电极片用46mol/L的氯化钠（NaCl）溶液浸泡，干预过程中受试者报告出现可耐受的皮肤针刺感和灼烧感，干预结束后观察到1cm×0.2cm大小的烧伤，诊断为没有疼痛感的烧伤[38]。在干预过程中，若电极片直接与皮肤接触可能会引起局部皮肤发红、发热甚至灼伤，0.9%（即0.154mol/L）NaCl溶液浸泡的海绵套在电极外可以有效减少烧伤事件的发生，但当海绵中NaCl溶液的浓度远高于体液中NaCl浓度时，引起的高渗透压差会迫使体液中的水分流失，导致皮肤组织敏感甚至灼伤。

电流强度是tDCS技术是否能在人体安全使用的重要因素。Reckow等对101名老年人随机接受2mA或3mA、20分钟或30分钟的tDCS干预的不良反应进行了问卷调查。结果显示，干预过程中没有受试者退出或发生严重的不良反应，仅报告轻微的针刺感和灼烧感[39]。4mA是目前用到的最大电流强度，研究指出1～4mA的tDCS用于缺血性卒中患者的M1脑区30分钟对人体是安全和耐受的，没有发生严重的不良事件[40, 41]。此外，4mA的电流强度在健康人中的应用安全性也得到证实，Workman等用4mA（电极大小为7cm×5cm，电流密度为0.11mA/cm^2）、20分钟（图3-7，彩图2）的tDCS作用于健康青年人的M1没有发生严重不良事件，受试者能够耐受该电流强度[42]。

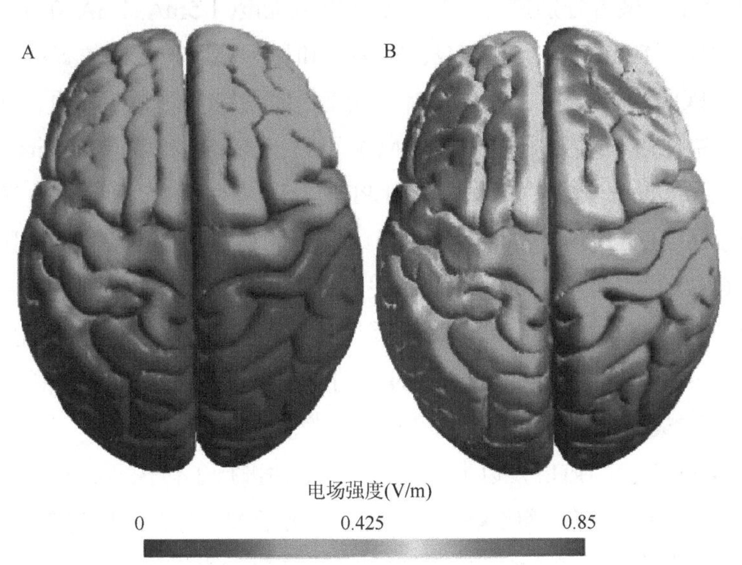

扫码见彩图2

图3-7　不同电流强度电场强度变化示意图

A. 电流强度为2mA；B. 电流强度为4mA

连续多次的 tDCS 干预对大脑功能产生的效应是较为持久的，考虑其安全性也是必要的。一项长期多次 tDCS 干预的研究发现，100 名健康成年人接受为期 6 周、每周 3～5 次、每次以 2mA、20 分钟刺激参数的 tDCS 干预，在该过程中没有发生严重的不良事件，仅局部出现皮肤刺痛、瘙痒和轻微灼烧感等反应[43]。连续多次干预过程中，次间较短的间隔时间（＜24 小时）也是考虑的因素之一。Zappasodi 等在 25 小时内对 32 名健康成年人连续进行 5 次 2mA、20 分钟的 tDCS 负极干预 M1，间歇时间依次为 2 小时、4 小时、5 小时和 14 小时，电极大小为 7cm×10cm，电流密度为 0.286A/m^2。MRI 和氢质子磁共振波谱（proton magnetic resonance spectroscopy，^{1}H-MRS）没有观察到大脑组织结构发生变化[44]。随后 Zappasodi 等在 24 小时内对 26 名健康成年人连续进行 5 次 2mA、15 分钟的 tDCS 正极干预 M1，间歇时间依次为 1 小时、3 小时、6 小时和 14 小时。研究发现，仅有 27%的受试者口腔出现短暂的金属味和头皮上可逆性红斑的轻微症状，但 MRI 的结果没有发现大脑组织结构发生改变[45]。

（二）tACS

tACS 在一定范围内（≤10mA、≤1kHz）会引起光幻视、头晕、皮肤发红、灼烧感等不良反应，但刺激结束后不适感消失，没有对人体造成不可逆的损伤[46]。Raco 等对接受不同电流强度、频率、目标靶区 tACS 干预过程中出现的不良反应进行统计。对纳入的 15 名健康受试者分别进行了 8 秒不同电流强度（1.5mA、1mA、0.5mA、0.25mA）、频率（2Hz、4Hz、8Hz、16Hz、32Hz、64Hz）和目标靶区（正极放置在左侧，负极放置在右侧 DLPFC 或右侧 M1 或右侧顶叶；或正极放置在左侧顶叶皮质，负极放置在右侧 DLPFC 或右侧 M1 或右侧顶叶）的 tACS 干预。正极电极大小为 4cm×4cm，负极电极大小为 5cm×7cm。结果显示，以 DLPFC 为靶区的 tACS 干预发生光幻视的概率更高，4Hz 的 tACS 干预顶叶皮质发生头晕的可能性和强烈程度更高，靶区在 M1 和顶叶皮质的 tACS 干预最可能产生与皮肤相关的感觉和压力[47]。Turi 等对 2～250Hz 范围内、1mA、31 秒的 tACS 干预对 20 名健康受试者出现的光幻视和皮肤感觉进行了分析。结果显示，20～80Hz（尤其在 20 Hz 时）的光幻视和皮肤感觉最强烈，但频率超过 140Hz、不高于 250 Hz 时这些不适减弱或消失[48]。

此外，部分研究对 1kHz 及以上的 tACS 安全性进行了讨论，Chaieb 等研究发现，1mA、10 分钟的 1kHz、2kHz 和 5 kHz 的 tACS 作用于 M1 对人体是安全和可能耐受的，没有受试者中途退出，在整个刺激过程中和刺激结束后没有发生严重的副作用[49]。随后 Chaieb 等对接受 1mA、10 分钟、5kHz 的 tACS 干预 M1 后的受试者脑部神经元活动进行了检测，EEG 结果显示，神经元特异性烯醇化酶（neuron-specific enolase，NSE）和脑部解剖结构与功能没有发生病理性变化[50]。

（三）tRNS

tES 安全指南指出，tRNS 在单次刺激和多次的长期干预上是安全的和人体可耐受的神经调控技术。Terney 等研究发现，1mA、10 分钟的全频 tRNS（0.1～640 Hz）干预 M1 后没有观察到 NSE 浓度变化和 EEG 中脑电活动异常[51]。此外，有研究证实人类可以耐受连续 5 天、每天 2 次或 4 周 8 次的多期 tRNS 干预，在干预期间没有发生严重的副作用和不可逆损伤[52, 53]。

tES 技术在一定范围内刺激健康成年人是安全的，尽管存在一些轻微的反应症状，例如，tDCS 干预过程中出现皮肤瘙痒、皮肤变红、针刺感、头痛、头晕、疲劳、恶心等反应，tACS 干预过程中出现幻视，但这些反应在刺激结束后短期内消失，没有对人体造成不可逆损伤。而目前关于 tRNS 安全性的研究较少，缺少系统的安全性评估。此外，当前安全性评估主要是通过问卷等方式，个别研究结合神经影像学技术或采集 NSE 浓度评估脑部活动，未来的研究可进一步系统地评估不同干预方案的安全性，确定 tES 技术的安全阈值范围。

三、未成年人应用的安全性

健康未成年人的大脑处于发育阶段，具有较强的神经可塑性，使用神经调控技术可能影响未成年人的脑部结构和功能发育，引起不可逆的损伤[54, 55]。因此，针对未成年人的 tES 安全性评估尤为重要。

目前，关于 tES 在未成年人中的应用研究相对较少，主要集中在 tDCS 上。Moliadze 等评估了 19 名青少年（11～16 岁）接受 tDCS 的耐受性和安全性。研究采用 1mA、10 分钟的 tDCS 正极、负极和伪刺激（仅在开始前的 31 秒施加电流）干预左侧 M1，参考电极放置于右侧眼眶上方，电极大小为 35cm^2。研究发现，在 EEG 结果中没有出现神经振荡和癫痫样放电活动异常等。研究中也报道了不同干预条件下的不良反应：正极刺激条件下，31.6%的受试者报告了中度的针刺感、轻微的头皮发痒和灼烧感，15.8%的受试者报告了中度的疲劳感和疼痛感；负极刺激条件下，57.9%的受试者报告了中度的针刺感，31.6%的受试者报告了轻微的头皮发痒，36.8%的受试者报告了中度的疲劳，26.3%和 10.5%的受试者分别报告了轻微的灼烧感和中度的疼痛感；在伪刺激条件下，36.8%的受试者报告了针刺感，31.6%的受试者报告了轻微的头皮发痒和中度的疲劳感，21.1%和 15.8%的受试者分别报告了轻微的灼烧感和中度的疼痛感[56]。

Zewdie 等发现，1～2mA 的 tDCS 在 92 名儿童中进行的 612 次干预中，37%的受试者感受到中等程度的针刺感和皮肤发痒，没有发生严重不可逆的损伤[57]。Buchanan 等系统评估了 156 名儿童在 203 次伪刺激、864 次 2mA 的 tDCS 真刺激中的安全性和耐受性。研究发现，在一定电流强度范围内（≤2mA），儿童和青少年能够耐受1次或多次（≤20次）20分钟的tDCS干预，并未发生不可逆的后果[58]。

虽然这些研究表明，在特定刺激参数下tES对未成年人的影响是可控的，但仍建议在应用tES于健康未成年人时保持谨慎，并结合前人的研究成果及受试者的具体状况，选择合理的干预方案。

四、安全性相关注意事项

tES影响人体脑部活动主要是通过外部施加的不同形式的电流实现，在使用tES前做好筛查是必要的。第一，电极片通过一层薄的海绵与皮肤接触，在使用时应检查受刺激区域的大脑皮质是否有损伤或炎症，避免再次造成皮肤损伤。第二，tES在使用时不应与金属植入物接触，需要筛查受试者脑部是否有金属植入物。第三，筛查受试者是否是癫痫患者及是否服用会引起癫痫的药物。第四，tES干预前的24小时尽量避免服用含乙醇、咖啡因等的饮品及精神类药物，减少无关刺激的影响。

（罗 路 于 瀛 张 娜）

参考文献

[1] Peterchev A V，Wagner T A，Miranda P C，et al. Fundamentals of transcranial electric and magnetic stimulation dose：Definition，selection，and reporting practices[J]. Brain Stimulation，2012，5（4）：435-453.

[2] Woods A J，Antal A，Bikson M，et al. A technical guide to tDCS，and related non-invasive brain stimulation tools[J]. Clinical Neurophysiology，2016，127（2）：1031-1048.

[3] Brunoni A R，Amadera J，Berbel B，et al. A systematic review on reporting and assessment of adverse effects associated with transcranial direct current stimulation[J]. The International Journal of Neuropsychopharmacology，2011，14（8）：1133-1145.

[4] Ahmad Hazime F，da Cunha R A，Soliaman R R，et al. Anodal transcranial direct current stimulation（tdcs）increases isometric strength of shoulder rotators muscles in handball players[J]. International Journal of Sports Physical Therapy，2017，12（3）：402-407.

[5] da Silva Machado D G，Bikson M，Datta A，et al. Acute effect of high-definition and conventional tDCS on exercise performance and psychophysiological responses in endurance athletes：A randomized controlled trial[J]. Scientific Reports，2021，11（1）：13911.

[6] Moreira A，Moscaleski L，da Silva Machado D G，et al. Transcranial direct current stimulation during a prolonged cognitive task：The effect on cognitive and shooting performances in professional female basketball players[J]. Ergonomics，2023，66（4）：492-505.

[7] Park S B, Han D H, Hong J, et al. Transcranial direct current stimulation of motor cortex enhances spike performances of professional female volleyball players[J]. Journal of Motor Behavior, 2023, 55 (1): 18-30.

[8] Penna E M, Filho E, Campos B T, et al. No effects of mental fatigue and cerebral stimulation on physical performance of master swimmers[J]. Frontiers in Psychology, 2021, 12: 656499.

[9] Salehi E N, Fard S J, Jaberzadeh S, et al. Transcranial direct current stimulation reduces the negative impact of mental fatigue on swimming performance[J]. Journal of Motor Behavior, 2022, 54 (3): 327-336.

[10] Valenzuela P L, Amo C, Sánchez-Martínez G, et al. Enhancement of mood but not performance in elite athletes with transcranial direct-current stimulation[J]. International Journal of Sports Physiology and Performance, 2019, 14 (3): 310-316.

[11] Vargas V Z, Baptista A F, Pereira G O C, et al. Modulation of isometric quadriceps strength in soccer players with transcranial direct current stimulation: A crossover study[J]. Journal of Strength and Conditioning Research, 2018, 32 (5): 1336-1341.

[12] Mesquita P H C, Franchini E, Romano-Silva M A, et al. Transcranial direct current stimulation: No effect on aerobic performance, heart rate, or rating of perceived exertion in a progressive taekwondo-specific test[J]. International Journal of Sports Physiology and Performance, 2020, 15 (7): 958-963.

[13] Okano A H, Fontes E B, Montenegro R A, et al. Brain stimulation modulates the autonomic nervous system, rating of perceived exertion and performance during maximal exercise[J]. British Journal of Sports Medicine, 2015, 49 (18): 1213-1218.

[14] 唐文静，李丹阳，胡惠莉，等. 经颅直流电刺激干预运动表现：效果及应用策略[J]. 体育科学，2020，40（8）：74-87.

[15] Venkatalaxmi A, Padmavathi B S, Amaranath T. A general solution of unsteady Stokes equations[J]. Fluid Dynamics Research, 2004, 35 (3): 229-236.

[16] Hoy K E, Arnold S L, Emonson M R L, et al. An investigation into the effects of tDCS dose on cognitive performance over time in patients with schizophrenia[J]. Schizophrenia Research, 2014, 155 (1/2/3): 96-100.

[17] Boggio P S, Ferrucci R, Rigonatti S P, et al. Effects of transcranial direct current stimulation on working memory in patients with Parkinson's disease[J]. Journal of the Neurological Sciences, 2006, 249 (1): 31-38.

[18] Agboada D, Samani M M, Jamil A, et al. Expanding the parameter space of anodal transcranial direct current stimulation of the primary motor cortex[J]. Scientific Reports, 2019, 9(1): 18185.

[19] Workman C D, Kamholz J, Rudroff T. Increased leg muscle fatigability during 2 mA and 4 mA transcranial direct current stimulation over the left motor cortex[J]. Experimental Brain Research, 2020, 238 (2): 333-343.

[20] Knotkova H, Nitsche M, Bikson M, et al. Practical Guide to Transcranial Direct Current Stimulation: Principles, Procedures and Applications[M]. 2019, Cham: Springer.

[21] Batsikadze G, Moliadze V, Paulus W, et al. Partially non-linear stimulation intensity-dependent

effects of direct current stimulation on motor cortex excitability in humans[J]. The Journal of Physiology，2013，591（7）：1987-2000.
[22] Jamil A，Batsikadze G，Kuo H I，et al. Systematic evaluation of the impact of stimulation intensity on neuroplastic after-effects induced by transcranial direct current stimulation[J]. The Journal of Physiology，2017，595（4）：1273-1288.
[23] Minhas P，Bansal V，Patel J，et al. Electrodes for high-definition transcutaneous DC stimulation for applications in drug delivery and electrotherapy，including tDCS[J]. Journal of Neuroscience Methods，2010，190（2）：188-197.
[24] Datta A，Baker J M，Bikson M，et al. Individualized model predicts brain current flow during transcranial direct-current stimulation treatment in responsive stroke patient[J]. Brain Stimulation，2011，4（3）：169-174.
[25] Kabakov A Y，Muller P A，Pascual-Leone A，et al. Contribution of axonal orientation to pathway-dependent modulation of excitatory transmission by direct current stimulation in isolated rat hippocampus[J]. Journal of Neurophysiology，2012，107（7）：1881-1889.
[26] Nitsche M A，Paulus W. Excitability changes induced in the human motor cortex by weak transcranial direct current stimulation[J]. The Journal of Physiology，2000，527（Pt 3）：633-639.
[27] Brunoni A R，Nitsche M A，Bolognini N，et al. Clinical research with transcranial direct current stimulation（tDCS）：Challenges and future directions[J]. Brain Stimulation，2012，5（3）：175-195.
[28] Accornero N，Voti P L，La Riccia M，et al. Visual evoked potentials modulation during direct current cortical polarization[J]. Experimental Brain Research，2007，178（2）：261-266.
[29] Nasseri P，Nitsche M A，Ekhtiari H. A framework for categorizing electrode montages in transcranial direct current stimulation[J]. Frontiers in Human Neuroscience，2015，9：54.
[30] 李昂，徐爱民，周立兵，等. 运动干预神经精神疾病的整合生物学研究与中国“脑计划”[J]. 中国科学：生命科学，2016，46（2）：216-217.
[31] Liebetanz D，Koch R，Mayenfels S，et al. Safety limits of cathodal transcranial direct current stimulation in rats[J]. Clinical Neurophysiology，2009，120（6）：1161-1167.
[32] Zhang K Y，Guo L，Zhang J P，et al. A safety study of 500 μA cathodal transcranial direct current stimulation in rat[J]. BMC Neuroscience，2019，20（1）：40.
[33] Jackson M P，Truong D，Brownlow M L，et al. Safety parameter considerations of anodal transcranial Direct Current Stimulation in rats[J]. Brain，Behavior，and Immunity，2017，64：152-161.
[34] Oh S S，Lee Y B，Jeon J S，et al. Preliminary study on safety assessment of 10 Hz transcranial alternating current stimulation in rat brain[J]. Applied Sciences，2022，12（11）：5299.
[35] Antal A，Alekseichuk I，Bikson M，et al. Low intensity transcranial electric stimulation：Safety，ethical，legal regulatory and application guidelines[J]. Clinical Neurophysiology，2017，128（9）：1774-1809.
[36] Fertonani A，Ferrari C，Miniussi C. What do you feel if I apply transcranial electric stimulation? Safety，sensations and secondary induced effects[J]. Clinical Neurophysiology，2015，126（11）：2181-2188.

[37] Poreisz C, Boros K, Antal A, et al. Safety aspects of transcranial direct current stimulation concerning healthy subjects and patients[J]. Brain Research Bulletin, 2007, 72(4/5/6): 208-214.

[38] Wang J, Wei Y, Wen J B, et al. Skin burn after single session of transcranial direct current stimulation (tDCS) [J]. Brain Stimulation, 2015, 8 (1): 165-166.

[39] Reckow J, Rahman-Filipiak A, Garcia S, et al. Tolerability and blinding of 4x1 high-definition transcranial direct current stimulation (HD-tDCS) at two and three milliamps[J]. Brain Stimulation, 2018, 11 (5): 991-997.

[40] Chhatbar P Y, Chen R, Deardorff R, et al. Safety and tolerability of transcranial direct current stimulation to stroke patients - A phase I current escalation study[J]. Brain Stimulation, 2017, 10 (3): 553-559.

[41] Nitsche M A, Bikson M. Extending the parameter range for tDCS: Safety and tolerability of 4 mA stimulation[J]. Brain Stimulation, 2017, 10 (3): 541-542.

[42] Workman C D, Kamholz J, Rudroff T. The tolerability and efficacy of 4 mA transcranial direct current stimulation on leg muscle fatigability[J]. Brain Sciences, 2019, 10 (1): 12.

[43] Paneri B, Adair D, Thomas C, et al. Tolerability of repeated application of transcranial electrical stimulation with limited outputs to healthy subjects[J]. Brain Stimulation, 2016, 9(5): 740-754.

[44] Zappasodi F, Musumeci G, Navarra R, et al. Safety and effects on motor cortex excitability of five cathodal transcranial direct current stimulation sessions in 25hours[J]. Clinical Neurophysiology, 2018, 48 (2): 77-87.

[45] Zappasodi F, Musumeci G, Navarra R, et al. Safety and effects on motor cortex excitability of five anodal transcranial direct current stimulation sessions in 24hours[J]. Clinical Neurophysiology, 2019, 49 (1): 19-25.

[46] Antal A, Alekseichuk I, Bikson M, et al. Low intensity transcranial electric stimulation: Safety, ethical, legal regulatory and application guidelines[J]. Clinical Neurophysiology, 2017, 128(9): 1774-1809.

[47] Raco V, Bauer R, Olenik M, et al. Neurosensory effects of transcranial alternating current stimulation[J]. Brain Stimulation, 2014, 7 (6): 823-831.

[48] Turi Z, Ambrus G G, Janacsek K, et al. Both the cutaneous sensation and phosphene perception are modulated in a frequency-specific manner during transcranial alternating current stimulation[J]. Restorative Neurology and Neuroscience, 2013, 31 (3): 275-285.

[49] Chaieb L, Antal A, Paulus W. Transcranial alternating current stimulation in the low kHz range increases motor cortex excitability[J]. Restorative Neurology and Neuroscience, 2011, 29 (3): 167-175.

[50] Chaieb L, Antal A, Pisoni A, et al. Safety of 5 kHz tACS[J]. Brain Stimulation, 2014, 7 (1): 92-96.

[51] Terney D, Chaieb L, Moliadze V, et al. Increasing human brain excitability by transcranial high-frequency random noise stimulation[J]. The Journal of Neuroscience, 2008, 28 (52): 14147-14155.

[52] Haesebaert F, Mondino M, Saoud M, et al. Efficacy and safety of Fronto-temporal transcranial

random noise stimulation（tRNS）in drug-free patients with schizophrenia：A case study[J]. Schizophrenia Research，2014，159（1）：251-252.

[53] Mohsen S，Pourbakht A，Farhadi M，et al. The efficacy and safety of multiple sessions of multisite transcranial random noise stimulation in treating chronic tinnitus[J]. Brazilian Journal of Otorhinolaryngology，2019，85（5）：628-635.

[54] Rivera-Urbina G N，Nitsche M A，Vicario C M，et al. Applications of transcranial direct current stimulation in children and pediatrics[J]. Reviews in the Neurosciences，2017，28（2）：173-184.

[55] Zhao H C，Qiao L，Fan D Q，et al. Modulation of brain activity with noninvasive transcranial direct current stimulation（tDCS）：Clinical applications and safety concerns[J]. Frontiers in Psychology，2017，8：685.

[56] Moliadze V，Andreas S，Lyzhko E，et al. Ten minutes of 1 mA transcranial direct current stimulation was well tolerated by children and adolescents：Self-reports and resting state EEG analysis[J]. Brain Research Bulletin，2015，119（Pt A）：25-33.

[57] Zewdie E，Ciechanski P，Kuo H C，et al. Safety and tolerability of transcranial magnetic and direct current stimulation in children：Prospective single center evidence from 3.5 million stimulations[J]. Brain Stimulation，2020，13（3）：565-575.

[58] Buchanan D M，Bogdanowicz T，Khanna N，et al. Systematic review on the safety and tolerability of transcranial direct current stimulation in children and adolescents[J]. Brain Sciences，2021，11（2）：212.

4

第四章 经颅电刺激与肌肉力量

导读

本章首先介绍肌肉力量的概念及分类，阐述影响肌肉力量的肌源性因素和神经源性因素，概括肌肉力量基于实验室和运动现场的评定方法。在此基础上，重点讨论经颅电刺激（tES）技术在最大力量、爆发力和力量耐力的应用案例。

第一节　肌肉力量概述与评估方法

一、概　　述

肌肉力量指人体神经肌肉系统在工作时肌肉收缩产生的拉力以克服或对抗内部（如肌肉黏滞性等）和（或）外部（如物体重量、摩擦力等）阻力的能力，是绝大多数运动形式的基础，为人类执行各种动作、完成不同运动技能提供动力，影响着其他身体素质如速度、耐力等的发展。

根据肌肉的收缩类型可分为静力性力量和动力性力量；根据力量素质与运动专项的关系，可分为一般力量和专项力量；根据力量素质与体重的关系，可分为绝对力量和相对力量；根据力量的表现形式特点，可分为最大力量、爆发力（也称为快速力量）和力量耐力。本节针对不同体育活动和运动训练实践的需求，主要对最大力量、爆发力和力量耐力进行论述。

最大力量通常指肌肉进行最大随意收缩所克服的最大负荷阻力；爆发力指肌肉在运动时快速克服阻力的能力，是力量与速度的结合；力量耐力则指肌肉长时间收缩来克服阻力的能力，以持续时间或练习的重复次数表示。

二、生理学因素

影响肌肉力量的生理学因素很多，除年龄和性别外，主要受肌源性因素和神经源性因素的影响。肌源性因素包括肌肉的生理横断面积、肌纤维类型、肌肉初长度等，神经源性因素包括中枢激活、中枢神经系统的兴奋状态、运动中枢对肌肉活动的协调和控制能力等方面（图 4-1）。

（一）肌源性因素

1. 肌肉的生理横断面积　肌肉的生理横断面积是指垂直横切某块肌肉所有肌纤维所获得的横断面的面积之和，由肌纤维的数量和直径决定，通常以平方厘米为单位。在其他因素相同的情况下，肌肉的生理横断面积越大，力量也越大，两者几乎呈正比例关系。正常人在最大用力收缩条件下，骨骼肌的每平方厘米肌肉可以产生 3～8kg 的肌力。

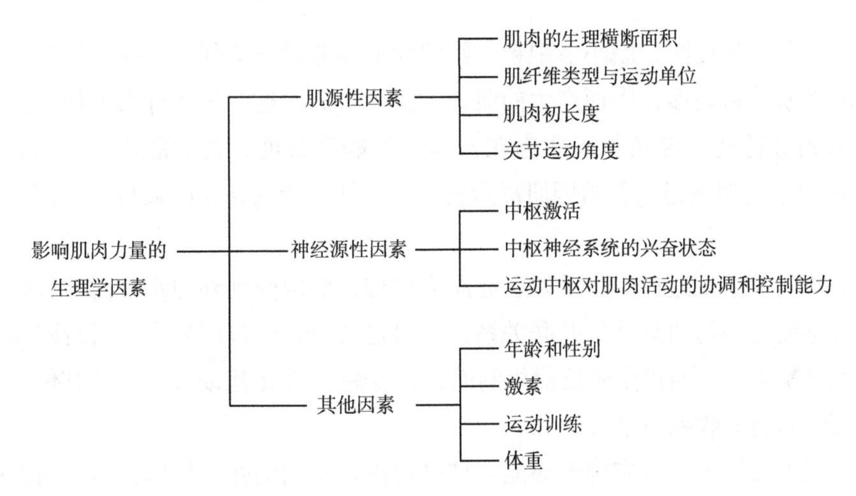

图 4-1　影响肌肉力量的生理学因素

通过力量训练使肌肉收缩蛋白含量与肌肉胶原物质增多、肌肉的生理横断面积增加，从而提高肌肉力量。然而，肌肉力量增长的同时并不总是伴有肌肉横断面积的增加，如力量训练引起男性、女性的肌肉力量的增长百分比相似，但女性肌肉体积的增加不及男子；同样，儿童和老年人肌肉力量的增加并不伴有肌肉体积等比例的增加。此外，力量训练具有明显的“交叉迁移”现象，即一侧肢体的训练不仅可以引起被训练侧肢体肌肉力量增强，还可以使对侧未接受训练的肢体肌肉力量增加。

2. 肌纤维类型与运动单位　根据肌纤维收缩速度，可分为快肌和慢肌纤维两类。快肌纤维内含有更多的肌原纤维，无氧供能酶活性高，供能速率快，单位时间内可完成更多的机械功，收缩力明显大于慢肌纤维。肌肉中快肌纤维百分比高的人，肌肉收缩力量也大。

运动单位是指一个 α 运动神经元及其所支配的骨骼肌纤维，慢肌运动单位神经元的兴奋性较高，快肌运动单位神经元的兴奋性较低。当需要克服的阻力负荷较小时，主要由兴奋性较高的慢肌运动单位兴奋收缩完成，此时动员的肌纤维数量较少，随着阻力负荷的增加，运动中枢传出的兴奋信号亦随之增强，兴奋性较低的快肌运动单位亦逐渐被动员，兴奋收缩的肌纤维数量也随之增多。

通常情况下，运动中募集的运动单位越多，运动神经元支配的肌纤维数量越多，产生的肌肉力量就相应增大。但即使运动中枢处于最大兴奋状态，也不能使所有的肌纤维同时参与收缩。

3. 肌肉初长度　是指肌肉在收缩之前的初始长度。在一定范围内肌肉收缩前的初长度越长，则收缩时产生的张力和缩短的程度就越大。其主要的生理机制有以下几个方面。

(1) 被活化的横桥数目增多：肌肉收缩时产生张力的大小取决于活化的横桥数目，

当肌肉处于某一长度时，肌小节中粗、细肌丝的重叠状态最佳，收缩可活化（与位点结合）的横桥数目最多，因而产生的肌肉力量也最大，这一长度称为最佳初长度。通常，肌肉的最适初长度稍长于肌肉在人体内的静息长度，此时肌小节长度为 2.0～2.2μm，肌小节过短或过长都将因肌球蛋白横桥与肌动蛋白结合的数目减少而导致肌力下降。

（2）肌肉被拉长通过牵张反射引起肌力增加：肌肉受到外力牵拉而伸长时，肌肉内的肌梭感受器因与肌纤维呈并联关系，同时也会受到牵拉而兴奋，兴奋则通过传入纤维到达脊髓中枢，通过牵张反射机制而兴奋脊髓前角 α 运动神经元使其传出冲动增加，从而使肌肉的收缩力增大。

（3）肌肉被拉长后具有弹性势能：结缔组织是肌肉的弹性结构，与肌肉的收缩结构呈串联或并联关系。当肌纤维收缩时，串联弹性结构被拉长；而当肌纤维受到外力牵拉被拉长时，并联弹性结构被拉长。被拉长的弹性结构会贮存一部分弹性势能，前者可以缓冲收缩时突然增大的力值变化，对组织起到保护作用，后者则可以把弹性势能叠加在收缩力上而使肌纤维收缩力增大。

在运动实践中，肌肉在收缩前常会先被拉长然后再做向心收缩即超等长收缩，通过有效地增加肌肉初长度而获得更大的收缩力量。例如，跳高与挺举前的下沉动作、扣球前拉长体前肌群的背弓、投掷前超越器械的主动拉长以及踏跳、推手、落地等动作。但初长度的拉长要与其后肌肉收缩的间隔时间尽量缩短，否则会影响弹性势能的叠加。

4. 关节运动角度 骨骼肌均附着于骨骼，身体运动时通过肌肉收缩牵动骨骼运动而将力量作用于负荷上。由于骨骼肌均为跨关节肌群，起止点位于不同骨骼且与骨骼形成一定的角度。在肌肉收缩时不仅会以关节为轴牵拉骨骼进行运动，而且当关节处于不同角度时，主动肌收缩的力学特征会发生相应变化，其力值也随之发生改变。因此，同一块肌肉在不同关节角度时产生的力量有所变化。例如，肘关节角度为 100°时，肱二头肌收缩所产生的力量最大，大于或小于该角度，力量值均有所减小。

（二）神经源性因素

肌肉收缩是在中枢神经系统的支配下进行的，其力量大小与中枢激活程度、中枢神经系统的兴奋状态和运动中枢对肌肉活动的调控能力密切相关。

1. 中枢激活 人体的肌肉活动受运动中枢支配。中枢激活是指中枢神经系统动员肌纤维参加收缩的能力，表现为支配肌肉的运动神经元的放电频率及其同步化的程度。中枢激活水平越高，动员的肌纤维数目越多，肌肉收缩力量也越大。通过力量训练可以提高个体的中枢激活水平，提高运动神经元的放电频率及同步化程度，进而增强肌肉收缩力量。

即使在进行最大随意收缩时，也不是所有的肌纤维都同时参与收缩，缺乏训练的人只能动员肌肉中 60%的肌纤维同时参与收缩，有良好训练的人可动员 90%以上的肌纤维。训练水平高者在运动时，中枢神经系统的兴奋性更高、肾上腺素等神经递质的释放更多，可以引起运动中枢产生“强而集中”的兴奋过程，发放更高频率的同步化神经冲动。

2. 中枢神经系统的兴奋状态　中枢神经的兴奋性表现为参与兴奋的神经元数量和兴奋神经元发出神经冲动的频率，兴奋性高，则参与兴奋的神经元多，所发出的动作电位频率高，可使更多兴奋性较低的运动单位参与到肌肉收缩中来，使肌肉力量增大。当肌肉克服相当于最大肌力的 20%～80%的阻力负荷时，肌肉力量的增加主要靠神经系统不断募集动员更多的运动单位来完成；当阻力负荷超过最大肌力的 80%时，肌肉力量的增加主要靠提高神经中枢发放冲动的频率和有关肌肉中枢同步兴奋程度来实现。克服最大负荷甚至超过最大负荷的训练有助于提高中枢神经系统的兴奋性，有效提高肌肉最大力量。例如，举重等快速力量类项目对运动员中枢神经系统的同步兴奋性和反射协调能力提出了很高的要求，受自身体重限制，运动员要以最小的肌肉重量获得最大的肌肉力量，此时运动神经中枢的同步兴奋性将起重要的作用。

情绪和环境对中枢神经系统的兴奋性也具有影响。情绪激动时，中枢神经系统的兴奋性提高，导致肾上腺素、乙酰胆碱等生理活性物质大量释放，引起运动中枢产生“强而集中”的兴奋过程，从而发放同步化的高频率的神经冲动。上述的生理反应过程不仅可以募集肌肉中更多的运动单位参与收缩，并且能使每一个运动单位发挥出最大的张力变化，表现出更大的力量。

3. 运动中枢对肌肉活动的协调和控制能力　人体在某一运动中表现出的力量是参与该运动的所有肌肉收缩的合力。不同肌肉群的活动是由运动中枢的不同位置控制，各中枢之间良好的协调配合将减少由肌群间工作不协调所致的力量抵消和能量浪费，有利于发挥出更大的力量。力量训练可以改善各运动中枢间的协调与控制能力，使支配各肌群的中枢之间能够准确而及时地产生兴奋与抑制的转换，主动肌、拮抗肌、协同肌、固定肌、中和肌之间的配合更加协调一致，表现为主动肌群用力，被动肌群放松，从而发挥出更大的力量。训练有素的运动员在做动作时，肌肉放电同步化程度更高、收缩与放松高度协调，有利于肌肉发挥更大的力量来完成技术动作。

（三）其他因素

除肌源性和神经源性因素外，年龄、性别、体重、激素等也同样会影响肌肉力量。一般认为，肌肉力量在 20～30 岁达到最大，而后逐渐下降。成年女子的肌肉发达程度低于男性，其肌肉平均力量约为男性肌力的 2/3，但不同的肌群力量有差异。体重大的人一般绝对力量较大，而体重较轻的人可能具有较大的相对力量。另外，肌糖原、肌红蛋白含量及毛细血管分布密度也会影响肌肉力量。肌糖原和肌红蛋白是分布在肌浆中的能量物质和氧贮备物质，其含量的增加有助于肌肉长时间进行较低强度收缩时的能量和氧供应。毛细血管数量的分布密度对肌肉运动所产生的酸性物质和 CO_2 等代谢产物的运输与氧气和营养物质的供应也有影响。

运动训练是增强肌肉力量的最有效手段。运动训练不仅能使肌肉蛋白增加，肌纤维增粗、横断面积增大、结缔组织增强，同时也可提高中枢神经系统的兴奋水平与调控能力，改善运动单位的募集能力、同步化程度以及不同肌群活动的协调性。此外，力量训练还能调节睾酮、生长激素和类胰岛素生长因子- I 等激素含量的变化，以及促进肌球蛋白三磷酸腺苷酶活性增加、肌肉蛋白的合成等。

三、测试与评估

肌肉力量的测量包括对肌肉力量的大小、发力的速度与变化幅度的测量，由于肌肉力量的表现形式与测量目的不同，测量方法也有很大差别。按照实验室评价方法和运动现场评价方法进行划分，具体如下。

（一）实验室条件下的测试与评估

1. 测力计的应用 测力计多应用于静力性力量测试中，可用于测试最大力量。在测试过程中，肢体肌肉或肌群进行静止收缩运动，无关节活动，一次只能测试关节某一角度的肌力。如握力测量法，在测量时，手放在体侧，用最大力量紧握握力计，握时不能挥动上肢，左右手各握 3 次，取最大值；背力的测定采用背力计，两手握住把柄，两膝伸直，用力向上拉，测量 3 次，取最大值。此外，便携式测力垫也可用于测试肌肉力量大小。

2. 等速测力系统的应用 等速测力系统是对机体在整个关节运动范围内以恒定速度进行向心运动和离心运动时某一肌肉或肌群力量的测试。在测试过程中，系统所产生的负荷阻力与肌肉收缩的实际力矩输出相匹配，使肌肉在整个关节活动的范围内均能承受与肌肉收缩张力相对应的阻力，从而保证以恒定的速度运动。因此，只要肌肉进行最大收缩，就可准确测出肌肉或肌群在整个运动范围的最大肌力。通过选择不同的速度，可以测量出运动员的慢速肌力、快速肌力和耐力等。在等速测试中，峰值力矩是最常用的指标，干扰因素较少。另外还包括最大做功、平均功率、做功疲劳等指标。

最大力量通常是以 30～60°/s 的关节运动角速度进行测试，由于在此条件下加载于肢体的负荷阻力较大，可更精确地反映肌肉的输出功率，常被用于进行最大力量的检测与评价。

肌肉耐力通常以每秒 180°（运动员也可采用每秒 240°或每秒 300°）的关节运动角速度进行测试。由于此时加载于肢体的运动负荷阻力相对较小，关节运动速度相对较快，评价肌肉耐力常用的方法有两种：一是耐力比测定，如以每秒 180°关节运动角速度连续做最大收缩 25 次，计其末 5 次（或 10 次）与首 5 次（或 10 次）做功量之比，称耐力比；二是 50%衰减试验，以每秒 180°或 240°的速度连续做最大收缩，直到有 2～5 次不能达到最初 5 次运动平均峰力矩的 50%时为止，以完成的运动次数作为肌肉耐力评价的参数。

3. 肌电图的应用　当肌肉以不同的负荷进行收缩时，肌肉产生的张力可以利用肌电图记录的肌电信号积分值来评定力量素质。研究表明，当肌肉以 40%肌力以下强度收缩和 60%以上强度收缩，肌力与肌电均呈线性关系，但在 40%～60%之间的强度，慢肌和快肌运动单位均参与活动，肌力和肌电之间的线性关系就不存在了。在最大自主等长收缩（maximum voluntary isometric contraction，MVIC）和最大自主收缩（maximum voluntary contraction，MVC）时应用肌电图可观察肌肉用力时的同步作用和协调能力及对抗肌、左右同名肌、上下肢间的肌力对比，这对肌肉整体发展的均衡性和避免肌肉损伤是非常重要的。MVIC 和 MVC 要求被测者在一定姿势下，尽可能用最大力量收缩被测肌肉，持续 3～5 秒，并记录下收缩强度。

4. 生理学指标的应用　力量素质与一些生理学指标是密不可分的，因此通过测定一些生理学指标可以间接反映运动员的力量素质，如对皮褶厚度、肌肉围度、去皮褶围度的测定。

5. 其他测试手段　采用自行车测功仪进行的无氧功率试验采集最大功率、快速跑台阶进行的下肢最大功率试验等可用于评价爆发力表现。

（二）运动现场条件下的测试与评估

运动现场评价方法是最为普遍、方便的方法。这种方法主要是通过运动员完成相应负荷的动作进行肌力的评价，如卧推、挺举、屈臂、负重蹲起等。在测试中所给予的重量不应超过个体关节活动中所能承受的负荷范围。

最大力量常用卧推、蹬腿、屈臂和负重蹲起等方法评估，以成功完成一次所给予的最大重量，即 1 次最大重复重量（repetition maximum，RM）（1RM）表示。测试时，完成一个负荷的测定后，休息 2～3 分钟，继续完成新的重量，直至 1RM。一般情况下，根据所测肌群的不同，每次增加重量的幅度不要超过 1.2～1.5kg，以保证检测的精确性。

肌肉耐力通常以最大力量的一定百分比（约 70%）为负荷重量，让受试者重复完成规定的练习，以完成的练习次数表示肌肉耐力水平，如以 65%的最大力量完成卧推的次数、俯卧撑的次数、仰卧起坐的次数和单杠引体向上的次数等。也可以使用一定负荷下所能坚持的时间长短来表示，如悬垂、倒立、平衡等各种姿势的保持时间。

爆发力通常用立定跳远的远度、纵跳摸高的高度、小球掷远的远度等表示。

第二节 应用案例

人脑由大脑、小脑、间脑和脑干组成，协调人类的各种功能活动。其中，小脑与大脑额叶的 M1 区兴奋的神经元数量和兴奋神经元发出神经冲动的频率的增加能够使神经系统募集更多的运动单位（特别是兴奋性较低的运动单位）参与到肌肉收缩，提高个体的肌肉力量。tES 作为一种神经启动技术，微弱电流在 M1 和（或）小脑皮质形成的阈下电场能够提高神经元兴奋性，改善运动员及非运动员群体的最大力量、爆发力和力量耐力。

目前，肌肉力量的相关研究主要集中在 tDCS 技术上，其主要的调控机制是通过改变 M1 和（或）小脑区域的神经元兴奋性，激活兴奋性较低的快肌神经元、降低与疲劳相关的肌肉疼痛感，增强大脑与神经肌肉间的连接进而提高募集运动单位的数量和效率，改善肌肉力量表现。少量研究探究了 tACS 技术在调节肌肉力量上的潜力，但其结果并不理想，相关的神经机制有待进一步阐明。

一、最大力量

（一）基于测力计的应用案例

1. 非运动员群体 M1 的解剖结构决定了其功能特点，在支配骨骼肌运动上表现为对侧支配，即锥体细胞发出的纤维交叉投射至对侧肢体，控制对侧的骨骼肌活动。因此，在选择 tDCS 目标靶点时，通常选取对侧 M1，如提高右侧股四头肌的最大力量，其目标靶点通常选择左侧 M1。一项研究采用测力仪器对 tDCS 干预前后下肢的最大力量进行了评估。研究招募的右优势侧的健康青年人分别接受 2mA、10 分钟的 tDCS 正极、负极和伪刺激干预右侧 M1。通过 TMS 确定控制左侧胫骨前肌的右侧 M1 位点，参考电极放置于对侧（即左侧）眼眶上方，电极大小为 35cm^2。干预前、干预过程中，以及干预后的 10 分钟、30 分钟和 60 分钟分别测试左侧腿部的最大力量。具体为将受试者的左足踇趾与第二趾固定在腿部夹紧力测试装置（图 4-2）的测力板上[1]，随后用最大能力夹紧（pinch）固定板以评估腿部的最大力量。结果发现，

tDCS 正极刺激右侧 M1 可以提高左侧腿部的最大力量，并且这种提高能持续到刺激结束后的 30 分钟[1]。

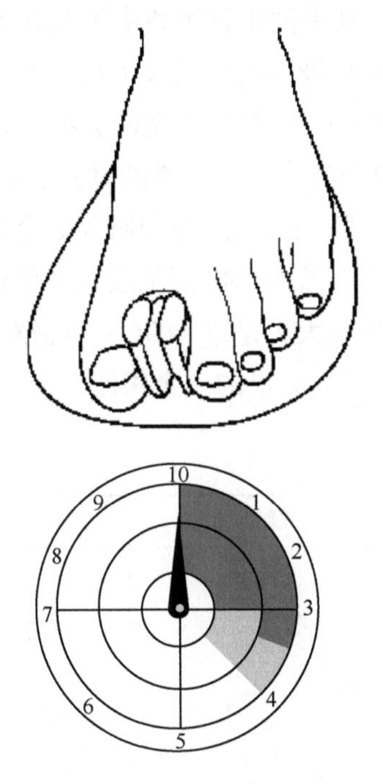

图 4-2　腿部夹紧力测试装置示意图

小脑位于枕叶下方、脑干背侧，即颅后窝内，其体积约占全脑的 10%，但神经元多达 690 亿个，占人脑总神经元的 80%。小脑密集的神经元和组织网络为其调节肌肉张力和协调肌肉的随意运动提供支持。肢体在进行随意收缩时，小脑接收来自大脑皮质的指令，经浦肯野细胞发出神经冲动，调控小脑齿状核的齿状细胞活动，随后通过齿状核-丘脑皮质束反馈到运动皮质，以易化或抑制方式调控运动皮质的神经活动，从而精确控制肌肉力量。一项研究对比 tDCS 作用在小脑和 M1 对股四头肌最大力量的影响。研究招募的健康成年人分别接受 2mA、20 分钟的 tDCS 正极、伪刺激干预小脑和 M1。正极电极大小为 35cm^2，电流密度为 0.057mA/cm^2，负极分别放置于前额和右侧颊肌，电极大小为 100cm^2，电流密度为 0.020mA/cm^2。tDCS 干预前、干预过程中（10 分钟、15 分钟、20 分钟）和干预结束后的 10 分钟，受试者在便携式测力垫上测试杠铃深蹲动作向上用力推固定杠铃杆时股四头肌的最大力量，每次持续 3～5 秒。结果表明，仅在 tDCS 干预小脑后观察到杠铃深蹲过程中最大力量的提高[2]。tDCS 干预小脑可能诱导深蹲过程中参与力量传递的肌肉之间的适应性增强，尤其是主动肌与拮抗肌之间的配合更加高效，导致完成动作任务后关节和肌肉快速适应，产生更大的力量输出。

tDCS 负极刺激诱导的神经元静息膜电位超极化抑制皮质兴奋性的效应可能在改善肌肉力量上也有积极作用。Vimolratana 等探究了 tDCS 负极在调节肌肉力量上的量效关系[3]。研究将所招募的右利手健康青年和中年人分成四组，分别接受 20 分钟的 1mA、1.5mA、2mA 的 tDCS 负极以及伪刺激干预左侧 M1（图 4-3，彩图 3）。根据 10-20 系统法确定左侧 M1（C3），参考电极放置于对侧（右侧）眼眶上方，电极大小为 35cm^2。tDCS 干预前后使用测力计分别测试肘关节屈肌与伸肌、腕伸肌、踝关节背屈与跖屈肌、髋关节屈肌、膝关节屈肌与伸肌等 8 个体位的最大力量。结果发现，1mA 和 1.5mA 的 tDCS 负极刺激左侧 M1 降低受试者的最大力量，而 2mA tDCS 负极能够增加优势侧膝关节伸肌的最大力量[3]。tDCS 负极对肌肉力量的调节存在非线性效应，2mA 可能是 M1 调节最大力量的一个阈值，未来可结合神经影像学手段探究其潜在的深层机制。

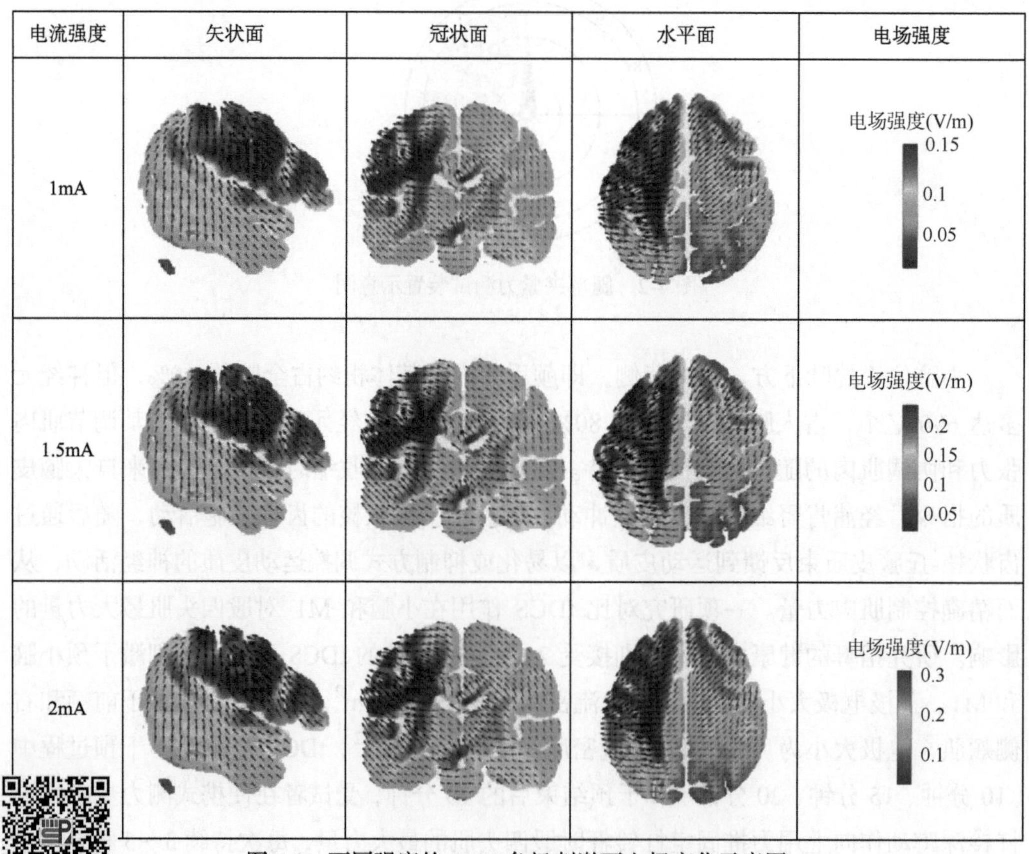

图 4-3　不同强度的 tDCS 负极刺激下电场变化示意图

扫码见彩图3

2. 运动员群体　除举重、攀岩等项目要求运动员具有良好的最大力量外，在各种球类项目中，如在完成排球的扣球、羽毛球的杀球等动作时，最大力量的大小与动作质量密切相关，直接影响着对手是否有机会、有能力进行回球。

一项研究对手球运动员肩关节部位的最大力量进行了评估。Ahmad 等研究招募的女性手球运动员分别接受了 2mA、20 分钟的 tDCS 正极和伪刺激干预 M1（根据优势侧确定干预左侧或右侧 M1，如优势侧为右侧则干预左侧 M1，反之亦然）。根据 10-20 系统法确定左侧 M1（C3）和右侧 M1（C4）的位置，参考电极放置于对侧前额眼眶上方，电极大小为 35cm^2（5cm×7cm），电流密度为 0.05mA/cm^2。tDCS 干预前、干预 13 分钟时、干预结束后 30 分钟与 60 分钟，使用测力计分别测试优势侧肩内、外旋肌的最大力量。结果发现，tDCS 正极提高女性手球运动员肩内、外旋肌的最大力量，并且这种增强效应能够持续到刺激结束后的 60 分钟[4]。

股四头肌是足球运动员完成弧线球射门、脚背外侧传球等动作的重要动力源。一项研究使用与 Ahmad 等相同 tDCS 刺激参数和实验流程，在足球运动员股四头肌最大力量上也观察到类似的增强效应。结果发现，tDCS 正极刺激 M1 提高区域性与国家级赛事的青少年女性足球运动员优势侧和非优势侧膝关节伸肌的最大力量，并且在刺激结束后的 60 分钟也能够观察到增强效果，可用于运动员的力量训练和损伤恢复期[5]。

（二）基于肌电图的应用案例

肌电图是记录肌肉受刺激时电生理特性的一项技术，可在安静和肌肉随意收缩时进行采集。一项研究使用肌电图对 tDCS 干预后的肌肉激活程度和最大力量进行了评估。研究将 18 名右利手健康青年人分成两组，一组接受 2mA、10 分钟的 tDCS 正极刺激左侧 M1，另一组不施加任何刺激，保持静坐 10 分钟。通过 TMS 确定右侧肱二头肌的左侧 M1 位点，电极大小为 16cm^2，电流密度为 0.125mA/cm^2；参考电极放置于对侧前额的眼眶上，电极大小为 54cm^2。刺激或静坐前后采用表面肌电和 MVIC 评估右侧肘关节屈时主动肌（肱二头肌）和拮抗肌（肱三头肌）的激活程度。结果发现，tDCS 正极刺激左侧 M1 可提高肱二头肌的 MVIC 峰值力值、肌电图值，以及在 37.5%和 50% MVIC 时的激活振幅[6]。

除 tDCS 对最大力量的即刻增强效应外，一定时长的后效应也是用于提高最大力量表现的重要作用机制。一项研究对 tDCS 正极干预后膝关节伸肌和屈肌的最大力量进行了评估。研究招募的右侧优势腿的健康青年人分别接受 2mA、20 分钟的 tDCS 正极和伪刺激干预 M1。根据 10-20 系统法，正极放置在 Cz 处，参考电极放置在 C5 和 C6 处，电极大小约为 28cm^2（6.4cm×4.4cm）。干预前、干预即刻和干预后 30 分钟测试两侧膝关节伸肌和屈肌的 MVC，并记录股直肌和股二头肌的表面肌电变化。结果显示，tDCS 正极刺激 M1 可提高非优势侧（左侧）膝关节伸肌和屈肌的 MVC、发力率及均方根振幅和平均功率频率，并且这种变化持续到刺激结束后的 30 分钟[7]。

肌肉力量的大小具有显著的年龄特征，随着年龄的增长，肌肉力量会同其他器官系统功能一样出现衰减，到 65 岁时力量下降约 20%。然而研究发现，tDCS 没有改善老年人的最大力量。Oki 等研究招募的 80 岁及以上的社区老年人分别接受 1.5mA、20 分钟的 tDCS 正极和伪刺激干预右侧 M1。通过 TMS 确定左侧肱二头肌的右侧 M1 位点，参考电极放置在对侧（左侧）前额眼眶上方，电极大小为 35cm^2，电流密度为 0.043mA/cm^2。干预前和干预 17 分钟 30 秒时分别测试肘关节屈肌的 MVIC 和肌电幅值。结果显示，tDCS 没有改善老年人肘关节屈肌最大力量和肌电活动[8]。老年人脑部结构和功能发生自然退行性改变，tDCS 应用于老年人群体时应考虑其功能特征，其电流强度、时长和目标靶区等应与健康青年和中年人有所区分。

（三）基于力量交叉迁移现象的应用案例

个体单侧肢体进行一段时间抗阻训练后，短期内个体对侧肢体会表现出一定比例的力量增长，称为交叉迁移现象。良好的手部力量对日常生活（如抓握、击打、勾拉、触摸等）和运动表现（举重、攀岩等）都起着至关重要的作用。一项研究使用握力计对 tDCS 干预前后的单手和双手力量进行了评估。研究招募右利手健康青年人分别接受 1.5mA、15 分钟的 tDCS 正极和伪刺激干预左侧 M1 或右侧 M1（图 4-4）[9]。根据 10-20 系统法确定左侧 M1（C3）和右侧 M1（C4）的位置，参考电极放置于对侧 M1，电极大小为 25cm^2（5cm×5cm）。每次 tDCS 干预结束后分别测试单手和双手的最大抓握力量。结果显示，tDCS 正极刺激左侧 M1 能够提高双手和单手抓握的最大力量[9]，有效验证了 tDCS 干预 M1 对肌肉力量交叉迁移的促进作用。

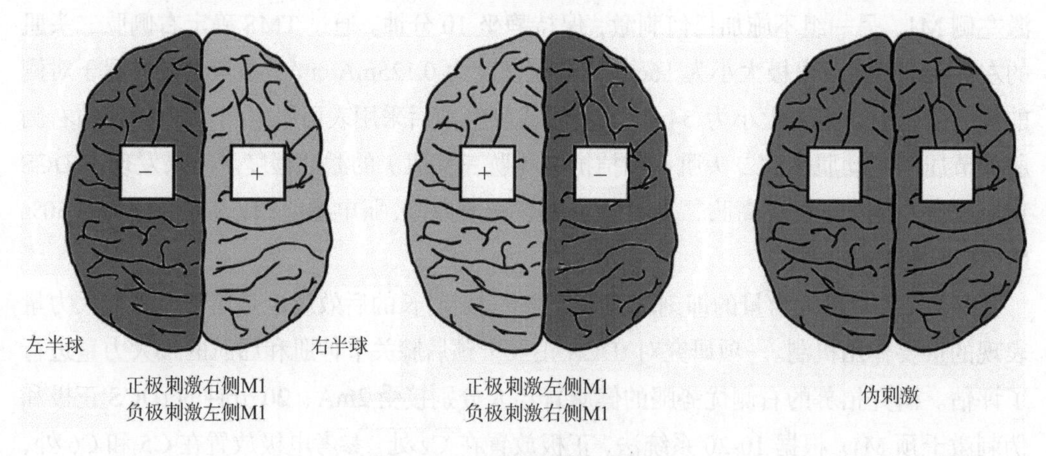

图 4-4　tDCS 刺激位置示意图

tDCS 技术作为一种辅助干预手段，不能代替力量训练，需要将 tDCS 结合力量训练共同用于提升肌肉力量。Hendy 等研究招募一年之内无任何力量训练经验的健康右利手青年人，所有受试者分别接受：力量训练的同时接受 tDCS 正极干预、力量训练的同时接受伪刺激和单独的 tDCS 正极干预。力量训练方案为 4 组，每组 6 次 70% 1RM 右侧桡腕关节伸肌运动，组间间歇 3 分钟。单独 tDCS 干预时，保持静坐且腕关节不发生移动。tDCS 的正极放置于右侧 M1（TMS 诱导的左侧桡侧腕伸肌位点），参考电极放置于对侧前额眼眶上，电流强度为 2mA，刺激时长为 20 分钟，电极大小为 $25cm^2$（5cm×5cm）。干预前后测试左侧桡腕伸肌的 1RM 与 MEP、右侧 M1 的短间隔皮质内抑制（short-interval intracortical inhibition，SICI）和右侧桡腕伸肌完成 MVC 时的 MEP，以评估左侧桡腕伸肌的最大力量、皮质兴奋性和肌肉的交叉迁移水平。结果发现，力量训练的同时接受 tDCS 正极干预可提高左侧桡腕伸肌的 1RM、MEP 及右侧桡腕伸肌完成 MVC 时的 MEP，降低右侧 M1 的 SICI，增强未训练侧（左侧）肢体的 1RM，以及发生肌肉力量交叉迁移现象[10]。

随后，Hendy 等进一步探究了连续 2 周的 tDCS 干预结合力量训练对最大力量和运动皮质可塑性的影响。该研究将 1 年之内无任何力量训练经验的健康右利手青年人分为 3 组，分别接受力量训练的同时接受 tDCS 正极干预、力量训练的同时接受伪刺激、单独的 tDCS 正极干预。每周 3 次，连续 2 周，共干预 6 次，且 2 次干预间歇不超过 48 小时。力量训练方案为 4 组，每组 6 次手持 80% 1RM 哑铃的右侧肱二头肌屈伸运动，组间间歇 3 分钟。单独 tDCS 干预时，保持静坐。tDCS 的正极放置于右侧 M1（TMS 诱导的左侧肱二头肌位点），参考电极放置于对侧前额眼眶上，电流强度为 1.5mA，刺激时长为 15 分钟，电极大小为 $25cm^2$（电流密度为 $0.06mA/cm^2$）。分别在干预前 24 小时内、最后一次干预结束后 5 分钟和结束后 48 小时内测试左侧和右侧肱二头肌的 1RM、130%与 150% 活动运动阈值（active motor threshold，AMT）的 MEP、SICI 及右侧肱二头肌完成 MVIC 时的 MEP，以评估肱二头肌的最大力量、皮质兴奋性和肌肉力量的交叉迁移水平。结果发现，2 周训练干预结束即刻，力量训练结合 tDCS 正极干预和力量训练结合伪刺激组提高左侧肱二头肌的 1RM，且伴随着 130%与 150% AMT 的 MEP 振幅升高和 SICI 降低；训练结束后的 48 小时内，仅在力量训练结合 tDCS 正极干预组观察到左侧肱二头肌 1RM 提高，同样伴随着 130%与 150% AMT 的 MEP 振幅升高和 SICI 降低。连续 2 周力量训练结合 tDCS 正极干预能增强未训练侧（左侧）肢体的最大力量和交叉迁移水平，并且在训练结束后的 48 小时内仍能观察到这种积极效果[11]。

进行力量训练的同时接受 tDCS 干预通常称为在线刺激，而也有研究发现 tDCS 的离线刺激，即 tDCS 干预结束即刻进行力量训练。Frazer 等指出 tDCS 刺激同侧 M1 增强肌肉力量的交叉迁移与自身稳态的可塑性有关。研究招募了 1 年之内无任何力量训练经验的健康右利手青年人，分别在接受 tDCS 正极干预后接受力量训练和伪刺激干预后接受力量训练。tDCS 的正极放置于右侧 M1（TMS 诱导的左侧肱二头肌位点），参考电极放置于对侧前额眼眶上，电流强度为 2mA，刺激时长为 20 分钟，正极电极大小为 $25cm^2$，参考电极大小为 $35cm^2$，电流密度为 $0.08mA/cm^2$。力量训练方案为 4 组，每组 6～8 次 80% 1RM 右侧肘关节屈伸运动，组间间歇 3 分钟。干预前后测试左侧肱二头肌的 1RM、左侧肱二头肌的 MEP 和皮质静息期（cortical silent period，CSP），以评估左侧肱二头肌的最大力量、皮质兴奋性和肌肉的交叉激活水平。此外，研究中单独探究了 tDCS 正极和伪刺激干预前后、150%与 170% AMT 的变化，以评估右侧 M1 的皮质脊髓可塑性。研究结果发现，tDCS 正极干预后接受力量训练能提高左侧肱二头肌的 1RM、皮质脊髓兴奋性和交叉激活水平，增强未训练侧的最大力量[12]。

二、爆 发 力

（一）实验室条件的应用案例

自行车、赛艇等测功仪通过测试完成动作时的速度或功率输出来评价爆发力表现。Huang 等研究招募健康成年男性分别接受 2mA、20 分钟的 tDCS 正极和伪刺激干预 M1。根据 10-20 系统法确定 M1 即 Cz 的位置，参考电极放置在 C5 和 C6 的位置，电极大小为 $24cm^2$。tDCS 干预结束后进行重复骑行冲刺，测试按照受试者自身体重的 10%作为阻力进行 6 秒全力骑行冲刺，接着进行 24 秒无阻力放松，以评价爆发力表现。结果显示，tDCS 正极提高全力骑行冲刺的平均功率输出，增强下肢爆发力表现[13]。

然而，一项基于运动员群体的研究没有观察到增强效应，Sasada 等研究招募的健康青年运动员分别接受了 2mA、15 分钟的 tDCS 正极、负极和伪刺激干预 M1。参考电极放置在右侧前额。tDCS 干预结束后测试 10 秒全力骑行冲刺表现。结果显示，tDCS 没有改善全力骑行冲刺的峰值功率和平均功率输出[14]。

（二）运动现场条件的应用案例

1. 非专项特征 纵跳、跳远等动作由速度和力量的结合完成，可有效评价受试者的爆发力表现。亓丰学团队前期探讨了连续 3 周的 tDCS 正极干预对有力量训练经验的健康男性下肢爆发力的电流强度剂量调节效应。研究将受试者随机分为四组，分别接受 20 分钟的 1mA tDCS、2mA tDCS、3mA tDCS 和伪刺激干预 M1，连续干预 3 周，每周干预 3 次。在干预前、3 周干预结束 24 小时后和干预结束 1 周后进行纵跳测试。结果显示，连续 3 周的 2mA 和 3mA tDCS 干预提高了受试者的纵跳高度，且持续到刺激结束后的 1 周。Lattari 等研究招募有力量训练经验的右利手健康受试者分别接受 2mA、20 分钟的 tDCS 正极、负极和伪刺激干预 M1。根据 10-20

系统法确定 M1 的位置 Cz，参考电极放置在右侧眶额叶皮质（Fp2），电极大小为 $35cm^2$。干预前后分别测试受试者的反向纵跳能力，记录纵跳高度、时间和峰值功率。结果显示，tDCS 正极刺激 M1 后提高反向纵跳的高度、时间和峰值功率，改善下肢肌肉爆发力表现[15]。

在竞技体育中，生理疲劳和脑力疲劳同时存在，两者的叠加会加剧对中枢神经系统的抑制，导致 PFC 的激活程度降低更多，影响运动员的运动表现。亓丰学团队前期通过 60 分钟 60%最大功率自行车骑行同时完成 Stroop 任务诱发双重疲劳，对照组观看中性纪录片，疲劳后受试者分别接受 2mA、10 分钟的 tDCS 刺激 M1（M1-tDCS）、DLPFC（DLPFC-tDCS）、同时刺激 M1 和 DLPFC（M1+DLPFC-tDCS）和伪刺激。在干预测、tDCS 干预后即刻、tDCS 干预后 40 分钟分别进行挥击测试、2kg 药球测试、原地纵跳、十字跳跃、T 测试、30 米冲刺跑和 15 秒连续纵跳测试。与伪刺激相比，tDCS 同时刺激 M1 和 DLPFC、tDCS 刺激 M1 和 tDCS 刺激 DLPFC 在刺激后即刻能缓解疲劳对扣球球速、药球测试、原地纵跳、十字跳跃、T 测试和 30 米冲刺造成的消极影响。在刺激后 40 分钟，tDCS 同时刺激 M1 和 DLPFC 能缓解疲劳对扣球球速、药球测试、原地纵跳、十字跳跃、T 测试和 30 米冲刺跑的影响；tDCS 刺激 M1 能缓解疲劳对药球测试和 T 测试的影响；tDCS 刺激 DLPFC 能缓解疲劳对药球测试、30 米冲刺跑和 T 测试的影响。tDCS 能够缓解双重疲劳后高水平排球运动员的力量表现下降，且 tDCS 刺激 M1 和 DLPFC 对双重疲劳后体能表现的调控更加有效，能够缓解疲劳造成的上下肢力量、挥击能力、协调能力、冲刺和灵敏素质的下降。

此外，在一项基于跆拳道运动员的研究中没有观察到 tDCS 对爆发力的增强作用。Mesquita 等招募跆拳道黑带运动员分别接受 1.5mA、15 分钟的 tDCS 正极和伪刺激同时干预双侧 M1。根据 10-20 系统法确定左右两侧 M1（C3 和 C4）的位置，电极大小为 $35cm^2$，参考电极放置在相应的同侧肩膀三角肌处，参考电极大小为 $25cm^2$。tDCS 干预结束即刻和结束 60 分钟后分别对受试者的反向纵跳进行测试。结果显示，tDCS 正极同时刺激双侧 M1 没有提高反向纵跳表现和下肢爆发力[16]。另外，Giustiniani 等研究中显示，tACS 没有提高有运动经验人群的爆发力。研究招募的受试者均接受 50Hz（γ 节律）、1.5mA、10 分钟的 tACS 和伪刺激干预 M1。根据 10-20 系统法确定左右两侧 M1（C3 和 C4）的位置，电极大小为 $25cm^2$（5cm×5 cm），电流密度为 $0.06mA/cm^2$。干预前后进行深蹲跳、反向纵跳、垂直纵跳、实心球投掷测试。结果显示，tACS 没有改善深蹲跳、反向纵跳、垂直纵跳的高度，以及实心球投掷的远度[17]。这可能与静息状态下 γ 节律与大脑振荡活动不同步没有调节脑部神经活动和（或）兴奋性，进而没有增强神经与肌肉间连接有关。

2. 专项特征　在跳跃类运动项目中，运动员更多是克服自身体重完成各种技术动作。王玮等探究了 tDCS 对跳跃类项目运动员爆发力的影响。研究中招募跳高、跳远、撑竿跳等跳跃类项目国家二级运动员，分别接受 2mA、20 分钟的 tDCS 正极和伪刺激同时干预双侧 M1。根据 10-20 系统法确定 M1 的位置 C3 和 C4，参考电极放置在双侧肩膀三角肌。干预前、干预结束即刻和结束后 30 分钟在测力台上测试受试者的反向纵跳能力，以评估受试者的下肢爆发力表现。结果显示，tDCS 正极改善受试者完成反向纵跳的瞬时特征（包括纵跳高度、质心最低点地面反作用力、峰值蹬地功率、发力率和下肢刚度）及纵跳动作的曲线特征（包括垂直冲量、释放能量和肌肉主动做功），并且这种改变持续到刺激结束后的 30 分钟[18]。

Grosprêtre 等也发现了 tDCS 能够提高跳跃类男性运动员爆发力。研究招募跳跃类右利手健康男性运动员，分别接受 2mA、20 分钟的 tDCS 正极和伪刺激干预右侧 M1（参考电极放置在左侧肩膀三角肌处）和左侧 DLPFC（参考电极放置在对侧前额眼眶上方）。根据 10-20 系统法确定右侧 M1（C4）、左侧 DLPFC（F3）的位置，电极大小为 $25cm^2$。干预前后分别测试立定跳远、反向纵跳和深蹲跳，以评估受试者的下肢爆发力。结果显示，tDCS 正极干预右侧 M1 提高立定跳远的距离和反向纵跳与深蹲跳的高度，改善运动员的下肢爆发力表现[19]。

Park 等发现 tDCS 正极对排球运动员扣球速度和稳定性有积极影响。研究招募职业女性排球运动员分别接受 2mA、20 分钟的 tDCS 正极和伪刺激同时干预双侧 M1。根据 10-20 系统法确定 M1 的位置，即 Cz，参考电极放置在 C5 和 C6。干预结束后测试受试者的扣球速度和稳定性。结果显示，tDCS 正极刺激提高扣球速度和稳定性，改善受试者的上肢爆发力[20]。在以运动员作为研究对象的研究中，选取贴合运动表现的测试手段更有利于探究 tDCS 及 tACS 的调控效果，为后期运动训练和竞赛提供参考。

三、力量耐力

（一）上肢力量耐力的应用案例

1. 离线刺激 肘关节是人类典型的复关节，能够进行屈伸、旋内、旋外等多方向运动。Cogiamanian 等探究了 tDCS 对肘关节屈肌力量耐力表现的影响。研究中将招募的右利手健康青年人分为两组，一组分别接受 1.5mA、10 分钟的 tDCS 正极和负极干预右侧 M1，2 次刺激之间至少间隔 1 周；另一组作为对照组。参考电极放置于右侧肩膀三角肌处，电极大小为 $35cm^2$，电流密度为 $0.043mA/cm^2$。干预前 50 分钟和结束即刻测试左侧肘关节屈肌的 MVC 和以 35% MVC 持续收缩至力竭的时长。结果显示，tDCS 正极延长左侧肘关节屈肌持续收缩至力竭的时长[21]。另一项研究使用与 Cogiamanian 等相同的 tDCS 参数和力量耐力评价方法，也观察到 tDCS 正极延长肘关节屈肌以 35% MVC 持续收缩至力竭的时长[22]。

2. 在线刺激　研究发现在线刺激也能够提高肘关节力量耐力表现。Williams 等研究招募右利手健康青年人分别接受 1.5mA、20 分钟的 tDCS 正极和伪刺激干预右侧 M1。通过 TMS 确定控制左侧肱二头肌的右侧 M1，参考电极放置于对侧前额眼眶上方，电极大小为 35cm^2，电流密度为 0.043mA/cm^2。在 tDCS 干预过程中测试受试者左侧肘关节屈肌以 20% MVC 持续收缩至力竭，并在干预前和干预后的 7 分钟测试右侧 M1 的皮质兴奋性。结果显示，tDCS 正极延长肘关节屈肌持续收缩至力竭的时长，并且伴随着肌肉疲劳程度和 RPE 增加[23]。在执行力量耐力任务的过程中，tDCS 正极诱导的皮质兴奋性升高能够增强神经和肌肉之间的连接，募集更多的运动单位参与肌肉收缩，延长运动时长。

3. 联合力量训练　传统的力量训练联合 tDCS 在改善力量耐力上具有协同增效的作用。Wang 等将招募的右利手健康男性青年人分成两组，一组接受 2mA、20 分钟的 tDCS 正极干预 M1；另一组接受伪刺激干预 M1。根据 10-20 系统法确定 M1 的位置即 Cz，参考电极放置在 C5 和 C6，电极大小为 24cm^2。tDCS 干预前后依次测试受试者的右侧肘关节屈肌的 MVC、以 30%MVC 持续收缩至力竭的时长和 MVC，记录右侧肱二头肌和肱三头肌的表面肌电信号和相应的 EEG 变化。在 tDCS 干预过程中右手持 3kg 哑铃进行 8 组肘关节屈伸运动，每组 15 次，组间间歇 1 分钟。结果显示，tDCS 正极延长肘关节屈肌持续收缩至力竭的时长，且拮抗肌的协同激活降低。这可能是通过提高主动肌与拮抗肌之间的协同效率来改善力量耐力表现[24]。

（二）下肢力量耐力的应用案例

膝关节是下肢的重要关节，对人们的日常生活起重要作用。Angius 等探究了 tDCS 对膝关节伸肌耐力的影响。研究招募有锻炼经验的男性青年人分别接受 tDCS 正极刺激左侧 M1（参考电极放置在对侧 PFC）、tDCS 正极刺激左侧 M1（参考电极放置在肩膀三角肌处）、伪刺激和对照组（静坐，未固定任何电极）四种刺激。电流强度为 2mA，刺激时长为 10 分钟，通过 TMS 确定右侧腿部的左侧 M1 位点，电极大小为 12cm^2（4cm×3cm）。tDCS 干预结束后右侧膝关节伸肌以 20% MVC 持续收缩至力竭，并记录基线、干预结束后和右侧膝关节伸肌持续收缩至力竭后的外周和中枢神经肌肉表现（测试内容为膝关节伸肌以 50% MVC 进行收缩时的 MEP），监测膝关节伸肌持续收缩至力竭过程中的心率、RPE 和腿部肌肉诱导的疼痛感。结果显示，参考电极放置在肩膀三角肌处时，延长膝关节伸肌持续收缩至力竭的时长，并且 RPE 降低，但外周和中枢神经肌肉表现、心率和疼痛感不变[25]。参考电极放置在肩膀三角肌处可能降低负极刺激诱导的皮质兴奋性对其他区域皮质活动的抑制效应。

然而，也有研究发现 tDCS 没有改善力量耐力表现。Wrightson 等研究招募 20 名右利手健康青年人分别接受 1mA、2mA 的 tDCS 正极和伪刺激干预左侧 M1 10 分钟。通过 TMS 确定右侧股外侧肌的左侧 M1 位点，参考电极放置于同侧肩膀三角肌上，电极大小为 35cm^2，电流密度分别为 0.029mA/cm^2（1mA）、0.057mA/cm^2（2mA）。干预结束后右侧膝关节伸肌以 20% MVC 持续收缩至力竭，记录干预前后膝关节伸肌的皮质兴奋性水平和整个实验过程的 RPE。结果显示，1mA 或 2mA 的 tDCS 没有改善膝关节伸肌力量耐力表现，以及 RPE 和皮质脊髓兴奋性[26]。

（张　娜　侯金倩）

参 考 文 献

[1] Tanaka S，Hanakawa T，Honda M，et al. Enhancement of pinch force in the lower leg by anodal transcranial direct current stimulation[J]. Experimental Brain Research，2009，196（3）：459-465.

[2] Kenville R，Maudrich T，Maudrich D，et al. Cerebellar transcranial direct current stimulation improves maximum isometric force production during isometric barbell squats[J]. Brain Sciences，2020，10（4）：235.

[3] Vimolratana O，Lackmy-Vallee A，Aneksan B，et al. Non-linear dose response effect of cathodal transcranial direct current stimulation on muscle strength in young healthy adults：A randomized controlled study[J]. BMC Sports Science，Medicine & Rehabilitation，2023，15（1）：10.

[4] Ahmad Hazime F，da Cunha R A，Soliaman R R，et al. Anodal transcranial direct current stimulation（tdcs）increases isometric strength of shoulder rotators muscles in handball players[J]. International Journal of Sports Physical Therapy，2017，12（3）：402-407.

[5] Vargas V Z，Baptista A F，Pereira G O C，et al. Modulation of isometric quadriceps strength in soccer players with transcranial direct current stimulation：A crossover study[J]. Journal of Strength and Conditioning Research，2018，32（5）：1336-1341.

[6] Krishnan C，Ranganathan R，Kantak S S，et al. Anodal transcranial direct current stimulation alters elbow flexor muscle recruitment strategies[J]. Brain Stimulation，2014，7（3）：443-450.

[7] Lu P P，Hanson N J，Wen L，et al. Transcranial direct current stimulation enhances muscle strength of non-dominant knee in healthy young males[J]. Frontiers in Physiology，2021，12：788719.

[8] Oki K，Clark L A，Amano S，et al. Effect of anodal transcranial direct current stimulation of the motor cortex on elbow flexor muscle strength in the very old[J]. Journal of Geriatric Physical Therapy（2001），2019，42（4）：243-248.

[9] Hikosaka M，Aramaki Y. Effects of bilateral transcranial direct current stimulation on simultaneous bimanual handgrip strength[J]. Frontiers in Human Neuroscience，2021，15：674851.

[10] Hendy A M，Kidgell D J. Anodal-tDCS applied during unilateral strength training increases strength and corticospinal excitability in the untrained homologous muscle[J]. Experimental Brain Research，2014，232（10）：3243-3252.

[11] Hendy A M，Teo W P，Kidgell D J. Anodal transcranial direct current stimulation prolongs the

cross-education of strength and corticomotor plasticity[J]. Medicine and Science in Sports and Exercise，2015，47（9）：1788-1797.

[12] Frazer A K，Williams J，Spittle M，et al. Cross-education of muscular strength is facilitated by homeostatic plasticity[J]. European Journal of Applied Physiology，2017，117（4）：665-677.

[13] Huang L Y，Deng Y Q，Zheng X Y，et al. Transcranial direct current stimulation with halo sport enhances repeated sprint cycling and cognitive performance[J]. Frontiers in Physiology，2019，10：118.

[14] Sasada S，Endoh T，Ishii T，et al. Polarity-dependent improvement of maximal-effort sprint cycling performance by direct current stimulation of the central nervous system[J]. Neuroscience Letters，2017，657：97-101.

[15] Lattari E，Campos C，Lamego M K，et al. Can transcranial direct current stimulation improve muscle power in individuals with advanced weight-training experience?[J]. Journal of Strength and Conditioning Research，2020，34（1）：97-103.

[16] Mesquita P H C，Lage G M，Franchini E，et al. Bi-hemispheric anodal transcranial direct current stimulation worsens taekwondo-related performance[J]. Human Movement Science，2019，66：578-586.

[17] Giustiniani A，Battaglia G，Messina G，et al. Transcranial alternating current stimulation（tACS）does not affect sports people's explosive power：A pilot study[J]. Frontiers in Human Neuroscience，2021，15：640609.

[18] 王玮，朱志强，殷可意，等. 经颅直流电刺激对纵跳生物力学特征的影响[J]. 体育科学，2020，40（7）：57-64.

[19] Grosprêtre S，Grandperrin Y，Nicolier M，et al. Effect of transcranial direct current stimulation on the psychomotor，cognitive，and motor performances of power athletes[J]. Scientific Reports，2021，11（1）：9731.

[20] Park S B，Han D H，Hong J，et al. Transcranial direct current stimulation of motor cortex enhances spike performances of professional female volleyball players[J]. Journal of Motor Behavior，2023，55（1）：18-30.

[21] Cogiamanian F，Marceglia S，Ardolino G，et al. Improved isometric force endurance after transcranial direct current stimulation over the human motor cortical areas[J]. The European Journal of Neuroscience，2007，26（1）：242-249.

[22] Abdelmoula A，Baudry S，Duchateau J. Anodal transcranial direct current stimulation enhances time to task failure of a submaximal contraction of elbow flexors without changing corticospinal excitability[J]. Neuroscience，2016，322：94-103.

[23] Williams P S，Hoffman R L，Clark B C. Preliminary evidence that anodal transcranial direct current stimulation enhances time to task failure of a sustained submaximal contraction[J]. PLoS One，2013，8（12）：e81418.

[24] Wang L J，Wang C，Yang H，et al. Halo sport transcranial direct current stimulation improved muscular endurance performance and neuromuscular efficiency during an isometric submaximal fatiguing elbow flexion task[J]. Frontiers in Human Neuroscience，2022，16：758891.

[25] Angius L, Pageaux B, Hopker J, et al. Transcranial direct current stimulation improves isometric time to exhaustion of the knee extensors[J]. Neuroscience，2016，339：363-375.
[26] Wrightson J G，Twomey R，Yeung S T Y，et al. No effect of tDCS of the primary motor cortex on isometric exercise performance or perceived fatigue[J]. The European Journal of Neuroscience，2020，52（2）：2905-2914.

5

第五章 经颅电刺激与有氧耐力

导读

本章首先介绍有氧耐力的最大摄氧能力、骨骼肌特征、神经调节能力和能量供应特点等生理基础，然后介绍有氧耐力基于实验室和运动专项特点的评定方法。在此基础上，重点讨论经颅电刺激（tES）技术应用于递增负荷运动实验、恒定负荷运动实验和运动专项测试的案例。

第一节 有氧耐力概述与评估方法

有氧工作指机体在氧供充足的情况下由能源物质氧化分解提供能量所完成的工作，是人体最基本的运动能力。有氧耐力则是机体长时间进行有氧工作的能力，建立在运动对氧的需求、机体摄取氧的能力及机体运动后的恢复能力的动态平衡中，直接影响着力量、速度等人类其他身体素质的发展，同时也是疾病风险与死亡率的预测指标之一。

一、生理基础

氧供充足是实现有氧工作的先决条件，也是制约有氧耐力素质的关键因素，以呼吸系统和心血管系统共同调控的心肺功能是影响有氧耐力的中枢机制，肌纤维类型的百分比组成及其骨骼肌的代谢特征是影响有氧耐力的外周机制。

（一）最大摄氧能力

最大摄氧量（maximal oxygen uptake，VO_{2max}）指机体在进行全身大肌肉群参与的长时间剧烈运动中，人体氧运输系统的供氧能力和肌肉的用氧能力达到机体极限水平时，单位时间内所能摄取的氧量，是反映心肺功能的一项综合性生理指标，也是衡量有氧耐力水平的重要指标之一。影响 VO_{2max} 的主要因素是肺的通气与换气功能、血红蛋白含量及运载氧气的能力、心脏的泵血功能及每搏输出量。

1. 肺的通气与换气功能 运动中氧的提供首先通过呼吸器官的活动吸入肺，与肺循环毛细血管之间进行气体交换，肺通气量越大，吸入体内的氧越多。因此，肺通气与换气机能直接影响人体的吸氧能力，肺功能的改善为运动时氧的供给提供了先决条件。

2. 血红蛋白含量及运载氧气的能力 弥散入血液中的氧气由红细胞中的血红蛋白携带与运输，血红蛋白的含量及其载氧能力与人体吸入氧、运输氧和利用氧的能力密切相关。若血红蛋白含量下降超过 10%，会引起有氧耐力的下降。

3. 心脏的泵血功能及每搏输出量 血液运输氧的能力取决于单位时间内一侧心室射入到动脉的血量（心输出量），受心脏每次收缩射入动脉的血量（每搏输出量）和每分钟搏动的次数（心率）制约。在一定范围内，心输出量随每搏输出量和心率的增加而增大。而心肌收缩力量和心室腔容积的大小直接影响每搏输出量。优秀耐力专项运动员在系统训练的影响下出现安静心率减慢、左心室内腔扩张与心容积增大和每搏输出量增加等一系列心脏形态功能的适应性变化，表明心脏的泵血功能和工作效率提高。因此，强有力的心脏功能是运动中供氧充足的保证，是有氧耐力素质的重要生理基础。

（二）骨骼肌特征

肌组织从血液摄取和利用氧的能力与肌纤维类型及其代谢特点有关。慢肌纤维具有丰富的毛细血管分布，肌纤维中的线粒体数量多、体积大且氧化酶含量与活性高，肌红蛋白含量也较高。慢肌纤维的这些特征都有利于增加肌纤维的摄氧能力，优秀耐力运动员的慢肌纤维百分比高，肌红蛋白、线粒体和氧化酶活性高，毛细血管数量增加，则有氧耐力较强。

（三）神经调节能力

各中枢间兴奋和抑制协调性与肌肉活动节律化、能量消耗节省化以及吸氧量与耗氧量相对平衡有关，影响机体是否能长时间运动。大脑皮质在运动感觉区对不断传入的本体感觉冲动、化学变化冲动的耐受性和稳定性是影响有氧耐力的重要因素。在进行长时间的肌肉活动中，大脑皮质各神经元细胞是比较容易产生疲劳的场所，保持神经过程的相对稳定性及各中枢间较好的协调性有利于防止大脑皮质在大量的传入冲动作用下转入抑制状态，从而长时间保持兴奋与抑制有节律地转换，延长有氧工作能力。

长时间进行耐力训练能提高大脑皮质神经细胞对刺激的耐受性、加强神经过程的稳定性、改善中枢间的协调关系，使肌肉收缩与放松更加协同，如主动肌、对抗肌、协调肌间的配合更趋完善，同时内脏器官的活动能更好地与肌肉活动相适应。由于神经调节能力的改善，可以提高肌肉活动的效率，节省能量消耗，从而保持长时间的肌肉活动。

（四）能量供应特点

在有氧的条件下，人体的糖和脂肪能保持长时间供能的能力是影响有氧耐力的重要因素之一。有氧耐力性项目运动强度小，持续时间长，运动中的能量绝大部分由有氧代谢供给。在运动中随着时间的延长，脂肪供能比例逐渐增大，糖原的利用减少。长期进行有氧耐力训练可以提高供能物质的储存、肌肉有氧氧化的效率、各种氧化酶的活性及动用脂肪供能的能力等。

二、测试与评估

根据有氧耐力对运动项目的影响，有氧耐力的评定可分为两类：基于实验室条件下的测试和基于运动专项特点的测试。

（一）实验室条件下的测试

1. 递增负荷运动实验 递增负荷运动是指采用不同的运动计量仪器（如跑台运动实验、功率自行车运动实验和功率划船器运动实验等，跑台的速度和坡度及功率自行车、划船器的速度和阻力是可控的）对运动实验的负荷进行分级操作的方案，测试受试者在极限负荷运动中的生理反应，评价人体的有氧耐力表现。测试要求满足大肌肉群参与、运动募集达到全身肌肉质量的 50%，如跑步、蹬自行车、划船等；且实验应持续足够长的时间（6～12 分钟）以充分调动呼吸、心血管系统功能。

具体操作：要求受试者在跑步机（功率自行车或功率划船器等器械）上以固定速度和坡度热身 3～5 分钟，随后跑台的速度和坡度逐级增加，根据受试者的运动能力，每 1～3 分钟增加一次速度和（或）坡度，在这个过程中可佩戴呼吸面罩，通过气体代谢分析仪记录摄氧量、耗氧量和呼吸熵。达到下述标准中的 3 项即终止实验：①受试者已发挥最大力量并无力保持规定的负荷即精疲力竭；②心率达（220–年龄）次/分；③呼吸熵达到或接近 1.15；④摄氧量随运动强度增加而出现平台或下降。

2. 次最大运动负荷测定法 心率和运动强度与摄氧量之间在一定范围内呈正相关，并依个体的运动能力而变化。有训练经验者在相同运动负荷强度时的心率偏低。通常测定次最大定量负荷运动时的心率，用于评价有氧耐力水平。常用的有 PWC_{170}（physical working capacity，PWC）测试和哈佛台阶实验测试。

PWC_{170}是指心率在每分钟 170 次时的身体工作能力。PWC_{170}测试采用功率自行车进行负荷运动，依运动中的心率和运动强度之间的关系，用内插法或外插法求出心率在每分钟 170 次时的运动负荷强度，以反映有氧耐力水平。人体心率为每分钟 170 次时，是维持运动负荷中最高心率的稳定状态。通常测试时间为 12 分钟，每个负荷强度为 4 分钟。

哈佛台阶实验测试采用每 2 秒 1 次的频率进行 5 分钟蹬踏台阶运动，通过运动后恢复期心率数值计算其指数，用于评价受试者的有氧耐力。可按以下公式求出指数，其指数值越大，有氧耐力则越强。

运动指数=[运动时间（s）×100]/[2×（A+B+C）]

其中，A 为运动后 1～1.5 分钟的心率；B 为运动后 2～2.5 分钟的心率；C 为运动后 3～3.5 分钟的心率。

评价标准：50 分以下为差；50～80 分为普通；80 分以上为优秀。

3. 恒定负荷运动实验　是指以固定负荷强度持续运动的操作方案，观察定量负荷运动中的生理反应来评价人体维持最大有氧耐力的能力。可采用不同的运动计量仪器，如跑台、功率自行车和功率划船器等。要求运动负荷在一定时间内维持在恒定水平，心率、摄氧量和每分钟通气量在 1 分钟内保持不变则为达到恒定状态，常以递增负荷运动试验中最大运动负荷的 70%～80%作为其运动负荷。除热身后，运动负荷保持不变外，其他具体操作与递增负荷运动实验一致。

（二）基于运动专项特点的测试

1.周期性运动项目测试　常用方法有定距离计时位移运动，如 1500～10000m 跑，400～3000m 游泳，100～200km 自行车，5000～10000m 划船等，以及定时计距离的 12 分钟跑等。

2. 非周期性项目测试　常用方法有 Beep 测试、Yo-Yo 间歇耐力测试等。

（1）Beep 测试：也称 20m 多级折返跑测试，是用于评价各类人群心肺耐力的方法之一。测试者在两端宽为 20m 的场地上进行折返跑，初始速度为 8.5km/h，每分钟递增 0.5km/h。测试时，要求测试者从起点出发，与音响的节奏一致，尽可能完成更长的距离。当测试者连续两次未能踩到起止线时，测试终止，记录对应折返跑的最快速度、总趟数和总完成距离。

（2）Yo-Yo 间歇耐力测试：起初被用来测试足球运动员耐力素质，通过模拟足球比赛时出现的加速冲刺、急停减速、转身等动作场景，测试足球运动员在持续加速、减速、急停、转身时的耐力表现，是 Beep 测试的一种变型。Yo-Yo 间歇耐力测试分为 Yo-Yo 1 级间歇耐力跑（水平 1）测试和 Yo-Yo 2 级间歇耐力跑（水平 2）测试两个强度，水平 1 测试主要用于普通人群、青少年和女子运动员；水平 2 测试主要用于男子运动员和优秀女子运动员。需要测试者根据音乐节奏进行 20m 的折返跑，每趟之间有 5 秒的间歇时间，根据现场播放的节奏跑动，音乐将整个测试分为 23 个等级，随着等级的增加，音乐节奏也将增加，测试者折返跑的速度将会加快。测试时，测试者从起点出发，到达 20m 标志线后必须一脚踩线或过线才能返回，当测试者首次未能跟上既定速度时，将被警告一次，第二次未能跟上时，测试将被终止，记录 Yo-Yo 间歇耐力测试等级。

第二节　应 用 案 例

人体各种功能活动的最高中枢在大脑皮质上都有其特定的功能区。其中，M1 是调控人类自主运动的关键脑区，支配对侧头面部、躯体和四肢活动，控制随意和熟练运动。PFC，特别是DLPFC，负责计划、注意和动机等，与个体的需求和情感相关。tES技术作为一种非侵入性的神经调控技术，作用于人类大脑的M1或DLPFC区域能够提升运动员及非运动员的有氧耐力表现。

目前，有氧耐力的相关研究主要集中在tDCS技术上。一方面，tDCS作用于M1诱导的皮质兴奋性增强可以直接促进大脑与肌肉之间的连接增强，提高运动单位的募集速率，以维持当前的运动需求，延长运动时间。另一方面，tDCS对M1神经元活动的调节效应可能投射到远端皮质（如DLPFC）和皮质下结构，以间接的方式调节主观疲劳感觉（rating of perceived exertion，RPE）等感知觉，延缓疲劳的发生。此外，tDCS也可以直接作用于DLPFC，通过调节个体的动机和情感反应来改善个体因运动引起的疲劳、疼痛等感知觉，以提高有氧耐力表现。

一、递增负荷运动实验

一项研究纳入了篮球、足球、十项全能、七项全能、短跑、中长跑、跳高跳远、曲棍球等多个体能类项目的运动员，探究了tDCS是否能改善运动员的有氧耐力表现。所有受试者分别接受2mA、15分钟的tDCS正极、负极和伪刺激干预M1。参考电极放置于前额中央，电极大小均采用35cm^2（5cm×7cm）。每次tDCS干预结束后在功率自行车上进行递增负荷运动，以评价受试者的有氧耐力。递增负荷运动具体安排：以0.702牛顿米（newton metre，Nm）作为起始负荷、保持转速在80W，每3分钟递增4.7Nm，运动至受试者不能保持目标转速即为力竭。结果显示，tDCS正极改善运动员的有氧耐力表现，其运动时长提高100～200ms[1]。

在另一项有耐力锻炼经验的男性青年跑者的研究中没有观察到有氧耐力的改善。所有受试者分别接受2mA、20分钟的tDCS正极、负极和伪刺激干预M1。根据10-20系统法确定M1（Cz）位置，电极大小为36cm^2（9cm×4cm）；参考电极放置在枕骨隆突，电极大小为35cm^2（7cm×5cm）。受试者每次先接受tDCS干预，然后在跑步机上进行递增负荷运动，测试以1%的坡度、7km/h的速度热身6分钟，随后每分钟增加1km/h直至力竭，记录运动至力竭的时长和速度、肺通气量、最大心率、VO_{2max}、HbO_2与HbR浓度、氧合指数、RPE和情感反应。结果显示，tDCS没有改善受试者在递增负荷运动中的表现[2]。

对非运动员群体而言，随着运动负荷的不断增加，由于意志力薄弱、心肺功能差等因素，导致个体无法充分调动运动过程中所需动员的肌群，测得的有氧能力不能完全代表受试者的水平，这可能间接影响了tDCS的干预效果。其次，在使用跑台和功率自行车进行有氧耐力进行测试时，由于参加活动的肌肉量不同，跑台测得的有氧耐力会比功率自行车高 5%～15%，而在以 ms、s 为单位的计数中，较大的变化可能直接影响统计学结果。因此，结果的差异可能与所选择的有氧耐力测试手段有关，如运动程序的设置、负荷的安排及所使用的仪器。

二、恒定负荷运动实验

有研究探究了 tDCS 对有锻炼经验的健康男性青年有氧耐力的影响。所有受试者分别接受 2mA、13 分钟的 tDCS 正极、负极和伪刺激干预 M1。根据 10-20 系统法确定 M1（Cz）位置，电极大小为 36cm^2（9cm×4cm）；参考电极放置在枕骨隆突处，电极大小为 35cm^2（7cm×5cm），电流密度为 0.05mA/cm^2。在实验前，所有受试者完成了一次递增负荷运动实验，以记录个体的峰值功率输出（peak power output，PPO），测试时以 100W 为起始负荷进行 2 分钟热身，随后以转速 60W、每 2 分钟增加 50W 运动至力竭。实验期间，受试者先接受 tDCS 干预，然后在功率自行车上进行 80% PPO、转速在每分钟 60～90 转间的恒定负荷运动，直至受试者不能保持目标转速即力竭为止。记录运动过程中的 RPE、心率和股外侧肌与股直肌的表面肌电图值以及运动结束后的布鲁奈尔心境量表得分。结果显示，tDCS 正极刺激 M1 延长受试者恒定负荷运动至力竭的时长，但心率、RPE、布鲁奈尔心境量表得分和股外侧肌与股直肌的活动没有改变[3]。

同样，在另一项研究中，Park 等使用跑台作为测试手段也观察到 tDCS 对受试者有氧耐力的增强效果，但生理功能没有变化。所有受试者分别接受 1.98mA、20 分钟的 tDCS 正极和伪刺激干预 M1。根据 10-20 系统法确定 M1（Cz）位置，参考电极放置在 C5 和 C6，电极大小约为 28cm^2（6.4cm×4.4cm）。tDCS 干预由可穿戴式的耳机实现，保证受试者能在接受干预的同时完成 15 分钟的热身（包括跑和拉伸）和 5 分钟的休息。在实验前所有受试者完成了一次递增负荷运动实验，以记录个体的 VO_{2max}，测试时以 8～11km/h 的速度进行 10 分钟热身跑，随后进行 5 分钟拉伸，接着以 8km/h 作为起始速度，每分钟增加一级负荷，递增幅度为 1km/h，直至受试者运动力竭。在 tDCS 干预实验期间，受试者先接受 tDCS 干预，然后以 80% VO_{2max} 进行恒定负荷运动，运动至力竭。记录整个运动过程中的 RPE、心率、耗氧量、肺通气量、换气比值和通气阈值。结果显示，tDCS 正极刺激 M1 延长了男性受试者的运动时长，但 RPE、心率、耗氧量、肺通气量、换气比值和通气阈值均没有改善[4]。

大脑左侧和右侧的 M1 区表现为支配对侧骨骼肌运动，通过锥体细胞发出的纤维在延髓下端交叉投射至对侧肌群，控制对侧的骨骼肌活动。在体育运动中，大多数运动项目表现为双侧肢体的协调配合，大脑双侧 M1 可能同时参与运动。Angius 等探究 tDCS 正极同时刺激双侧 M1 对有氧耐力表现的影响。研究招募了有锻炼经验的健康受试者分别接受 2mA、10 分钟的 tDCS 正极、负极和伪刺激同时刺激双侧 M1。根据 10-20 系统法确定双侧 M1（C3 和 C4）位置，电极大小为 35cm^2（7cm×5cm）；参考电极分别放置在同侧的肩膀三角肌处，电极大小为 25cm^2（5cm×5cm）（图 5-1）。在实验前所有受试者完成了一次递增负荷运动实验以测试 PPO，测试以 100W 作为起始负荷热身 5 分钟，随后以每 15 秒递增 5W 运动至力竭。实验期间，受试者先测试右侧膝关节伸肌的 MVC，随后依次进行 tDCS 干预、右侧膝关节伸肌 MVC 和 70% PPO 恒定负荷运动（以 100W 为起始负荷热身 5 分钟）。记录恒定负荷运动过程中的心率、RPE、腿部肌肉疼痛感、血乳酸浓度。结果显示，tDCS 正极刺激后受试者的皮质脊髓兴奋性升高、运动至力竭的时长增加、RPE 降低、血乳酸浓度升高，MVC、心率和疼痛感没有变化[5]。

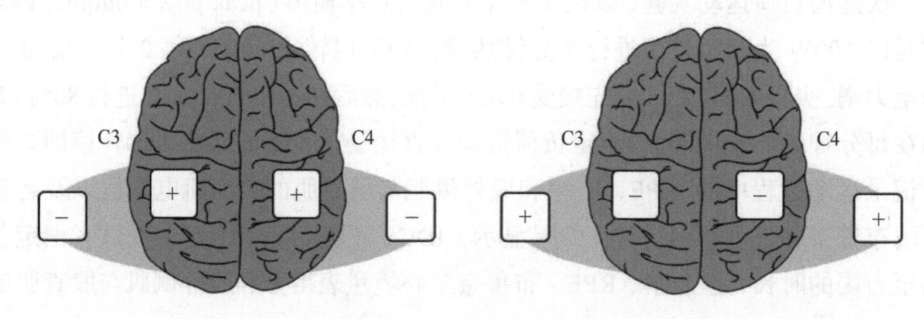

图 5-1 电极位置示意图

HD-tDCS 具有电流聚集性高、靶点定位精确、目标靶区电流密度大等特征，有研究对比了 HD-tDCS 和常规 tDCS 对运动员耐力表现的影响。所有受试者分别接受 20 分钟 HD-tDCS、常规 tDCS 和伪刺激干预 M1。HD-tDCS 电流强度为 2.4mA，根据 64 通道的 EEG 帽子将电极放置在 C3（–0.4mA）、C4（–0.4mA）、Cz（0.8mA）、FC1（–0.4mA）、FC2（–0.4mA）、C1（0.8mA）、C2（0.8mA）、P1（–0.4mA）、P2（–0.4mA）（图 5-2A）。常规 tDCS 电流强度为 2mA，正极放置在 M1（Cz）（电极大小为 36cm^2），参考电极放置在枕骨隆突（电极大小为 35cm^2）（图 5-2B）。伪刺激的电极位置同 HD-tDCS，电流强度依次为 C3（–0.1mA）、C4（–0.1mA）、Cz（–1.2mA）、FC1（–0.2mA）、FC2（–0.2mA）、C1（1.0mA）、C2（1.0mA）、P1（–0.1mA）、P2（–0.1mA）（图 5-2C）。在实验前所有受试者依次进行人体测量学与身体成分评估（身高、体重、去脂体重、骨量和体脂百分比）、测试 PPO（以 100W 为起始负荷热身 2 分钟，随后每 2 分钟增加 50W、转速不低于每分钟 60 转进行递增负荷运动）和验证恒定负荷运动方案（以 80%PPO、转速不低于每分钟 60 转运动至力竭）。实验期间，受试者先接受 tDCS 干预，然后进行恒定负荷运动。记录整个过程中的心率、心境状态和 RPE。结果显示，HD-tDCS 和常规 tDCS 均没有改善恒定负荷运动至力竭的时长和 RPE [6]。研究在 tDCS 干预前先后进行了递增负荷运动实验和恒定负荷运动实验，在接受 tDCS 干预期间进行了 3 次恒定负荷运动实验，而研究设置的两次测试间歇为 48 小时至 7 天不等，受试者重复进行力竭性运动可能导致受试者在不完全恢复下进行下次测试，进而影响了 tDCS 的干预效果。

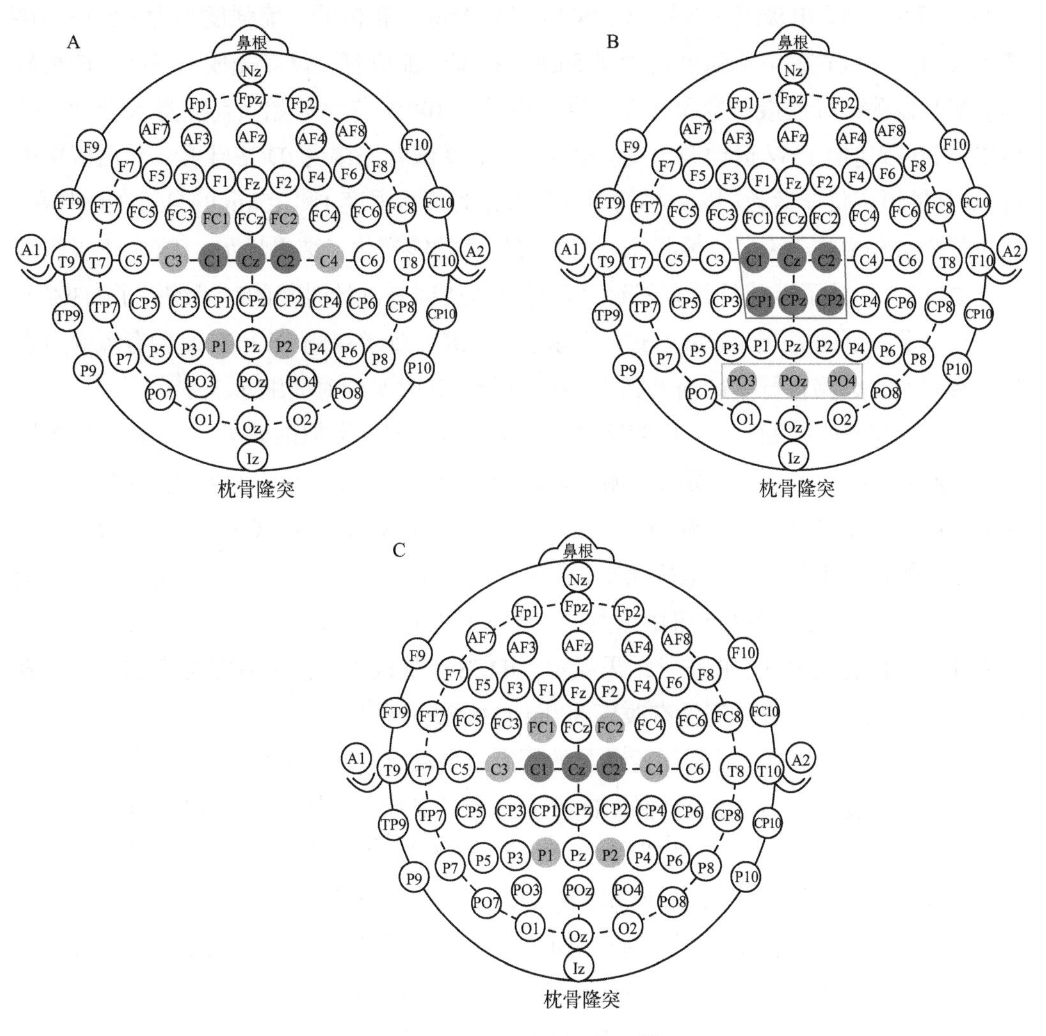

图 5-2　电极位置示意图[6]

三、运动专项测试

有氧耐力作为绝大多数运动项目的基础运动能力，在很大程度上影响着运动员竞技水平的发挥，特别是在当前的竞赛体系下，竞赛日程紧、竞赛周期长、竞赛地点分布广等特点严重影响了运动员的疲劳恢复。更快地从上一次的疲劳中恢复、保持最佳的竞技能力显得尤为重要。

Pollastri 等探究了 HD-tDCS 刺激双侧 DLPFC 对国际级公路自行车运动员有氧耐力表现的影响。所有受试者分别接受 20 分钟的 tDCS 正极和伪刺激干预双侧 DLPFC。根据 10-20 系统法确定双侧 DLPFC（F3 和 F4）位置，参考电极分别对应 Fp1、F7、C3 与 Fp2、F8、C4，电极统一为圆形，大小为 3.14cm^2。正极的电流强度均为 1.5mA，参考电极每一个位置的电流强度均为 0.5mA。在实验前所有受试者完成了一次递增负荷运动实验以测试峰值摄氧量和通气阈值，测试以 100W 作为起始负荷热身 5 分钟，随后以每 30 秒递增 15W 运动至力竭。实验期间，受试者先接受 tDCS 干预，然后依次进行 10 分钟恒定负荷运动（以 75%的通气阈值作为负荷强度）和 15km 的自行车计时赛。记录整个过程中的心率、心境状态、RPE 等生理功能变化。结果显示，tDCS 正极刺激双侧 DLPFC 改善了运动员的有氧耐力表现，其完成 15km 计时赛的时间缩短了 1.3%[7]。2022 年，同一课题组的 Gallo 等进一步验证了 tDCS 刺激双侧 DLPFC 改善有氧耐力表现的有效性，公路自行车运动员完成 2km 自行车计时赛的时间缩短 3%[8]。

然而，在其他以 M1 为目标靶区的研究中没有观察到类似的效果。Valenzuela 等探究了 tDCS 对铁人三项运动员有氧耐力表现的影响。所有受试者分别接受 2mA、20 分钟的 tDCS 正极和伪刺激干预 M1。根据 10-20 系统法确定 M1（C3）位置，参考电极放置于对侧前额眼眶上方，电极大小为 25cm^2（5cm×5cm）。实验期间，受试者先接受 tDCS 干预，然后进行 800m 自由泳测试。记录整个过程的心率变异性、布鲁奈尔心境量表评分、血乳酸浓度、RPE。结果显示，tDCS 正极改善受试者在布鲁奈尔心境量表中的活力自我感知得分，但没有改善 800m 自由泳表现[9]。

此外，在一项精英女性赛艇运动员的研究中也没有观察到 tDCS 的增强效应。所有受试者分别接受 2.2mA、20 分钟的 tDCS 正极或伪刺激干预 M1。根据 10-20 系统法确定 M1（Cz）位置，参考电极放置在 C5 和 C6（图 5-3，彩图 4）[10]，电极大小为 24cm^2（4cm×6cm）。每次实验时受试者先接受 tDCS 干预，然后在划艇测功仪上进行恒定负荷（20 浆频）5km 划桨。结果显示，tDCS 正极刺激 M1 没有缩短受试者完成 5km 划桨的时间及 500m 分段的成绩和功率输出[10]。目前研究的参数大多不一致，在确定某种因素影响干预结果上较为复杂，上述不一致的结果可能与参考电极的位置（颅内或颅外）、刺激时长以及刺激过程的大脑活动状态（静息态或活动态）有关。此外，以高水平运动员为研究对象的样本量小，较小样本量得到的结果可能不具有统计学意义。因此，关注运动员真实运动能力的变化而不只是探究其是否具有统计学意义可能更为重要，建议后续研究将运动员有氧能力的变化也报告出来。

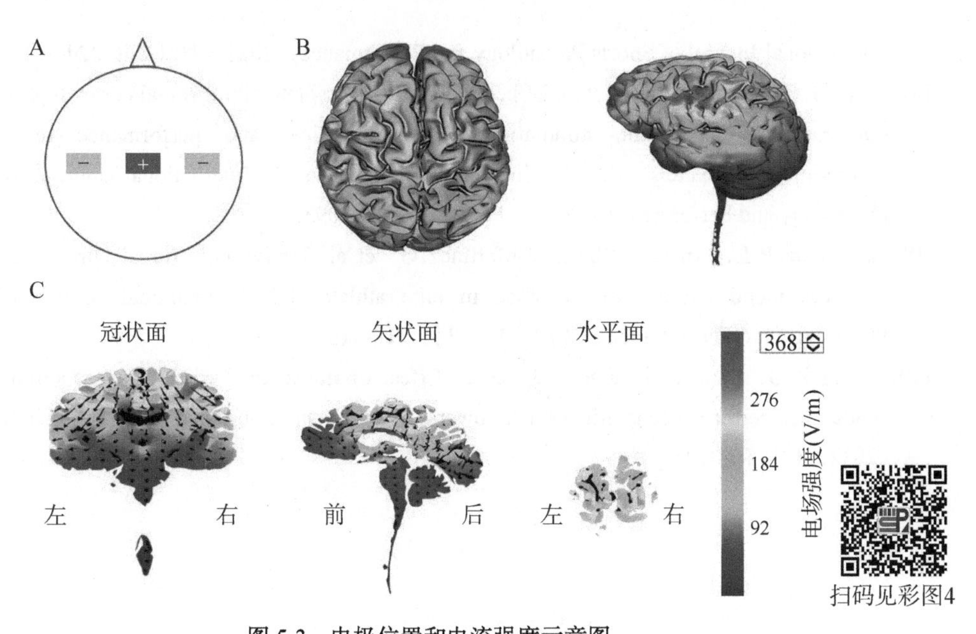

图 5-3　电极位置和电流强度示意图

A. 表示电极放置位置；B. 表示大脑皮质的激活水平；C. 表示大脑皮质不同切面的电场变化

（张　娜　侯金倩）

参考文献

[1] Sasada S，Endoh T，Ishii T，et al. Differential effects of transcranial direct current stimulation on sprint and endurance cycling[J]. Translational Sports Medicine，2020，3（3）：204-212.

[2] Baldari C，Buzzachera C F，Vitor-Costa M，et al. Effects of transcranial direct current stimulation on psychophysiological responses to maximal incremental exercise test in recreational endurance runners[J]. Frontiers in Psychology，2018，9：1867.

[3] Vitor-Costa M，Okuno N M，Bortolotti H，et al. Improving cycling performance：Transcranial direct current stimulation increases time to exhaustion in cycling[J]. PLoS One，2015，10（12）：e0144916.

[4] Park S B，Sung D J，Kim B，et al. Transcranial Direct Current Stimulation of motor cortex enhances running performance[J]. PLoS One，2019，14（2）：e0211902.

[5] Angius L，Mauger A R，Hopker J，et al. Bilateral extracephalic transcranial direct current stimulation improves endurance performance in healthy individuals[J]. Brain Stimulation，2018，11（1）：108-117.

[6] da Silva Machado D G，Bikson M，Datta A，et al. Acute effect of high-definition and conventional tDCS on exercise performance and psychophysiological responses in endurance athletes：A randomized controlled trial[J]. Scientific Reports，2021，11（1）：13911.

[7] Pollastri L，Gallo G，Zucca M，et al. Bilateral dorsolateral prefrontal cortex high-definition transcranial direct-current stimulation improves time-trial performance in elite cyclists[J].

International Journal of Sports Physiology and Performance，2021，16（2）：224-231.
[8] Gallo G, Geda E, Codella R, et al. Effects of bilateral dorsolateral prefrontal cortex high-definition transcranial direct-current stimulation on physiological and performance responses at severe-intensity exercise domain in elite road cyclists[J]. International Journal of Sports Physiology and Performance，2022，17（7）：1085-1093.
[9] Valenzuela P L，Amo C，Sánchez-Martínez G，et al. Transcranial direct current stimulation enhances mood but not performance in elite athletes [J]. International Journal of Sports Physiology and Performance，2018，14（3）：310-316.
[10] Liang Z Q，Zhou J H，Jiao F J，et al. Effect of transcranial direct current stimulation on endurance performance in elite female rowers：A pilot，single-blinded study[J]. Brain Sciences，2022，12（5）：541.

6

第六章 经颅电刺激与平衡控制

导读

本章主要阐述平衡的基本概念、生理学机制及常用的评估方法，进一步分析经颅电刺激（tES）技术在非运动员和运动员平衡控制中的应用案例，帮助读者更深入地理解 tES 技术在平衡中常用的刺激参数及应用效果。

第一节 平衡控制概述与评估方法

一、基本概念

平衡是人体的基本运动能力，是完成日常生活中走、跑、跳等复杂运动的基本保证。平衡是指在不同环境和情况下，维持身体处于一定姿势的能力，也是维持身体重心（center of gravity，COG）在支撑面内的能力。COG是各环节所受重力的集中点。压力中心（center of pressure，COP）是支撑面内受到全部压力的分布中心，通常可以用COG与COP间的相互关系来评估平衡能力（图6-1）。

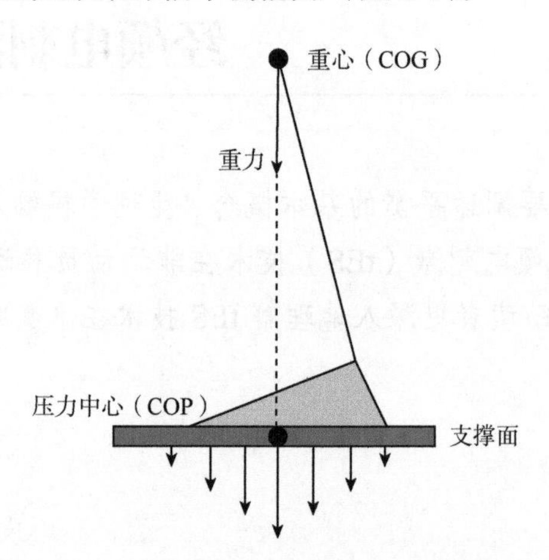

图6-1 身体重心与压力中心的关系

二、生理学机制

人体平衡系统的生理结构包括感觉系统、中枢神经系统和运动系统等，平衡系统的结构和调控过程如图6-2所示。人体通过感觉系统定位空间感知信息及本体感觉，信息传送到中枢神经系统后发出调控指令，由运动系统执行调控动作以维持人体的平衡和稳定。

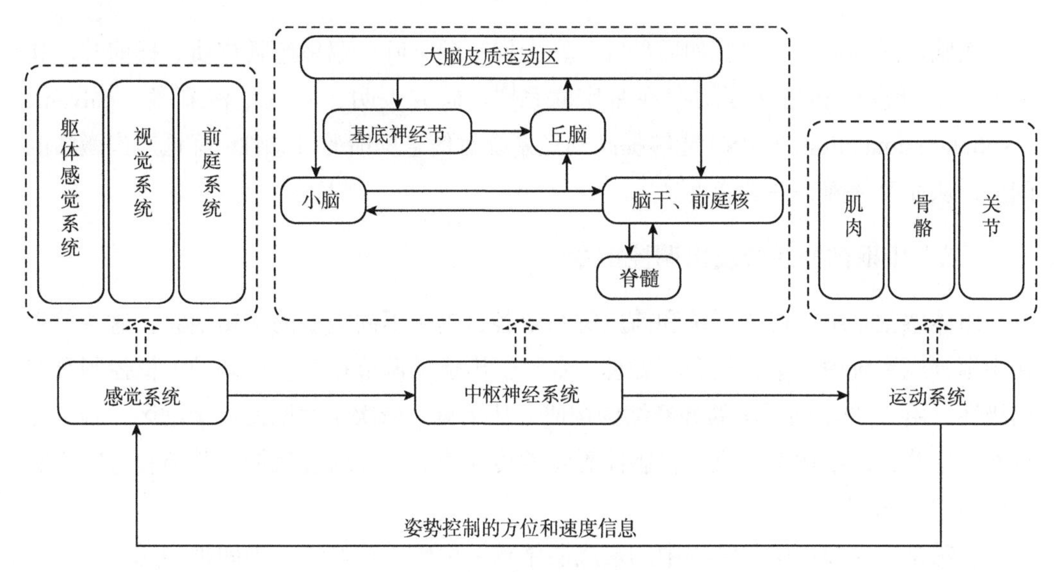

图 6-2　平衡系统的结构和调控过程

（一）感觉系统获取平衡信息

感觉系统包括躯体感觉系统、视觉系统和前庭系统，这三个系统在维持平衡中分别起不同作用。

躯体感觉输入包括皮肤感觉输入和本体感觉输入。位于皮肤内的触觉、压觉感受器和位于肌梭、关节内的本体感受器共同感受人体的位置和运动，以及身体各部位的相对位置和运动状态。在维持身体平衡和身体姿势的过程中，接触支撑面的皮肤触觉和压觉感受器向大脑皮质提供关于 COG 位置的信息，而位于肌梭和关节内的本体感受器则迅速向大脑传递身体各部位空间定位和运动方向的相关信息。

视觉感受器主要通过眼睛感受头部相对于环境的定位及身体位置变化的信息，以维持身体的平衡和稳定。姿势控制极度依赖视觉的参与，若视觉受损，即使本体感觉和前庭觉进行代偿，也难以保持姿势的稳定[1]。有研究显示，受试者的视力水平与平衡能力之间存在显著相关性，视力水平下降会导致人体姿势控制能力或平衡能力减弱[2]。因此，在评估静态平衡能力时，通常要求受试者注视前方固定距离的标志点，从而帮助维持身体稳定。

在前庭系统中，半规管内的壶腹嵴是运动感受器，能够感知头部在三维空间中的旋转运动；前庭迷路中的椭圆囊斑和球囊斑则负责感知头部静止时的地心引力以及头部做直线（加速或减速）运动的能力。在躯体感觉系统和视觉系统输入正常的情况下，前庭系统在控制人体重心位置方面发挥的作用相对较小；然而，当躯体感觉系统和视觉系统出现障碍时，前庭系统的感觉输入在维持平衡中变得尤为重要。此外，前庭系统与大脑皮质的多个区域，如后岛叶、颞上回、顶下叶、躯体感觉皮质、楔前叶、扣带回、额叶皮质和海马等均存在紧密联系[3]。研究表明，前庭电流刺激（galvanic vestibular stimulation，GVS）能够提高神经系统对信息反馈的敏感性，降低肌肉激活的阈值，从而改善静态平衡能力[4]。

（二）中枢神经系统发出调控指令

躯体感觉系统、视觉系统和前庭觉系统各自提供不同类型的平衡信息，这些信息在中枢神经系统中汇集、整合和处理，最终输出运动调节指令。运动的中枢控制具有层级性，由 3 个不同层次的神经结构构成，从上至下依次是大脑皮质运动区、脑干和脊髓。这些神经结构都接收来自躯体感觉的传入信号，并通过反馈、前馈和适应机制实现感觉-运动整合。

脊髓是运动控制层级结构中的最底层结构，由感觉神经元、中间神经元和运动神经元构成的脊髓神经环路，能够介导一些基本的运动反射，如膝跳反射和节律性运动等。中间神经元是感觉传入冲动和高级中枢下行冲动在脊髓中进行整合的关键部位，参与姿势和运动的反射控制及随意运动的调节。

脑干是脊髓向上延伸的下一级结构，包括内侧下行通路和外侧下行通路两个系统。内侧下行通路主要与姿势控制有关，由前庭脊髓束、网状脊髓束和顶盖脊髓束组成。这些传导束分别起源于前庭核、脑桥和延髓网状结构的某些核团及中脑的上丘。这些传导束的起源核团接受各方的传入信息，特别是来自前庭器官和大脑皮质的传入信息，与脊髓的中间神经元和运动神经元形成兴奋性和抑制性的联系。前庭脊髓束传递来自前庭迷路关于平衡和姿势反射的信息；网状脊髓束主要用于维持姿势稳定；顶盖脊髓束受大脑皮质控制，协调头部运动和眼球。外侧下行通路主要起源于脑干中的红核脊髓束，该传导束中的运动神经元主要支配肢体远端的肌肉，指挥精细的手部运动。

大脑是运动控制的最高层次结构，复杂的运动行为和精细运动的执行依赖于大脑皮质运动区发出的指令。大脑皮质运动区包括 M1、前运动皮质（premotor cortex）和 SMA。M1 通过接收外周传入的信息，对激活的肌肉进行编码，使其收缩产生运动；前运动皮质主要涉及运动指令的组织和准备；SMA 主要在肌肉群的复杂运动序列的编程中起重要作用[5]。

除脊髓、脑干和大脑皮质这三个运动控制的层级结构外，小脑和基底神经节也参与运动控制。小脑通过比较皮质下行的运动指令和实际运动执行情况的反馈信息来提高运动的精确性。基底神经节接收来自所有皮质区域的传入信号，其传出纤维主要投射到与运动计划相关的额叶皮质。丘脑也是高级感觉中枢，是重要的感觉传导部分，它对感觉信号进行初步的整合与分析。人体的大多数感觉信号均以丘脑为传导通路进行神经元转换，然后将神经信号投射到大脑皮质[6]。

（三）运动系统执行平衡任务

运动系统是人体运动的执行系统，由骨、关节和肌肉组成，占人体总重量的 60%～70%。全身的骨与骨之间借助一定的组织连接构成人体的支架，起到支持体重、保护内脏、赋予人体基本形态等作用。在神经系统的支配下，肌肉与骨、关节相互协作，肌肉收缩时牵动骨骼，控制躯体产生需要的运动行为或保持一定的身体姿态。肌纤维初长度、募集程度及激活状态会影响肌力的大小，从而影响关节活动。大脑皮质通过运动程序发出运动单位调集指令，运动单位募集的数量越多，输出的肌力越大。

三、测试与评估

平衡功能通常被分为静态平衡、动态平衡和反应性平衡。静态平衡指在身体保持静止状态下维持特定姿势的能力，如单足或双足站立等。动态平衡指在运动过程中人体调整和控制身体姿势稳定的能力，反映了人体对随意运动控制的水平。反应性平衡指人体在受到外力干扰或其他因素影响时，为维持或建立新的平衡做出的保护性调整反应，如迈步反应、保护性伸展反应等。

平衡功能受多种因素的影响，包括视觉、前庭觉、本体感觉、中枢神经系统的调控能力及骨骼肌力量等。基于平衡的生理机制和特点，逐渐形成了几种测量人体平衡能力的方法，主要包括临床观察法、量表评估法和仪器定量测量法。

（一）静态平衡能力测试

常用的静态平衡能力评定方法可以通过完成静态任务来量化。主要包括：睁眼和闭眼状态下的双足并行站立（图 6-3A）、足跟触碰足尖站立（图 6-3B）、单足交替站立（图 6-3C）等，根据保持固定动作的持续时间反映人体的静态平衡能力。

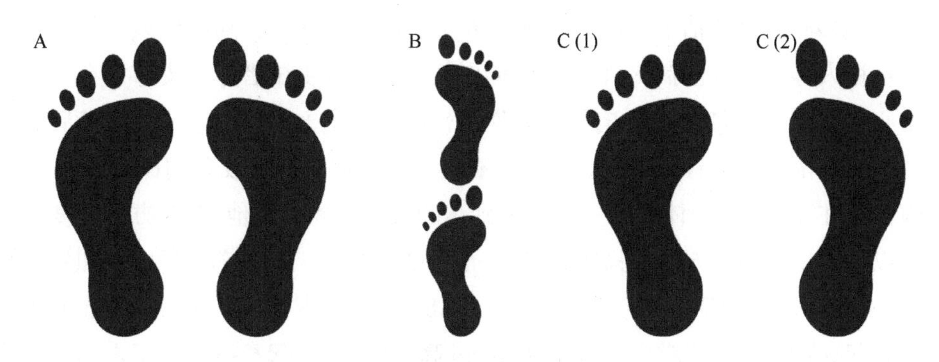

图 6-3　静态平衡测试任务

随着仪器设备的迭代更新，借助精密仪器对平衡能力进行评估是相对客观的定量测试方法。根据受试者不同的站立状态，从生理学、运动学、动力学等多个角度评定 COG 与 COP 间的相互关系，通过计算相关衍生指标反映静态平衡能力。实验室内常用的仪器包括三维测力台、动作捕捉系统、惯性传感器等。

（二）动态平衡能力测试

动态平衡能力的评估包括基于量表的平衡能力评估、基于运动表现的平衡能力评估、基于步态特征的平衡能力评估。

1. 基于量表的平衡能力评估 在临床试验和实验室研究中，常用的评估量表有 Berg 平衡量表（Berg balance scale，BBS）、Tinetti 平衡量表（Tinetti balance test of the performance-oriented assessment of mobility problems，POAMP）等。

Berg 平衡量表主要用于评估具有平衡功能障碍的患者或老年人群体。该量表包含 14 个条目，每个条目评分范围为 0～4 分，共 5 个等级。根据完成动作的情况进行评分，总分为 56 分。分数越低，表明平衡能力越差。总分 0～20 分、21～40 分、41～56 分分别对应需要坐轮椅、需要辅助步行和能够独立行走的活动能力。总分低于 40 分则预示存在跌倒风险。

Tinetti 平衡量表由步态测试和平衡测试两部分组成，总分为 28 分。步态测试包含 8 个项目，共 12 分；平衡测试包含 10 个项目，共 16 分。若总分低于 24 分，表明存在平衡功能障碍；若总分低于 15 分，预示存在跌倒风险。

2. 基于运动表现的平衡能力评估 包括星形偏移测试（star excursion balance test，SEBT）（图 6-4A）、Y 平衡测试（Y balance test，YBT）（图 6-4B）、计时起立行走测试（time up and go test，TUG）（图 6-4C）、平衡失误评分（balance error scoring system，BESS）等，还有在固定仪器上完成相应动作的评估，如平衡测试系统、动静态平衡测试仪等。

星形偏移测试是评估平衡能力的常用方法，可以筛查下肢高损伤风险及识别慢性踝关节不稳人群。测试包括 8 个方向的伸展任务，要求受试者单足支撑站在“米”字形的中心，非支撑腿向 8 个方向尽可能伸展，记录各个方向的最远距离，然后非支撑腿收回至起始位置保持身体稳定。然而，有学者运用因子分析发现测试受试者 8 个方向的表现存在冗余[7]，个体在某一方向上到达的最远距离与其他 7 个方向高度相关，因此可以简化星形测试方法，只执行“Y”形的 3 个方向，即向前、后内侧和后外侧方向。Y 平衡测试具有较高的内部信度（ICC=0.85～0.89）[8]，可以有效缩短测试时间。

计时起立行走测试要求受试者坐在 45cm 高的椅子上，起身按照其正常的步行速度向外走 3m，并转身回来坐在椅子上，记录行走的时间。一般用于评价老年人行走时的动态平衡能力。

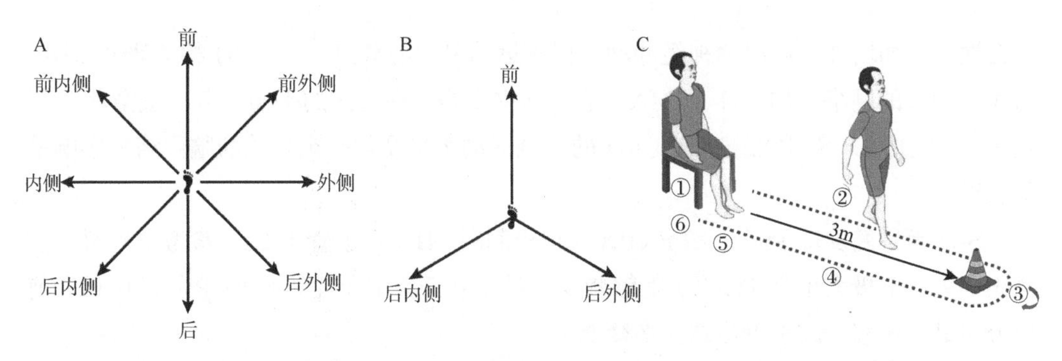

图 6-4　星形偏移测试（A）、Y 平衡测试（B）和计时起立行走测试（C）示意图

3. 基于步态特征的平衡能力评估　基于步态特征的平衡能力测试也是常用的测试方法。步态能够反映个体平衡系统在行走过程中调整和控制身体姿势稳定性的能力[9]，步态评估是预防、预测老年人跌倒风险的重要手段[10]。步态测试技术已从早期的足迹印迹法发展为计算机化步态分析（computerized gait analysis，CGA），即从根据受试者印在白纸上的行走足迹测量步态尺寸参数发展为结合现代计算机、传感器和机器视觉等技术定量测量步态参数。目前使用的步态测试技术包括步道系统[10]、加速度穿戴设备[11]和三维步态分析仪等[12, 13]。

（三）反应性平衡能力测试

当平衡受到外界扰动时及时做出反应并调整动作以维持平衡的能力称为反应性平衡能力[14]，这可以更好地评估抗跌倒能力，从而可以评估老年人跌倒的风险。反应性平衡能力可以通过在行走中突然给出转向或停止指示[15]，分析身体在执行命令时的步态运动学参数变化来评估。此外，还可以通过跨越障碍测试（obstacle crossing test，OST）[16]，测试受试者的越障成功率来衡量平衡能力。

第二节　非运动员平衡控制应用案例

tDCS 通常将 M1 和小脑作为目标靶区，通过调节皮质脊髓兴奋性，调控下肢功能和平衡表现。本节将介绍 tES 技术对非运动员人群静态平衡和动态平衡的影响。

一、静 态 平 衡

（一）初级运动皮质作为目标靶区

tDCS 正极刺激初级运动皮质（M1）可以改善平衡表现。tDCS 正极可以提高皮质兴奋性，从而增加对肌肉的神经冲动，促进运动单位的募集[17]。fMRI 相关研究表明，与运动相关的网络（如 M1、SMA、前运动皮质等）在复杂的平衡任务中被激活[18]。在 M1 上施加 tDCS 可能通过改变 M1 的神经活动水平及与平衡相关的脑网络来影响平衡表现。

Hou 等研究发现 15 分钟 2mA tDCS 正极刺激 M1（正极置于 Cz，参考电极置于前额正中央，电极大小为 35cm^2）能够减少单足站立任务中非优势侧 COP 晃动面积和前后方向最大位移，改善单足站立平衡能力[19]。

（二）小脑作为目标靶区

除 M1 外，小脑在平衡中也起重要作用，它与运动皮质和前额叶皮质（prefrontal cortex，PFC）有密切联系[20]。小脑白质是小脑与其他脑区的主要连接部位，而小脑蚓部是平衡和姿势控制的关键区域之一[20, 21]。部分研究显示 tDCS 正极和负极干预小脑可以提高平衡能力。tDCS 干预小脑可能是通过增加浦肯野细胞激活来改善小脑蚓部或白质束的功能[22]，促进小脑与其他大脑皮质的功能连接[23, 24]。

Inukai 等研究发现 20 分钟 2mA tDCS 负极刺激小脑（负极置于枕骨下方 2cm 处，参考电极置于额头上方，电极大小为 35cm^2，电流密度为 0.057mA/cm^2）可以显著降低健康男性睁眼站立时的重心摇摆总轨迹长度和单位时间的轨迹长度，改善静态平衡能力。当参考电极置于右侧颊肌时，静态平衡能力同样可以得到改善[25]。

然而，有研究显示 tDCS 负极干预小脑损害健康个体单足站立时的静态平衡能力。Foerster 等研究发现 13 分钟 1mA tDCS 正极刺激小脑（正极置于枕骨隆突外侧 3cm 处，参考电极置于右臂三角肌上方，电极大小为 25cm^2）对平衡能力没有影响，而 9 分钟 1mA tDCS 负极刺激小脑则会损害健康成年人左右单足站立时的静态平衡控制能力。这可能是由于 tDCS 负极降低小脑活动，从而影响小脑对单足站立时姿势调整的反应能力，而正极刺激没有改变神经元的兴奋性和神经连接[26]。对比上述两项研究，tDCS 负极刺激小脑对静态平衡能力造成的结果差异可能是由两者的电流强度、电极大小、电极放置位置和刺激时长不同导致的，负极刺激的参数仍需进一步对比研究。

部分研究对比了 tDCS 作用于 M1 或小脑在调节平衡上的效果。Baharlouei 等探究了 2mA tDCS 正极刺激 M1（正极置于 Cz 下方 1cm 处，参考电极置于前额）20 分钟或小脑（正极置于枕骨隆突下方 1cm 处，参考电极置于右侧肩膀三角肌处）20 分钟对健康老年人静态平衡能力的影响。正极电极大小为 27cm^2（3cm×9cm），参考电极大小为 36cm^2（4cm×9cm）。干预前后分别进行单任务和双任务下的平衡测试，单任务要求受试者睁眼站立在便携式测力板上保持站立姿势 90s；双任务要求受试者在站立的同时进行减法计算（随机选取 400～500 之间的一个数字进行减 3）。各项任务测试 3 次，分别提取单任务和双任务下 60 秒（剔除开始和结束前 15 秒的数据）站立时的前后和内外方向重心的偏移程度、路径长度和速度。结果显示，tDCS 正极刺激 M1 或小脑均可改善健康老年人的静态平衡能力，且两者之间没有显著差异[27]。

亦有研究人员进一步探索了 tDCS 刺激小脑结合其他方法对健康成年人姿势稳定和平衡控制的影响。Andani 等探究小脑 tDCS 结合视觉反馈对健康成年人平衡控制的影响。实验分为 6 组：实验组包括视觉反馈分别结合 tDCS 正极组、tDCS 负极组和伪刺激组；对照组包括 tDCS 正极组、tDCS 负极组和伪刺激组。正极刺激时，正极电极放置在受试者优势腿同侧的小脑半球，在小脑枕骨外侧 3cm 处，参考电极放在同侧颊肌；负极刺激时，负极放在小脑半球，参考电极放在颊肌。电极大小为 25cm^2（5cm×5cm），电流强度为 2mA、刺激时长为 20 分钟，电流密度为 0.08mA/cm^2。伪刺激同样采用 2mA 电流，仅在刺激开始和结束时刺激 30s，伪刺激组一半受试者使用正极刺激，另一半使用负极刺激。分别测试 tDCS 干预前、干预期间和干预结束后三个阶段单足站立任务时的平衡控制能力。研究结果显示，tDCS 正极或负极干预小脑结合视觉反馈比单独使用 2 种方法更能改善平衡控制情况，且在结束后仍能观察到效果改善，表明平衡控制在短期内得到保留和视觉反馈对平衡维持的积极作用[28]。安静站立时姿势的视觉反馈会影响姿势摇摆，视觉反馈可能为小脑提供了关于当前姿势位置的精确信号，从而通过行为监测促进平衡控制的学习[28]。

二、动 态 平 衡

（一）初级运动皮质作为目标靶区

1. 健康成年人 Kaminski 等研究发现 20 分钟 1mA tDCS 正极刺激 M1（正极置于 Cz 下方 1cm，电极大小为 25cm^2，电流密度为 0.04mA/cm^2；参考电极置于右侧前额眼眶上方，电极大小为 50cm^2，电流密度为 0.02mA/cm^2）可以延长健康成年人全身动态平衡任务的维持时间，提升动态平衡表现[29]。乔淇淇等探究了 HD-tDCS 对动态平衡能力的影响。研究将 36 名右利手健康在校大学生分为 3 组，分别接受 1mA tDCS 正极刺激、2mA tDCS 正极刺激和伪刺激。刺激时长均为 20 分钟，正极置于 Cz，参考电极分别置于 CP1、CP2、FC1 和 FC2，电极直径为 1cm。在刺激前 1 周、刺激后即刻、刺激后 30 分钟分别进行 30 秒双足睁眼、左右单足睁眼站立以及闭目原地踏步测试，分别记录动态稳定指数和偏移距离。结果显示，1mA tDCS 正极刺激 M1 降低刺激后即刻的双足动态稳定指数和右足动态稳定指数，提高刺激后即刻双足的动态平衡。2mA tDCS 正极刺激 M1 缩短刺激后即刻的偏移距离，提高动态平衡能力。此外，1mA 和 2mA tDCS 正极刺激 M1 在刺激结束后 30 分钟仍能观察到双足动态平衡能力的改善[30]。

Hou 等研究发现 tDCS 正极干预 M1 改善健康成年人的动态平衡表现。17 名健康成年人均接受 15 分钟 2mA tDCS 正极干预 M1（正极置于 Cz，参考电极置于前额正中央处，电极大小为 35cm^2）和伪刺激，干预前后进行 Y 平衡测试和多方向单腿跳跃测试。结果显示，tDCS 正极刺激后单脚跳跃任务的后外侧 45°方向、向前、后内侧 45°方向达到稳定的时间及向前方向的稳定指数降低，优势侧的动态平衡能力提升；Y 平衡测试综合得分提高，动态平衡表现改善[19]。基于前期的研究，亓丰学团队又探索 5 周 tDCS 干预 M1 结合平衡训练对提高健康成年人平衡表现的影响。研究中将 60 名大学生分为四组，分别接受：①tDCS 正极刺激 M1 结合平衡训练；②伪 tDCS 刺激 M1 结合平衡训练；③tDCS 正极刺激 M1；④伪刺激。根据 10-20 系统法确定 M1（Cz）位置，相应的参考电极放置在前额中央，电流强度为 2mA，刺激时长 15 分钟，电极大小为 35cm^2（5cm×7cm）。实验共 5 周，每周干预 3 次，在每次 tDCS 干预后进行平衡训练，分别在实验干预前、5 周干预后间隔 1 天及停止干预 1 周后进行单足站立及 Y 平衡测试。结果显示，与训练前相比，5 周 tDCS 正极干预 M1 结合平衡训练、伪刺激结合平衡训练及单独的 tDCS 干预 M1 均不同程度地降低 COP 前后、左右动摇路径，提高 Y 平衡测试综合指数，改善健康成年人静态、动态平衡表现，并在 1 周后仍然观察到平衡功能的改善，这可能与下肢肌肉的募集程度增加有关。

2. 健康老年人 除健康成年人外，tDCS 干预 M1 同样可以改善健康老年人的动态平衡能力。年龄的增加会导致老年人运动、姿势控制和认知能力下降，老年人可能会表现出较差的姿势控制和较大的姿势摇摆及较长的反应时间，这可能会改变他们的步态，增加跌倒的风险。

Yi 等探究了 20 分钟 2mA tDCS 刺激 M1（正极置于 Cz，电极大小为 28cm^2）对 65 岁以上健康老年人步行速度、功能性力量及平衡能力的影响。干预前后进行 10m 步行测试、重复 5 次坐立测试、单腿站立测试和计时起立行走测试。结果显示，tDCS 可改善受试者完成 10m 步行的速度、重复 5 次坐立的时长、左腿站立的时长和计时起立行走的时间，提高老年人的下肢平衡表现和肌肉力量[31]。

多次 tDCS 干预 M1 在调节平衡表现上同样具有积极效应。Rostami 等探究了连续 5 天 20 分钟 1mA tDCS 正极刺激左侧 M1（正极置于 C1 位置，参考电极置于对侧前额眼眶上方，电极大小为 8.5cm×6.5cm）对健康老年人动态平衡能力和下肢功能的影响。分别在 tDCS 干预前、第 5 天干预结束即刻、干预结束 30 分钟后、干预结束 1 周后进行计时起立行走测试、改良版 8 字步行和 30 秒椅子起立测试，以评估步态、动态平衡和下肢肌肉力量。改良版 8 字步行测试要求受试者在直径为 1.63m 的两个圆圈交点（线段宽 4m），以逆时针方向在其中一个圆尽可能快和准确地行走，回到交点后以顺时针方向在另一个圆圈上行走，测试 2 次（图 6-5）。30 秒椅子起立测试要求受试者在 30 秒内反复地在45cm高的椅子进行坐、站立、坐、站立等，记录站立和坐下的次数。结果显示，在第5天tDCS干预结束即刻和干预结束30分钟后，tDCS正极刺激可缩短受试者完成计时起立行走测试和改良版8字步行测试的时长，改善老年人的步态、动态平衡和下肢肌肉力量，并在1周后仍然观察到下肢功能改善的表现[32]。

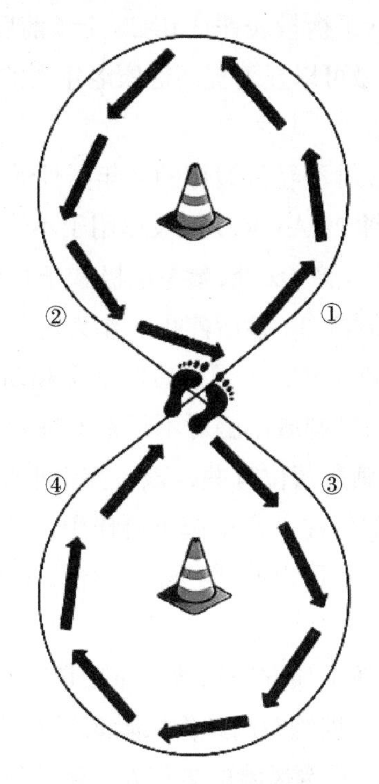

图6-5 改良版8字步行测试

（二）小脑作为目标靶区

1. 健康成年人 Poortvliet等招募28名健康年轻人随机分为2组，一组接受1mA tDCS干预双侧小脑20分钟，正极置于枕骨下方1.5cm处，电极大小为35cm²（5cm×7cm），参考电极置于前额中央，电极大小为100cm²（10cm×10cm），另一组接受伪刺激。通过15秒的跟腱振动任务干扰受试者的站立平衡，观察tDCS能否改善姿势扰动后的适应性平衡控制[33]。研究结果显示，对比伪刺激组，在振动阶段和恢复过程中，正极刺激组的COP位移减少，表明更快、更有效的姿势适应。这可能是由于小脑（前叶、后叶和前蚓部）和PFC的部分区域在扰动任务中被募集，并且需要整合足、踝的本体感受信息[34, 35]。tDCS干预小脑可能调节多个脑区活动的功能连接[33]。

2. 健康老年人 一些评估老年人平衡和步态缺陷的研究表明，小脑的不同区域发生了显著变化[36]，年龄对小脑白质结构完整性及其与丘脑和皮质区域的连接通路有负面影响[36-38]。随着年龄的增加，老年人的平衡能力逐步减弱，与年轻人相比，改善个人平衡的过程对老年人的影响更大。Ehsani 等采用 1.5mA tDCS 正极刺激健康老年人小脑（正极置于小脑枕骨下方 1cm 处，参考电极位于右臂，电极大小为 25cm^2）20 分钟，通过 Biodex 平衡系统和 Berg 平衡量表评估 tDCS 干预前后动、静态稳定指数和平衡得分。结果显示，tDCS 正极刺激可以显著提高健康老年人的静态和动态平衡及姿势稳定能力[39]。

亦有研究表明小脑 tDCS 对不经常锻炼的老年男性的动静态平衡能力同样具有促进作用。Parsaee 等将 15 分钟 2mA tDCS 正极作用于不经常锻炼的老年男性的小脑，基于 10-20 系统法，正极置于小脑 Oz 处，参考电极置于左侧眼窝，电极大小为 6.25cm^2（2.5cm×2.5cm），伪刺激（刺激 30 秒后停止）作为对照组，分别采用单足站立和计时起立行走测试评估受试者在 tDCS 干预前后的静态和动态平衡能力[40]。研究结果显示，对比伪刺激组，tDCS 正极刺激小脑对不经常锻炼老年男性的静态和动态平衡能力有积极的影响。这可能与刺激部位有关，该研究中小脑区的 O 点靠近后叶、基底神经节、黑质和小脑，这些部位在平衡中起重要作用，并对大脑皮质和皮质下区域产生有效影响[41]。正极小脑 tDCS 可以改变神经可塑性，这可能与脑功能连接的变化有关[42]。

部分研究将 tDCS 与其他干预方法相结合探究其作用效果。Yosephi 等探究对比 tDCS 干预 M1 或小脑结合姿势训练对高跌倒风险老年人平衡和姿势稳定性的影响。研究招募了 65 名 60～85 岁有高跌倒风险的老年人，将其分成 5 组分别进行：①姿势训练的同时接受 tDCS 正极刺激双侧小脑；②姿势训练的同时接受 tDCS 正极刺激左侧 M1；③姿势训练的同时接受伪刺激；④单独的姿势训练；⑤单独的 tDCS 正极刺激双侧小脑。干预时长为 2 周，每周 3 次。tDCS 电流强度设置为 2mA，刺激时长为 20 分钟，电极大小为 35cm^2（5cm×7cm）。伪刺激仅在开始前的 30 秒施加电流。根据 10-20 系统法确定左侧 M1（C3）位置，相应的参考电极置于右侧前额眼眶上方（图 6-6A）；小脑正极位于枕骨隆突下方 1cm，相应的参考电极置于右侧颊肌（图 6-6B）。要求受试者在 Biodex 平衡系统上以双足支撑姿势分别完成持续 30 秒的 1 个静态水平和 2 个动态水平的姿势训练，训练间歇为 5 分钟。干预前后进行 Berg 平衡评分、睁眼和闭眼条件下的静态与动态稳定性指数测试。结果显示，进行姿势训练的同时接受 tDCS 正极刺激双侧小脑或接受 tDCS 正极刺激左侧 M1 均可提高静态和动态平衡的表现，且 tDCS 正极刺激双侧小脑的表现优于 tDCS 正极刺激左侧 M1；单独的姿势训练或 tDCS 正极刺激双侧小脑没有改善平衡的表现[43]。

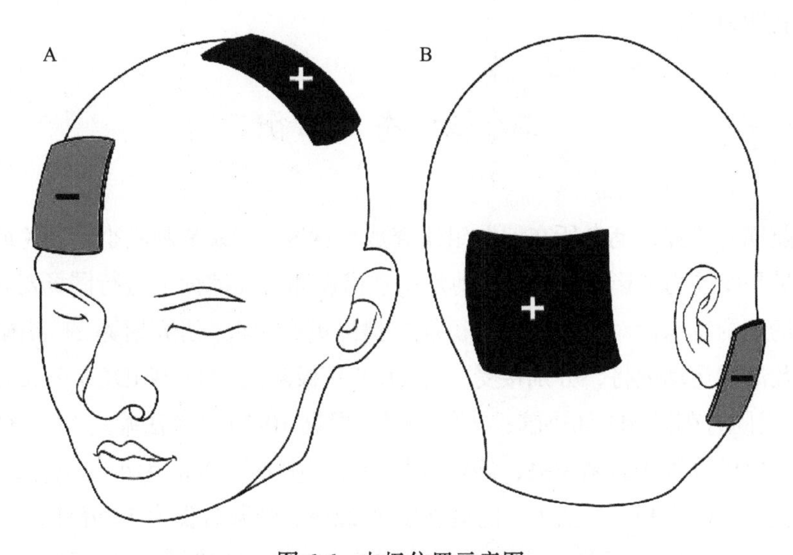

图 6-6 电极位置示意图

A. tDCS 正极刺激左侧 M1；B. tDCS 正极刺激双侧小脑

第三节 运动员平衡控制应用案例

平衡能力是运动员参与体育运动的基础素质，对运动表现有重要影响。篮球、足球、排球、田径等项目的运动员在运动过程中常需要完成一些单足着地的跳落动作，在这一过程中调整动作姿态、提高着地时的动态平衡能够有效预防运动损伤的发生。已有的研究证实 tDCS 在改善艺术体操和冰球运动员平衡能力的重要作用，但当前关于 tDCS 对于运动员平衡能力影响的研究尚处于起步阶段，未来需要结合不同专项的平衡特征进行具体评估。

一、静 态 平 衡

朱志强等探究了 tDCS 对艺术体操运动员平衡能力的影响。研究招募了 20 名国家二级以上的艺术体操运动员，将其分成 2 组，分别接受 20 分钟 2mA 正极 tDCS 同时刺激双侧 M1 和伪刺激。根据 10-20 系统法确定双侧 M1（C3、C4）位置，参考电极放置在双侧 DLPFC（Fp1、Fp2），电极大小为 35cm^2（5cm×7cm），刺激期间阻抗小于 25Ω。干预前后在 NeuroCom 平衡训练测试仪上分别进行 3 次硬地睁眼、硬地闭眼、软地睁眼、软地闭眼测试。结果显示，tDCS 正极同时刺激双侧 M1 可提高软地闭眼站立的静态平衡控制能力[44]。

二、动 态 平 衡

基于前期的研究，笔者所在课题组研究成员探究了 tDCS 刺激小脑和（或）M1 对冰球运动员平衡能力的影响。冰球运动是一项借助冰鞋在冰面上进行同场对抗的项目，其装备和场地的特殊性对运动员的平衡能力提出更高要求。研究招募 21 名国家一级冰球运动员及冰球运动健将，分别接受：①tDCS 正极刺激 M1；②tDCS 正极刺激小脑；③tDCS 正极同时刺激 M1 和小脑；④伪刺激。根据 10-20 系统法确定 M1（Cz）位置，相应的参考电极放置在前额中央；确定枕骨隆突正中线下 2cm 为小脑位置，相应的参考电极放置在左侧肩膀三角肌处，电流强度为 2mA，刺激时长为 15 分钟，电极大小为 $35cm^2$（5cm×7cm）。干预前后进行 Y 平衡测试、PROKIN 静动态平衡和冰球射门命中率任务测试。PROKIN 静动态平衡任务要求受试者在 PROKIN 平衡评估系统上分别完成静态站立测试（评价静态平衡能力）和动态本体感觉测试（评价动态平衡能力）；冰球射门命中率任务要求受试者在距离球门 5m 远的不稳定平面（即 BOSU 球）上进行射门（图 6-7）。结果显示，tDCS 正极刺激 M1、小脑或 tDCS 同时刺激 M1 和小脑可

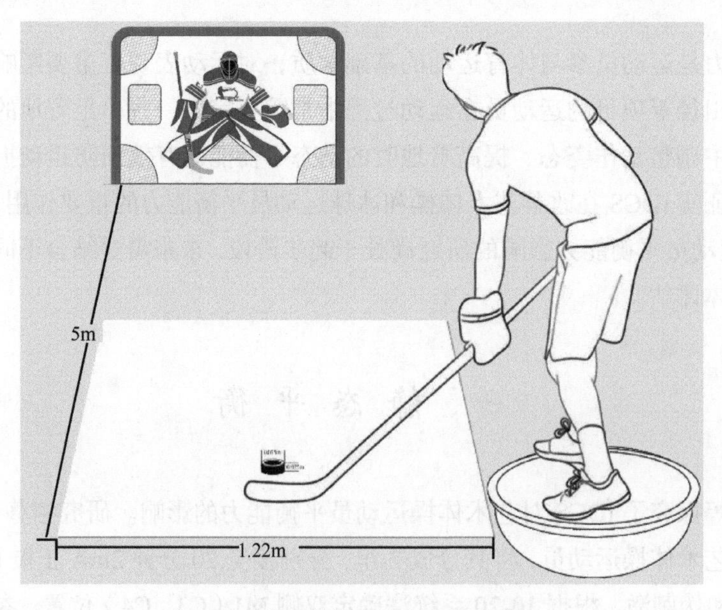

图 6-7　冰球射门命中率任务示意图

改善受试者在静态站立任务中的表现；tDCS 正极刺激 M1 或 tDCS 同时刺激 M1 和小脑可改善受试者在动态本体感觉测试和 Y 平衡测试中的表现；单独 tDCS 正极刺激 M1 或小脑可提高受试者在不稳定平面的射门命中率[45]。

（侯金倩　张　娜　王立娟）

参 考 文 献

[1] 许敏华，高发荣，陈辉辉，等. 人体步态平衡影响因素相关性分析[J]. 控制工程，2017，24（S1）：140-145.

[2] Rutkowska I，Bednarczuk G，Molik B，et al. Balance functional assessment in people with visual impairment[J]. Journal of Human Kinetics，2015，48：99-109.

[3] Lopez C，Blanke O. The thalamocortical vestibular system in animals and humans[J]. Brain Research Reviews，2011，67（1/2）：119-146.

[4] 陈洪梅，孟桃李，陈凯，等. 噪声和电流前庭刺激对人体静态平衡能力影响的对比研究[J]. 航天医学与医学工程，2020，33（5）：416-421.

[5] Matthews G G. Neurobiology：molecules，cells，and systems [M]. Cambridge，Mass：Blackwell Science，1997.

[6] Berntson G G，Cacioppo J T. Handbook of neuroscience for the behavioral sciences [M]. Hoboken：Wiley，2010.

[7] Hertel J，Braham R A，Hale S A，et al. Simplifying the star excursion balance test：Analyses of subjects with and without chronic ankle instability[J]. The Journal of Orthopaedic and Sports Physical Therapy，2006，36（3）：131-137.

[8] Plisky P J，Gorman P P，Butler R J，et al. The reliability of an instrumented device for measuring components of the star excursion balance test[J]. North American Journal of Sports Physical Therapy，2009，4（2）：92-99.

[9] Snijders A H，van de Warrenburg B P，Giladi N，et al. Neurological gait disorders in elderly people：Clinical approach and classification[J]. The Lancet Neurology，2007，6（1）：63-74.

[10] Allali G，Ayers E I，Verghese J. Multiple modes of assessment of gait are better than one to predict incident falls[J]. Archives of Gerontology and Geriatrics，2015，60（3）：389-393.

[11] Djuric-Jovicic M，Jovicic N，Radovanovic S，et al. Quantitative and qualitative gait assessments in Parkinson’s disease patients[J]. Military Medical and Pharmaceutical Journal of Serbia，2014，71（9）：809-816.

[12] Mariani B，Hoskovec C，Rochat S，et al. 3D gait assessment in young and elderly subjects using foot-worn inertial sensors[J]. Journal of Biomechanics，2010，43（15）：2999-3006.

[13] Firmani F，Park E J. A framework for the analysis and synthesis of 3D dynamic human gait[J]. Robotica，2012，30（1）：145-157.

[14] 沈志祥. 运动与康复[M]. 北京：北京大学医学出版社，2008.

[15] Cao C, Ashton-Miller J A, Schultz A B, et al. Abilities to turn suddenly while walking: Effects of age, gender, and available response time[J]. The Journals of Gerontology Series A, Biological Sciences and Medical Sciences, 1997, 52 (2): M88-M93.
[16] Feld J A, Goode A P, Mercer V S, et al. Utility of an obstacle-crossing test to classify future fallers and non-fallers at hospital discharge after stroke: A pilot study[J]. Gait & Posture, 2022, 96: 179-184.
[17] Dutta A, Krishnan C, Kantak S S, et al. Recurrence quantification analysis of surface electromyogram supports alterations in motor unit recruitment strategies by anodal transcranial direct current stimulation[J]. Restorative Neurology and Neuroscience, 2015, 33 (5): 663-669.
[18] Taube W, Mouthon M, Leukel C, et al. Brain activity during observation and motor imagery of different balance tasks: An fMRI study[J]. Cortex; A Journal Devoted to the Study of the Nervous System and Behavior, 2015, 64: 102-114.
[19] Hou J Q, Nitsche M A, Yi L Y, et al. Effects of transcranial direct current stimulation over the primary motor cortex in improving postural stability in healthy young adults[J]. Biology, 2022, 11 (9): 1370.
[20] Shumway-Cook A, Woollacott M H, Woollacott SD. Motor control: Translating research into clinical practice[M]. Philadelphia: Lippincott Williams & Wilkins, 2007.
[21] Latash M L. Neurophysiological basis of movement[M]. Array Champaign, IL: Human Kinetics, 2008.
[22] Celnik P. Understanding and modulating motor learning with cerebellar stimulation[J]. Cerebellum, 2015, 14 (2): 171-174.
[23] Priori A, Ciocca M, Parazzini M, et al. Transcranial cerebellar direct current stimulation and transcutaneous spinal cord direct current stimulation as innovative tools for neuroscientists[J]. The Journal of Physiology, 2014, 592 (16): 3345-3369.
[24] Rahmati N, Owens C B, Bosman L W J, et al. Cerebellar potentiation and learning a whisker-based object localization task with a time response window[J]. The Journal of Neuroscience, 2014, 34 (5): 1949-1962.
[25] Inukai Y, Saito K, Sasaki R, et al. Influence of transcranial direct current stimulation to the cerebellum on standing posture control[J]. Frontiers in Human Neuroscience, 2016, 10: 325.
[26] Foerster Á, Melo L, Mello M, et al. Cerebellar transcranial direct current stimulation (ctDCS) impairs balance control in healthy individuals[J]. Cerebellum, 2017, 16 (4): 872-875.
[27] Baharlouei H, Sadeghi-demneh E, Mehravar M, et al. Comparison of transcranial direct current stimulation of the primary motor cortex and cerebellum on static balance in older adults[J]. Iranian Red Crescent Medical Journal, 2020, 22 (3): e96259.
[28] Andani M E, Villa-Sánchez B, Raneri F, et al. Cathodal cerebellar tDCS combined with visual feedback improves balance control[J]. Cerebellum, 2020, 19 (6): 812-823.
[29] Kaminski E, Steele C J, Hoff M, et al. Transcranial direct current stimulation (tDCS) over primary motor cortex leg area promotes dynamic balance task performance[J]. Clinical Neurophysiology, 2016, 127 (6): 2455-2462.

[30] 乔淇淇，吴翊馨，王新，等. 高精度经颅直流电刺激对人体动态平衡能力的影响[J]. 中国组织工程研究，2022，26（26）：4192-4198.
[31] Yi D，Sung Y，Yim J. Effect of transcranial direct current stimulation on walking speed，functional strength，and balance in older adults：A randomized，double-blind controlled trial[J]. Medical Science Monitor，2021，27：e932623.
[32] Rostami M，Mosallanezhad Z，Ansari S，et al. Multi-session anodal transcranial direct current stimulation enhances lower extremity functional performance in healthy older adults[J]. Experimental Brain Research，2020，238（9）：1925-1936.
[33] Poortvliet P，Hsieh B，Cresswell A，et al. Cerebellar transcranial direct current stimulation improves adaptive postural control[J]. Clinical Neurophysiology，2018，129（1）：33-41.
[34] Goble D J，Coxon J P，Van Impe A，et al. Brain activity during ankle proprioceptive stimulation predicts balance performance in young and older adults[J]. The Journal of Neuroscience，2011，31（45）：16344-16352.
[35] Ito M. Historical review of the significance of the cerebellum and the role of Purkinje cells in motor learning[J]. Annals of the New York Academy of Sciences，2002，978：273-288.
[36] Kafri M，Sasson E，Assaf Y，et al. High-level gait disorder：Associations with specific white matter changes observed on advanced diffusion imaging[J]. Journal of Neuroimaging，2013，23（1）：39-46.
[37] Sullivan E V，Pfefferbaum A. Diffusion tensor imaging and aging[J]. Neuroscience & Biobehavioral Reviews，2006，30（6）：749-761.
[38] Cavallari M，Moscufo N，Skudlarski P，et al. Mobility impairment is associated with reduced microstructural integrity of the inferior and superior cerebellar peduncles in elderly with no clinical signs of cerebellar dysfunction[J]. NeuroImage Clinical，2013，2：332-340.
[39] Ehsani F，Samaei A，Zoghi M，et al. The effects of cerebellar transcranial direct current stimulation on static and dynamic postural stability in older individuals：A randomized double-blind sham-controlled study[J]. The European Journal of Neuroscience，2017，46（12）：2875-2884.
[40] Parsaee S，Shohani M，Jalilian M. The effect of cerebellar tDCS on static and dynamic balance of inactive elderly men[J]. Gerontology & Geriatric Medicine，2023，9：23337214231159760.
[41] Azarpaikan A，Torbati H T，Sohrabi M. Neurofeedback and physical balance in Parkinson's patients[J]. Gait & Posture，2014，40（1）：177-181.
[42] Takai H，Tsubaki A，Sugawara K，et al. Effect of transcranial direct current stimulation over the primary motor cortex on cerebral blood flow：A time course study using near-infrared spectroscopy[J]. Adv Exp Med Biol，2016，876：335-341.
[43] Yosephi M H，Ehsani F，Zoghi M，et al. Multi-session anodal tDCS enhances the effects of postural training on balance and postural stability in older adults with high fall risk：Primary motor cortex versus cerebellar stimulation[J]. Brain Stimulation，2018，11（6）：1239-1250.
[44] 朱志强，姜咏，田野. 经颅直流电刺激对艺术体操运动员平衡控制能力的影响[J]. 中国运

动医学杂志，2023，42（4）：277-281.

[45] Zhang N，Nitsche M A，Miao Y，et al. Transcranial direct-current stimulation over the primary motor cortex and cerebellum improves balance and shooting accuracy in elite ice hockey players[J]. International Journal of Sports Physiology and Performance，2024，19（10）：1107-1114.

7

第七章 经颅电刺激与运动学习

导读

本章主要阐述运动学习的基本理论及研究范式，分析经颅电刺激（tES）技术在运动技能习得与运动适应中的应用案例，帮助读者进一步了解 tES 技术在运动学习中常用的刺激参数及应用效果。

第一节 运动学习概述与评估方法

一、概　　述

人类大部分日常生活都依赖于运动学习的过程，初期主要是获得运动技能，经过后期熟练巩固，最终实现记忆的转化。运动学习是基于经验或练习获得相对持久娴熟运动技能的过程。运动记忆是学习的结果，包括对所获取知识及运动技能的保存。运动学习可以分为外显学习（又称陈述学习）和内隐学习（又称非陈述学习）。外显学习强调人们通过有意识的思维过程和意志努力获得技能学习的过程，通常鼓励采用不同的指令、指导使用语言或分析系统（即工作记忆），强调对工作记忆的依赖。内隐学习一般被认为是无意识地获得复杂知识的过程，尝试从学习过程中消除语言或分析系统的使用。

程序性运动学习是内隐学习的一种，是通过重复执行运动任务获得新知识的过程，也是习得运动技能的重要方式[1]。根据任务顺序是否遵循一定规律可以分为序列学习和随机学习。序列学习是在同一个序列循环刺激下进行重复运动而产生的学习过程，随机学习则是在完全随机、无序的过程中进行学习。在实验研究中可以通过学习特点设计实验范式，如序列反应时任务（serial reaction time task，SRTT）等。

二、生 理 机 制

运动学习作为感觉、认知和行为的整合过程[2]，是从多种信息源摄取所学动作技术的信息进行加工处理[3]，形成动作表象，建立动作程序，最后根据程序完成动作的过程。其本质在于通过大脑皮质不同区域的突触可塑性和功能连接机制来优化神经系统功能，从而更好地控制肌肉和运动。

研究显示，运动学习涉及多个大脑皮质区域的活动，包括M1、前运动皮质、SMA、感觉运动皮质、DLPFC、后顶叶皮质、小脑和基底神经节[4-6]。参与外显学习的脑区包括前扣带回、PFC、尾状核尾部及内侧颞叶（包括海马）。其中，右侧海马在空间记忆中尤为重要，左侧海马则侧重于语言相关的记忆。参与程序性学习的脑区包括额叶皮质特定网络（包括感觉运动皮质）、基底神经节（尤其是尾状核尾部）、顶叶及小脑等。

三、研究范式

运动技能习得和运动适应是运动学习的重要组成部分[7]。运动技能习得是获得一项新的运动技能，涉及执行新的动作和（或）肌肉协同作用的能力。运动适应是减少因条件改变引起的错误，以恢复到先前存在的技能水平，不需要新的肌肉激活模式。常用的任务有序列反应时任务、顺序视觉等长捏力任务（sequential visual isometric pinch task，SVIPT）和轨迹追踪任务等。

（一）序列反应时任务

序列反应时任务（SRTT）是研究运动技能内隐学习的经典实验范式，通常包括一般运动技能学习和序列特异性学习（图 7-1）[8]。实验者通过按下键盘上相应按钮来对计算机屏幕上出现的符号（如“•”）做出反应，代表了一定时间内运动学习能力的变化。该范式由 Nissen 和 Bullemer 于 1987 年提出[9]，通过测量反应时（reaction time，RT，即个体对特定刺激的反应时间）来研究人们对序列规则的无意识获得，以顺序序列下的反应时和随机序列下的反应时间之差及错误率反映个体运动学习能力，对衡量学习能

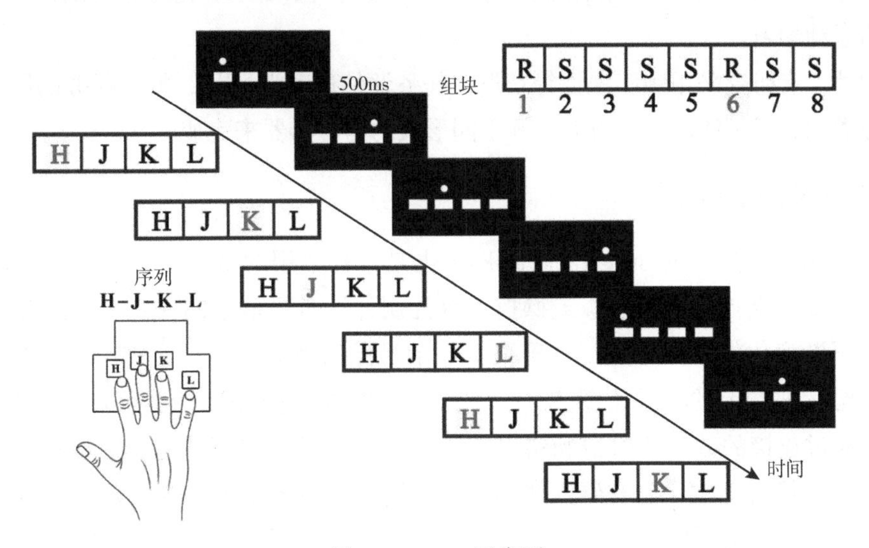

图 7-1　SRTT 示意图

受试者右手示指、中指、环指和小指分别对应电脑键盘的 H、J、K、L 按键，根据屏幕上出现的光标尽可能快地按下圆圈对应的按键。在 8 个组块中，R 为伪随机序列，S 为固定序列[8]

力及生理学机制具有重要意义。通常需要用不同的手指按键对应电脑屏幕上不同的位置符号，当出现不同的视觉刺激（如“•”）时需要快速按下相应的按键，然后刺激消失，紧接着出现下一个视觉刺激。这些视觉刺激往往具有规律性，由任务制定者在多次重复固定序列的情况下插入随机序列，再恢复固定序列，通过对比受试者对固定序列和随机序列的反应时和错误率评价运动学习。如在 Nitsche 等的试验中，第 1、6 组块为伪随机序列，第 2、3、4、5、7、8 组块为固定序列，按照 a、b、a、d、b、c、d、a、c、b、d、c 的顺序出现[10]。

（二）顺序视觉等长捏力任务

顺序视觉等长捏力任务也是常用的评估运动学习的方法。受试者需坐在计算机屏幕前，用拇指和示指挤压力传感器，并在力传感器上尽可能精确、快速地匹配所产生的力，使用力传感器来操纵屏幕上每个目标力。测试时，需要先测试受试者的最大等长收缩（maximum voluntary contraction，MVC）捏力，将其标准化为移动光标所需要捏力的百分比。设计每次试验的目标力为 MVC 的百分比（如 10%～40%），随机创建序列顺序，如 10%、35%、20%、40%、25%、15%和 30% MVC。通过屏幕上的序列顺序挤压力传感器，将光标调整到目标位置，到达每个目标力后，受试者释放传感器上的力，使其返回基线水平，再次挤压力传感器至下一个目标。在 Hashemirad 等的研究（图 7-2）中[11]，设置了 8 个组块，每个组块包含 7 个目标力，其中除第 6 组块采用随机顺序外，其他组块均按照相同顺序进行。通过测量受试者完成每次试验的反应时来评估运动学习。

此外，有研究采用顺序视觉等长捏力任务评估运动学习[12]，握力任务的原理同捏力任务类似，只是使用捏力或握力等不同形式的力传感器来完成。

（三）轨迹追踪任务

轨迹追踪任务（pursuit-track tasks）也是一种常用的试验范式。要求受试者通过力传感器、操控杆、操控板或操控笔等控制计算机屏幕上的光点，来追踪按照不同波形不断变化的目标光点[13]。屏幕上显示目标和视觉反馈，受试者可以用手控制捏力匹配示波器上的波形（图 7-3）[13]，或用非惯用手来追踪目标以降低惯用手的影响，通过连接的数字计时器和错误记录仪记录完成任务的时间和触及图案边界或偏离图案的错误次数。也有研究使用镜像轨迹追踪任务增加任务的难度，以评价不同技能的运动学习[14]。

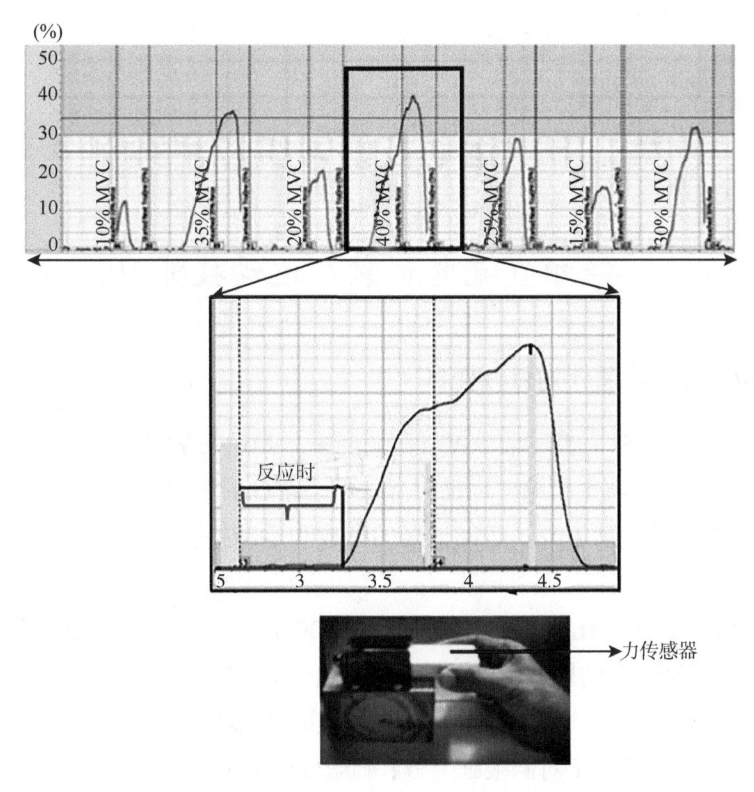

图 7-2 顺序视觉等长捏力任务

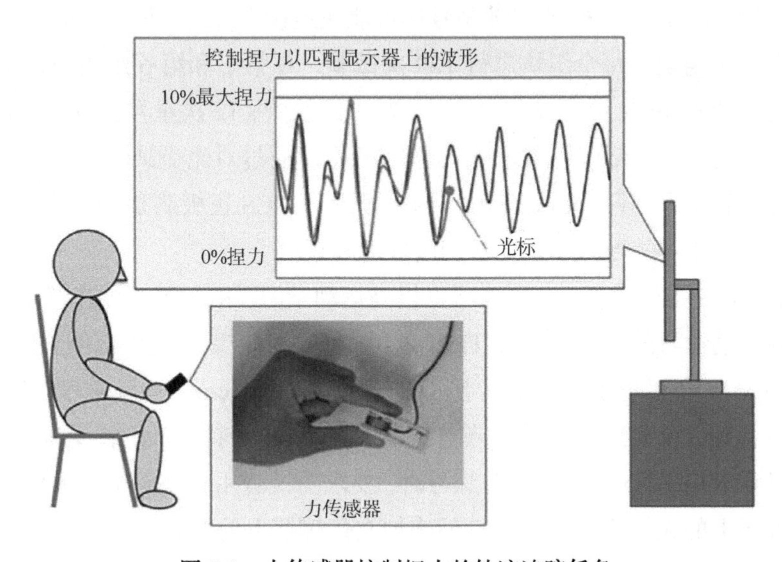

图 7-3 力传感器控制捏力的轨迹追踪任务

第二节 运动技能习得应用案例

一、经颅直流电刺激与运动技能习得

（一）初级运动皮质作为目标靶区

初级运动皮质（M1）与运动学习有密切联系，是运动学习的关键脑区。fMRI 技术和 TMS 显示，在学习手指顺序运动时 M1 的兴奋性明显增强[15]。tDCS 刺激 M1 可以促进健康受试者的运动表现、运动记忆的形成和运动技能学习，这可能与皮质兴奋性增强有关。

2003 年 Nitsche 等对比了 1mA、15 分钟的 tDCS 干预 M1、前运动皮质、外侧 PFC 和内侧 PFC 对运动学习的影响。tDCS 的电极大小为 35cm^2，刺激 M1 组时正极放在 C3，负极位于对侧眼眶上方；刺激前运动皮质组时正极放在 C3 前方 2cm、距离人体中线 2cm 的位置，负极位于对侧眼眶上方；刺激外侧 PFC 组时正极位于 C3 前方 5cm，负极位于 C4；刺激内侧 PFC 组时正极位于眼眶上方，负极位于 C4。tDCS 干预特定脑区时受试者做 SRTT 任务评估运动学习能力。受试者需要用示指、中指、环指和小指分别对应电脑上的 1、2、3、4 按键序号尽可能快地按下 SRTT 任务中的星号对应的按键。试验有 8 个组块，每个组块进行 120 次试验，在第 1 和第 6 组块中，星号出现的顺序序列为伪随机序列。在第 2、3、4、5、7、8 组块中，12 次星号位置为固定序列（a、b、a、d、b、c、d、a、c、b、d、c），重复 10 次。通过对比受试者对固定序列和随机序列的反应时和错误率评价运动学习。结果显示，tDCS 正极刺激 M1 降低反应时间，改善了内隐运动学习的习得和早期巩固阶段的表现[10]。

连续的 tDCS 正极干预 M1 同样可以提高运动学习。Reis 等探究连续 5 天 tDCS 作用于 M1 对运动学习的影响。通过 TMS 定位左侧 M1 控制右侧手部的脑区。tDCS 正极位于左侧 M1，负极位于右侧眼眶上区，电极大小为 25cm^2，电流强度为 1mA，时间为 20 分钟；伪刺激仅刺激 30s。受试者连续 5 天进行 45 分钟的顺序视觉等长捏力任务，并在练习过程中接受 tDCS 干预。在练习时，要求受试者用右手拇指和示指捏紧力传感器，控制屏幕上的光标移动，通过交替施加在传感器上的捏力，准确移动光标到目标位置，记录平均运动时间和错误率。结果显示，tDCS 正极干预左侧 M1 增加总学习量，获得更多的技能习得，且在 3 个月后随访仍然发现有益效果[16]。Fan 等对健康受试者施加连续 5 天 tDCS 干预得出相似的结果[12]。根据 10-20 系统法进行左侧 M1 定位，2mA

的 tDCS 正极（电极大小为 35cm^2）干预左侧 M1 脑区 20 分钟，参考电极放在右侧眼眶上方。受试者连续 5 天进行 45 分钟左右的顺序视觉等长捏力任务，试验共有 6 个组块，共 200 次试验。其中第 1 和第 6 组块分别有 40 次试验，第 2～5 组块分别有 30 次试验，在执行第 2～5 组块期间进行 tDCS 干预。受试者用握力传感器操纵屏幕上的光标准确移动到目标位置完成顺序视觉等长捏力任务，计算速度-准确性权衡函数（speed-accuracy trade-off function，SAF）来评估运动学习能力。结果显示，连续 5 天 tDCS 正极干预 M1 可显著提高顺序握力任务表现，促进健康个体的运动学习能力。

除 tDCS 正极刺激 M1 可以提高运动学习表现外，有研究发现 tDCS 负极干预 M1 也可以增强个体的运动学习能力。Ciechanski 等探讨 tDCS 干预 M1 对右利手学龄儿童运动学习的影响。研究分为 4 组：①1mA 的 tDCS 正极干预右侧 M1 脑区 20 分钟，负极位于对侧眼眶上方；②1mA 的 tDCS 负极干预左侧 M1 脑区 20 分钟，正极位于对侧眼眶上方；③2mA 的 tDCS 负极干预左侧 M1 脑区 20 分钟，正极位于对侧眼眶上方；④伪刺激组干预电流在 45 秒内上升到 1mA，保持 60 秒后在 45 秒内下降到 0；电极大小为 25cm^2。受试者连续 3 天接受 tDCS 干预的同时完成普渡钉板测验（Purdue pegboard test，PPT）任务，分别在干预前、干预第 3 天结束后即刻和结束 6 周后测试普渡钉板测验任务、捷森-泰勒手功能测试（Jebsen-Taylor test of hand function，JTT）和 SRTT 测试。普渡钉板测验任务要求受试者在 30 秒内分别用左手、右手、双手把钉子钉在钉板上，以及双手通过放置钉子、垫圈、大头针和垫圈完成组装，分别记录钉钉和双手组装的总数量（图 7-4）；捷森-泰勒手功能测试记录每只手完成任务的时间；记录 8 个组块　SRTT 任务的反应时和准确性。研究结果显示，1mA 的 tDCS 正极干预右侧 M1、1mA 或 2mA 的 tDCS 负极干预左侧 M1 均提高学龄儿童的运动学习能力[17]。

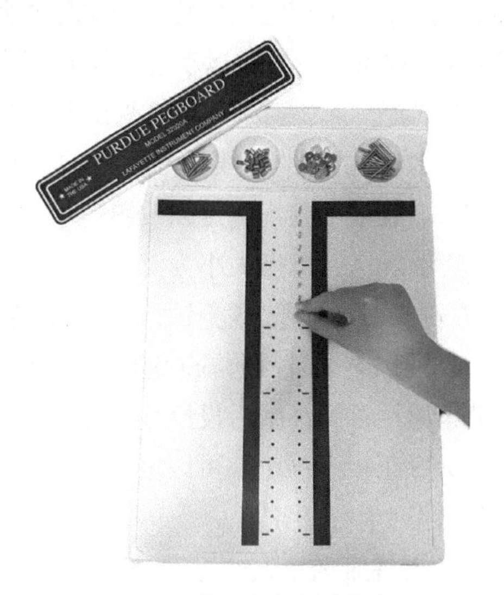

图 7-4　普渡钉板测验任务

亓丰学团队前期探讨了不同刺激模式的tDCS干预M1对篮球运动员运动疲劳后运动技能习得的影响。所有受试者随机参与2mA、10分钟的tDCS正极同时刺激双侧M1、tDCS正极刺激左侧M1（负极刺激右侧M1）和伪刺激3种干预。每次测试先进行递增负荷功率自行车运动诱导运动疲劳，随后进行tDCS干预，最后依次进行SRTT和投篮命中率测试对受试者的运动技能习得能力进行评估。结果显示，tDCS正极同时刺激双侧M1提高受试者的投篮命中率、降低SRTT任务的平均错误数，有效改善篮球运动员运动疲劳后的运动技能习得能力。

（二）小脑作为目标靶区

tDCS可以激活小脑皮质细胞，影响NMDA的多态性，进而促进皮质脊髓可塑性和运动学习能力[18]。神经影像学表明，介导运动学习的神经基质涉及小脑、纹状体和额叶运动区等脑网络[19-22]，这些脑网络在获得或保持运动技能的过程中发挥不同作用，尤其是小脑在执行新的运动或序列任务时具有特定作用。

Ferrucci等探究tDCS正极干预小脑对个体程序性学习的影响。tDCS正极刺激小脑放置于枕骨隆突中央下方2cm处，负极放于右臂上方，刺激电流强度为2mA，刺激时间20分钟，电极大小为35cm^2（5cm×7cm）。tDCS干预前后测试SRTT任务、视觉模拟量表（visual analog scale，VAS）和视觉注意任务（visual attention task）。SRTT包含12个组块，在第1～9组块中以固定顺序重复出现，在第10～12组块中以随机顺序出现，记录反应时。研究结果显示，tDCS正极干预小脑能够改善健康受试者SRTT的学习效果，降低SRTT任务的错误率，增强短期运动学习表现[18]。

Cantarero等应用tDCS（电流强度为2mA，电极大小为25cm^2）正极、负极和伪刺激干预健康人的右侧小脑20分钟，干预电极放置于距枕骨隆突3cm处的右侧小脑，参考电极放于右侧颊肌。tDCS干预时进行视觉运动技能任务训练，干预训练3天后发现，对比伪刺激和负极刺激组受试者，正极刺激小脑后受试者在任务中的错误率降低，运动技能习得能力明显改善，且具有更好的在线学习效应。1周后随访，发现正极刺激组练习的准确性更高，表明tDCS正极干预小脑可以改善运动技能的习得能力[23]。Jackson等将tDCS正极（电流强度为2mA，电极大小为25cm^2）安置于健康男性的枕骨右侧3cm处的小脑，负极放在右侧颊肌，干预25分钟，进行运动技能习得研究。记录受试者tDCS干预前、后及干预结束24小时后向6m远的目标进行投掷练习的命中率。结果显示，tDCS正极干预健康男性右侧小脑后投掷练习的误差率显著降低，获得了更高的运动技能习得能力[24]。tDCS正极干预小脑可以增加神经元的放电频率，增强神经元之间的突触连接，从而巩固序列学习任务[25]。

tDCS干预小脑也可以改善健康老年人的运动学习能力。Lindberg等招募20名年轻人和20名老年人，按照年龄随机分为tDCS正极组和伪刺激组。tDCS正极（电流强度为 2mA）放置于枕骨隆突横向 3cm（偏向优势手的方向），负极放于同侧颊肌，干预 20 分钟。通过手指用力操控器（finger force manipulandum，FFM）评估 tDCS 前后手指力跟踪任务的控制精度；用多指敲击任务选择相应手指对正确反应做出应答，同时抑制其他手指做出动作。受试者需要连续接受 3 天训练，实验第 1 天，在施加 tDCS 前先进行 1 次手指力跟踪任务（32 次试验）和 1 次多指敲击任务（104 次试验），随后施加 tDCS 干预的同时进行 1 次手指力追踪任务（32 次试验）和 2 次多指敲击任务（208 次试验）；第 2 天和第 3 天重复第 1 天的试验方案；在第 10 天再次进行手指力跟踪任务（32 次试验）和多指敲击任务（104 次试验），以评估学习效果的保留。其中手指力跟踪任务用于评估运动执行的准确性和运动学习能力，多指敲击任务反应更快、更准确地识别和激活。研究结果显示，tDCS 正极干预小脑能够改善老年人多指敲击任务中的短期学习能力，但在年轻人中没有发现改善学习效果，且在一周后未发现学习效果的保留[26]。

（三）背外侧前额叶皮质作为目标靶区

背外侧前额叶皮质（DLPFC）在运动学习过程中也发挥着重要作用。Zhu 等探究了 tDCS 负极干预左侧 DLPFC 对健康成年人高尔夫推杆任务和工作记忆表现的影响。试验分为高尔夫推杆任务训练阶段和测试阶段，分别在 2 天完成。高尔夫推杆任务训练阶段共 7 组，每组 10 次。测试阶段包括 3 组，每组 10 次，第 1 和第 3 组的推杆测试用于评估训练效果，第 2 组为多任务测试，推杆任务与音调计数任务同时进行，后者要求受试者对计算机每 2 秒随机产生的 2 个高音和低音刺激进行计数。在训练阶段前、后和测试阶段前评估言语工作记忆容量用于评价工作记忆。受试者在高尔夫推杆任务训练阶段接受 tDCS 负极（电流强度为 1.5mA，电极大小为 25cm^2）干预左侧 DLPFC（F3）15～20 分钟，正极位于右侧眼眶上方。高尔夫推杆任务要求受试者将标准的白色高尔夫球推入直径为 12cm 的目标洞中；自动工作记忆中的计数回忆任务测量言语工作记忆容量，研究人员向受试者展示一系列图形，受试者大声数出每组图形中的红圈数量，之后按照正确的顺序回忆每组形状中红色圆圈的数量，计算回忆任务得分。研究结果显示，tDCS 负极干预左侧 DLPFC 在高尔夫推杆任务中的表现优于伪刺激组，对内隐学习和自动化学习有更好的促进作用[27]。

射击运动员射击时手部动作的稳定性对比赛成绩起着关键作用，瞄准时 0.03°的偏差可能会导致 10m 外 5cm 的失误[28]。Kamali 等探究 tDCS 正极和伪刺激干预小脑和 DLPFC 对射击运动员的射击成绩和运动学习的影响。 tDCS 正极（电流强度为 2mA，电极大小为 35cm^2）放置在枕骨下方 1cm、外侧 3cm 处的右侧小脑；负极（电极大小为 16cm^2）放在左侧 DLPFC，干预 20 分钟；伪刺激在刺激 30 秒后关闭电流。通过射击任务、镜像跟踪任务、动态震颤任务评估 tDCS 干预前后的专项表现和运动技能学习表现。射击任务需要运动员手持4.4mm口径的气手枪向10m外的气手枪靶射击10枪。镜像追踪任务需要受试者用右手移动一支金属尖铅笔，一边看着镜子里星星的倒影一边画出星星的形状。通过数字计时器和错误记录仪记录完成任务的时间和触及图案边界或偏离图案的错误次数。动态震颤任务需要受试者保持与射击相同的姿势，抓住金属销在金属"V"之间移动，尽量不触碰金属"V"的边缘，记录任务时间和错误次数用于评估技能和协调性。结果显示，同时用tDCS正极干预小脑、负极干预DLPFC可以提高射击运动员的射击分数，减少动态震颤任务和镜像追踪任务中的错误数量，促进技能习得[14]。

二、经颅交流电刺激与运动技能习得

脑神经振荡活动对脑功能发挥作用的过程起着重要作用。根据生理特征和频段范围，脑电振荡活动主要分为δ（0.5～4Hz）、θ（4～8Hz）、α（8～13Hz）、β（13～30Hz）和γ（30～60Hz）频段。α和β频段存在同步性神经振荡活动，且该频段振荡活动可诱发大脑皮质的神经可塑性变化，进而提高运动学习能力[29]。α和β频段对运动控制的模式不同，α频段的同步性振荡活动与人的自发性运动控制相关；β频段则与运动控制的学习过程相关，如运动序列学习任务。

经颅交流电刺激（tACS）以不同频率的正弦波刺激脑皮质，可以同步被刺激脑区相应频率的神经振荡，使神经活动与外界刺激发生相位锁定，调控内源性大脑皮质节律，从而影响脑功能[30-32]，即内源性神经振荡与外部节律性刺激同步化[33, 34]。

Krause等探究tDCS和α、β频段tACS对运动技能学习获得、回忆和再获得过程的影响。研究分为tDCS正极、tDCS负极、10Hz tACS、20Hz tACS和伪tACS刺激组。刺激电极放置在健康右利手成年人左侧M1，参考电极放置对侧前额眼眶上方，电流强度设置为1mA，刺激时间为10分钟，电极大小为35cm^2（7cm×5cm），电流密度为0.03mA/cm^2。因为tACS作用过程中会产生视觉闪烁感觉，所以在伪刺激时，受试者面前的屏幕上呈现模拟的闪烁刺激。干预前后依次进行随机序列和固定序列的SRTT测试。SRTT测试要求受试者使用右手的拇指、示指、中指和环指根据屏幕上方的指令进行按键，固定序列按照1、3、4、2、3、2、3、4的顺序重复进行10次按键；随机序列的顺序采用随机方式，按键总次数与固定序列一致。结果显示，20Hz tACS和tDCS正极或负极干预均可改善运动学习回忆过程的反应时。研究结果说明神经可塑性的重组可能影响早期的运动技能学习巩固能力[35]。

不同频率tACS对运动技能学习有不同的影响。Sugata等探究了1mA的10Hz tACS、20Hz tACS、70Hz tACS和伪刺激干预健康右利手成年人左侧M1 10分钟对运动技能学习的影响。根据 10-20 系统法确定左侧 M1（C3）位置，参考电极放置在对侧眼眶上方，电极大小为 35cm^2（5cm×7cm）。干预过程中要求受试者保持闭眼状态。干预前、后分别进行运动序列学习任务测试，并在该过程中使用脑磁图技术（magneto-encephalography，MEG）记录神经元的振荡活动。运动序列学习任务要求受试者使用右手的示指、中指、环指和小指根据屏幕上方的指令进行按键，当观察到屏幕上方刺激物的颜色从灰色变成蓝色时按下相对应的按钮，任务设置 8 个组块，第 1 和第 8 组块为随机序列，第 2～6 组块为固定序列。结果显示，70Hz tACS 作用于左侧 M1 可降低受试者完成运动序列任务的反应时，增加 β 频段振荡活动的功率。70Hz 的 tACS 干预可能通过调节内源性 β 频段振荡活动来提高运动学习能力[36]。Giustiniani 等探究了 2mA 的 40Hz tACS、1Hz tACS 和伪刺激干预健康右利手成年人左侧 M1 对运动学习的影响。tACS 时长与受试者完成 SRTT 测试时长一致，约 5 分钟，电极大小为 25cm^2（5cm×5cm），电流密度为 0.08mA/cm^2，参考电极放置在右侧眼眶上方。干预前后用 TMS 和 EMG 分别测试皮质脊髓兴奋性和肌电图信号，并在 TMS 测试前后及 tACS 干预过程中进行 SRTT 测试。结果显示，40Hz 的 tACS 可降低 SRTT 的反应时，且皮质活动受到抑制[8]。

第三节　运动适应应用案例

适应是调整一个人的行动以适应新要求的反复过程。运动系统适应外界环境变化的能力对运动表现的发挥至关重要[37]。研究发现，tDCS 干预 M1 和小脑可以改善人体的运动适应能力。

良好的上肢控制能力对人们进行日常生活活动至关重要，M1 和小脑对运动控制的影响可能会随着年龄的增长而改变。Weightman 等探究 tDCS（电流强度为 2mA，电极大小为 35cm^2）干预右侧小脑和 M1 对年轻人和老年人上肢近端和远端运动适应的影响。实验共分为 3 个阶段（图 7-5E）[38]：基线阶段、视觉运动适应阶段 1（适应 1）和视觉运动适应阶段 2（适应 2）。受试者通过 2D 机器人系统分别完成上肢近端和上肢远端的操纵杆任务。上肢近端以操作手臂（包括肩部、肘部）为主（图 7-5A）；上肢远端以操作腕部、手指为主的操纵杆任务（图 7-5B）。在基线测试阶段，屏幕上光标的移动与两个操纵杆手柄移动相匹配（图 7-5C）；在适应 1 阶段，将操纵杆手柄逆时针旋转 60°（图 7-5D）；在适应 2 阶段，将光标旋转回 0°。受试者分为 3 种刺激组：tDCS 干预 M1 组，正极放在左侧运动皮质，负极位于对侧眼眶上方；tDCS 干预小脑组，正极放在右侧小脑皮质（枕骨隆突外侧 3cm 处），负极放在右侧斜方肌上方；伪刺激组，正、负极随机放在 M1 或小脑。在受试者适应了上肢远端或近端的任务后，将屏幕上的光标旋转 60°，再次移动操纵杆以匹配目标的移动。在基线阶段、适应 1 阶段、适应 2 阶段和洗脱期进行 tDCS 干预，中间休息时关闭刺激，刺激时间为 17 分钟。结果发现，tDCS 正极干预小脑可改善年轻人和老年人上肢近端的运动适应能力，而 tDCS 正极干预 M1 能够增强年轻人和老年人执行上肢远端任务时的运动适应能力[38]。因此，tDCS 刺激不同的脑区可以对上肢近端或远端的适应性运动学习产生不同的影响。

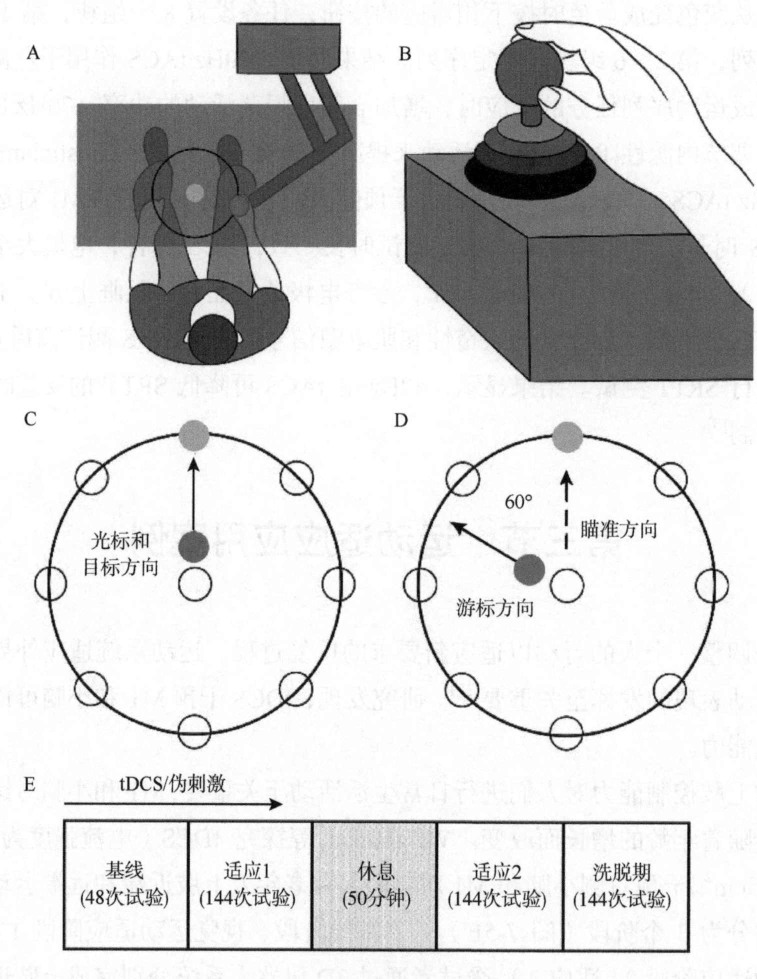

图 7-5 视觉运动适应过程

（侯金倩 亓丰学）

参 考 文 献

[1] Clegg B A，Digirolamo G J，Keele S W. Sequence learning [J]. Trends in Cognitive Sciences，1998，2（8）：275-281.

[2] Shumway-Cook A，Marjorie H Woollacott M H，Woollacott S D. Motor control：translating

research into clinical practice[M]. Philadelphia：Lippincott Williams & Wilkins，2007.

[3] Koch G，Esposito R，Motta C，et al. Improving visuo-motor learning with cerebellar theta burst stimulation：Behavioral and neurophysiological evidence[J]. NeuroImage，2020，208：116424.

[4] Karni A，Meyer G，Jezzard P，et al. Functional MRI evidence for adult motor cortex plasticity during motor skill learning[J]. Nature，1995，377（6545）：155-158.

[5] Cantarero G，Lloyd A，Celnik P. Reversal of long-term potentiation-like plasticity processes after motor learning disrupts skill retention[J]. The Journal of Neuroscience，2013，33（31）：12862-12869.

[6] Hardwick R M，Rottschy C，Miall R C，et al. A quantitative meta-analysis and review of motor learning in the human brain[J]. NeuroImage，2013，67：283-297.

[7] Tanaka S，Sandrini M，Cohen L G. Modulation of motor learning and memory formation by non-invasive cortical stimulation of the primary motor cortex[J]. Neuropsychological Rehabilitation，2011，21（5）：650-675.

[8] Giustiniani A，Tarantino V，Bonaventura R E，et al. Effects of low-gamma tACS on primary motor cortex in implicit motor learning[J]. Behavioural Brain Research，2019，376：112170.

[9] Nissen M J，Bullemer P. Attentional requirements of learning：Evidence from performance measures[J]. Cognitive Psychology，1987，19（1）：1-32.

[10] Nitsche M A，Schauenburg A，Lang N，et al. Facilitation of implicit motor learning by weak transcranial direct current stimulation of the primary motor cortex in the human[J]. Journal of Cognitive Neuroscience，2003，15（4）：619-626.

[11] Hashemirad F，Zoghi M，Fitzgerald P B，et al. Site dependency of anodal transcranial direct-current stimulation on reaction time and transfer of learning during a sequential visual isometric pinch task[J]. Brain Sciences，2024，14（4）：408.

[12] Fan J L，Voisin J，Milot M H，et al. Transcranial direct current stimulation over multiple days enhances motor performance of a grip task[J]. Annals of Physical and Rehabilitation Medicine，2017，60（5）：329-333.

[13] Takano K，Katagiri N，Sato T，et al. Changes in corticospinal excitability and motor control during cerebellar transcranial direct current stimulation in healthy individuals[J]. Cerebellum，2023，22（5）：905-914.

[14] Kamali A M，Nami M，Yahyavi S S，et al. Transcranial direct current stimulation to assist experienced pistol shooters in Gaining even-better performance scores[J]. Cerebellum，2019，18（1）：119-127.

[15] Honda M，Deiber M P，Ibáñez V，et al. Dynamic cortical involvement in implicit and explicit motor sequence learning. A PET study[J]. Brain，1998，121（Pt 11）：2159-2173.

[16] Reis J，Schambra H M，Cohen L G，et al. Noninvasive cortical stimulation enhances motor skill acquisition over multiple days through an effect on consolidation[J]. Proceedings of the National Academy of Sciences of the United States of America，2009，106（5）：1590-1595.

[17] Ciechanski P，Kirton A. Transcranial direct-current stimulation can enhance motor learning in children[J]. Cerebral Cortex，2017，27（5）：2758-2767.

[18] Ferrucci R, Brunoni A R, Parazzini M, et al. Modulating human procedural learning by cerebellar transcranial direct current stimulation[J]. Cerebellum，2013，12（4）：485-492.
[19] Jenkins I H，Brooks D J，Nixon P D，et al. Motor sequence learning：A study with positron emission tomography[J]. The Journal of Neuroscience，1994，14（6）：3775-3790.
[20] Doyon J, Song A W, Karni A, et al. Experience-dependent changes in cerebellar contributions to motor sequence learning[J]. Proceedings of the National Academy of Sciences of the United States of America，2002，99（2）：1017-1022.
[21] Exner C, Koschack J, Irle E. The differential role of premotor frontal cortex and basal Ganglia in motor sequence learning：Evidence from focal basal Ganglia lesions[J]. Learning & Memory，2002，9（6）：376-386.
[22] Poldrack R A，Sabb F W，Foerde K，et al. The neural correlates of motor skill automaticity[J]. The Journal of Neuroscience，2005，25（22）：5356-5364.
[23] Cantarero G，Spampinato D，Reis J，et al. Cerebellar direct current stimulation enhances on-line motor skill acquisition through an effect on accuracy[J]. The Journal of Neuroscience，2015，35（7）：3285-3290.
[24] Jackson A K，de Albuquerque L L，Pantovic M，et al. Cerebellar transcranial direct current stimulation enhances motor learning in a complex overhand throwing task[J]. Cerebellum，2019，18（4）：813-816.
[25] Nitsche M A，Liebetanz D，Antal A，et al. Modulation of cortical excitability by weak direct current stimulation：Technical，safety and functional aspects[J]. Supplements to Clinical Neurophysiology，2003，56：255-276.
[26] Lindberg P G，Verneau M，Le Boterff Q，et al. Age- and task-dependent effects of cerebellar tDCS on manual dexterity and motor learning-a preliminary study[J]. Clinical Neurophysiology，2022，52（5）：354-365.
[27] Zhu F F, Yeung A Y, Poolton J M, et al. Cathodal transcranial direct current stimulation over left dorsolateral prefrontal cortex area promotes implicit motor learning in a golf putting task[J]. Brain Stimulation，2015，8（4）：784-786.
[28] Lakie M. The influence of muscle tremor on shooting performance[J]. Experimental Physiology，2010，95（3）：441-450.
[29] Schilberg L，Engelen T，Ten Oever S，et al. Phase of beta-frequency tACS over primary motor cortex modulates corticospinal excitability[J]. Cortex；A Journal Devoted to the Study of the Nervous System and Behavior，2018，103：142-152.
[30] Fertonani A，Miniussi C. Transcranial electrical stimulation[J]. The Neuroscientist，2017，23（2）：109-123.
[31] 林博荣，何勍，赵金，等. 经颅电刺激与视功能调控[J]. 心理科学进展，2018，26（9）：1632-1641.
[32] Helfrich R F，Schneider T R，Rach S，et al. Entrainment of brain oscillations by transcranial alternating current stimulation[J]. Current Biology，2014，24（3）：333-339.
[33] Tavakoli A V，Yun K. Transcranial alternating current stimulation（tACS）mechanisms and

protocols[J]. Frontiers in Cellular Neuroscience，2017，11：214.

[34] 张雪，袁佩君，王莹，等. 知觉相关的神经振荡-外界节律同步化现象[J]. 生物化学与生物物理进展，2016，43（4）：308-315.

[35] Krause V，Meier A N，Dinkelbach L，et al. Beta band transcranial alternating（tACS）and direct current stimulation（tDCS） applied after initial learning facilitate retrieval of a motor sequence[J]. Frontiers in Behavioral Neuroscience，2016，10：4.

[36] Sugata H，Yagi K，Yazawa S，et al. Modulation of motor learning capacity by transcranial alternating current stimulation[J]. Neuroscience，2018，391：131-139.

[37] Tseng Y W，Diedrichsen J，Krakauer J W，et al. Sensory prediction errors drive cerebellum-dependent adaptation of reaching[J]. Journal of Neurophysiology，2007，98（1）：54-62.

[38] Weightman M，Brittain J S，Punt D，et al. Targeted tDCS selectively improves motor adaptation with the proximal and distal upper limb[J]. Brain Stimulation，2020，13（3）：707-716.

8

第八章 经颅电刺激与运动员认知功能

导读

本章首先简要介绍认知功能的基本概念，在此基础上深入探讨视知觉、注意力、执行功能和决策能力等一般认知功能的经典评估方法，以及近年研究中发展出的针对特定运动项目的专项认知功能评估手段。接下来，本章重点介绍近年来关于经颅电刺激（tES）对运动员认知功能影响的典型研究案例。通过对刺激范式与实验流程的具体分析，帮助读者全面了解这一领域的研究设计思路及其在实际应用中的潜力。

第一节 认知功能概述与评估方法

一、概 述

认知功能（cognitive functions）是指人脑加工、储存和提取信息的能力，是人类大脑认识和反映客观事物的心理功能，是人们完成活动最重要的心理条件[1]。认知功能涵盖一系列广泛的心理过程，包括知觉、注意、记忆、语言、解决问题和执行功能等。这些功能使我们能够获取知识，理解和应对刺激，并完成复杂的任务。长期的运动训练会让大脑产生与特定运动技能相关的神经可塑性变化。因此，相比普通人和新手运动员，高水平运动员往往展现出更强的认知功能，且这些认知功能可能与运动表现密切相关[2]。近年，越来越多学者开始关注 tES 技术对运动员认知功能的提升效果，如单时程和多时程刺激及联合认知训练对运动员认知功能的影响，这进一步拓展了该技术在运动训练中的应用潜能。

根据与具体运动专项的关联程度，运动员研究关注的认知功能可分为一般认知功能（domain-general cognitive function）及专项认知功能（domain-specific cognitive function）[3]。一般认知功能广泛参与多种认知活动，通常使用不含运动相关刺激的标准化测试进行评估。对运动员群体而言，较为关键的一般认知功能包括知觉、注意、记忆、执行和决策等。具体而言，知觉（perception）是指通过感觉器官从环境中获取并理解信息的能力，是认知的核心；注意（attention）是指帮助我们选择某些信息使其获得进一步加工，同时抑制无关刺激干扰的能力；记忆（memory）是指在头脑中累积和保存个体经验的心理过程，负责对外界信息进行编码、储存和提取的能力；执行功能（executive function）是一组复杂的认知过程，负责协调心理活动以达成任务目标，包括工作记忆、抑制控制、认知灵活性等；决策（decision-making）是指在多个备选项中做出选择的能力。其中，工作记忆（working memory）指任务执行过程中短时保持一部分信息，并对它们进行操作加工的过程；抑制控制（inhibitory control）是执行功能的核心成分，指个体主动抑制对无关刺激的反应能力；认知灵活性（cognitive flexibility）指在面对新异或不可预测的情景时灵活调整认知加工策略的能力。

随着运动认知心理学的发展，越来越多的研究者开始将注意转向专项认知功能，即在具体的运动情境中探究运动员的信息加工过程。已有证据表明，相比一般认知功能，高水平运动员在专项认知功能上的优势更为明显[3]。因此，专项认知功能被认为与运动表现具有更直接的关系。

二、评 估 方 法

在体育科学领域的研究中，认知功能评估主要在实验室环境中进行，使用计算机程序进行标准化神经心理测试。测试程序通常会精确记录受试者在任务执行过程中的行为反应，进而得出一系列行为指标用于客观评估受试者的认知功能水平。常见的行为指标包括反应时、正确率和错误率等。

一般认知功能的评估通常采用认知心理学经典实验范式。以下将简要介绍几种常用评估方法。

（一）视知觉功能评估

在运动员知觉研究中，视知觉及其相关认知功能最受关注。视觉搜索任务（visual search task，VST）是常用的视知觉功能任务，因为它能够有效模拟运动员在比赛中需要迅速识别目标的情境。以图 8-1（彩图 5）呈现的任务为例，任务的目标图像为红色方块，干扰图像包括绿色正方形、绿色圆圈和红色圆圈。受试者需要搜索视觉列阵以判断目标图像是否存在。研究者通过分析受试者的反应时、正确反应的数量（正确率）对其视知觉功能进行评估。

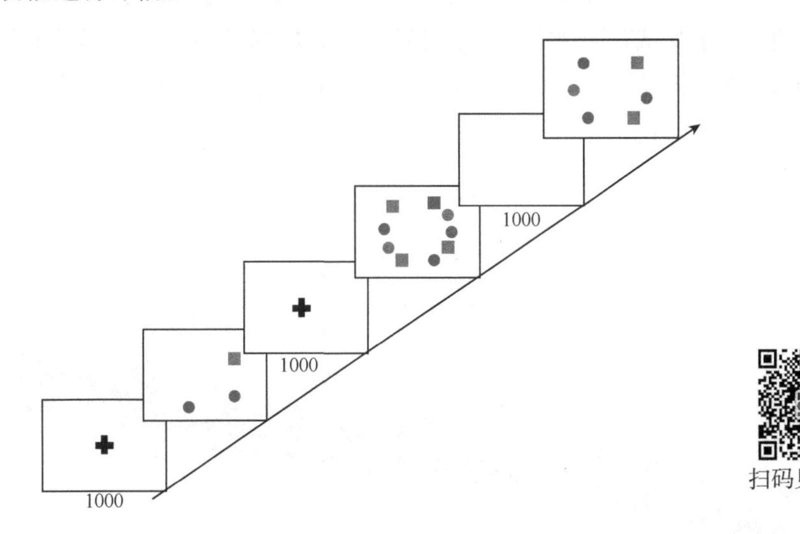

图 8-1　视觉搜索任务示意图

另外一种常用的任务为视觉运动任务（visuomotor task），用于评估个体处理视觉信息、并利用视觉信息协调身体运动的能力。视觉运动任务有多种形式。例如，可将LED灯固定在墙上和地板上，受试者需根据灯的颜色做出对应动作：当LED灯变为蓝色、绿色或黄色时，受试者必须以最快的速度用手触摸墙上的灯；当墙上的红灯亮起时，受试者必须用手触摸地上的灯。研究者通过分析受试者的反应时、正确反应的数量（正确率）对其视知觉功能进行评估。

（二）注意能力评估

有多种行为任务可用于评估不同方面的注意能力。例如，评估持续注意能力可采用持续操作任务（continuous performance task，CPT），在一段时间内快速呈现一系列刺激（如字母、数字或图形），要求受试者在有特定的目标刺激出现时进行反应。评估在空间上进行注意分配的能力可采用空间注意任务（spatial attention task），受试者需要根据线索提示对屏幕特定区域出现的目标刺激做出反应，同时忽略其他区域的干扰。研究者通过分析受试者的反应时、正确反应的数量（正确率）、遗漏目标的数量（漏报率）、错误反应的数量等数据对其注意水平进行评估。

（三）工作记忆评估

经典的工作记忆任务包括N-back任务与数字广度测试（digit span test）。N-back任务（图8-2）是向受试者依次呈现一个刺激序列（如字母或图案），在每个刺激出现时，受试者需判断它是否与该序列的前第N步的刺激相匹配。随着N值的增加（如从1-back到2-back、3-back），任务难度也会增加。数字广度测试会向受试者呈现一系列数字，随后要求受试者按规定（正序或倒序）重复这些数字。单次呈现的数字个数（广度）越多，任务难度越大。受试者的反应时、正确率、错误率及能够完成的最大难度可用于评估受试者的工作记忆能力。

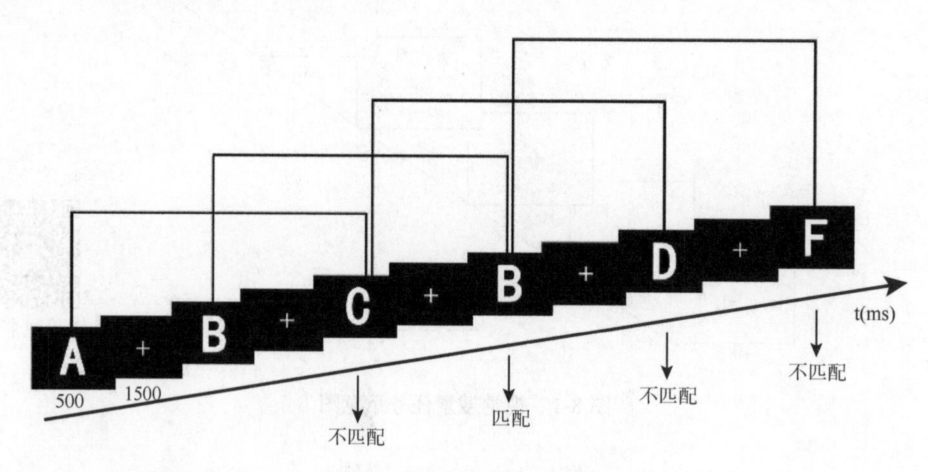

图8-2　N-back任务示意图

（四）抑制控制评估

抑制控制通常使用 Stroop 任务（图 8-3，彩图 6）或 Go/No-go 任务评估。在经典的中文版 Stroop 任务中，电脑屏幕上会呈现一系列代表颜色的汉字（如“红”“蓝”“绿”“黄”），这些汉字呈现的颜色可能与其语义一致，也可能不一致。受试者需要忽略字本身的含义，根据字的颜色做出快速反应。Go/No-go 任务会呈现一系列刺激（如字母），并要求受试者在看到某些特定刺激（Go 信号）后尽快做出反应（如按键），而在看到另外一些刺激（No-go 信号）后不反应。在 2 个任务中，受试者的反应时、正确率、错误反应类型等数据可用于评估其抑制控制水平。

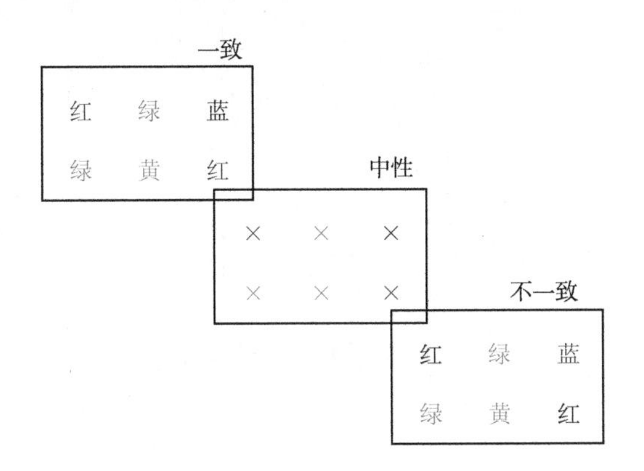

图 8-3　Stroop 任务示意图

一致指颜色和语义一致，不一致指颜色和语义不一致，中性是指无语义，只有颜色的符号

（五）认知灵活性评估

连线测验（trail making test）和数字转化任务（more-odd shifting task）能评估认知加工速度和认知灵活性。连线测验由分布在一张纸上的 25 个圆圈组成。A 测试有 25 个圆圈，标有数字 1～25，受试者按升序画线将数字连接起来；B 测试有 25 个圆圈，其中 13 个圆圈标有数字 1～13，12 个圆圈标有字母 A～L。受试者在纸上画线时不能抬起笔，尽快按顺序将数字和字母交替连线（1、A、2、B、3、C……），并用计时器记录受试者连线所需的时间。A 测试主要用于评估受试者的认知加工速度，B 测试主要用于评估受试者的认知灵活性。数字转化任务（图 8-4）由 1～4 和 6～9 共 8 个数字的 3 个组块组成。A 组块为大小组块，屏幕上只出现黑色数字，受试者需要判断所呈现的数字是否大于或小于 5；B 组块为奇偶组块，受试者需要判断所呈现的数字的奇偶性；C 组块为混合组块，受试者需要根据不同颜色数字所代表的规则进行按键。最后计算转换成本，即混合组块反应时与大小和奇偶组块平均反应时的差值。

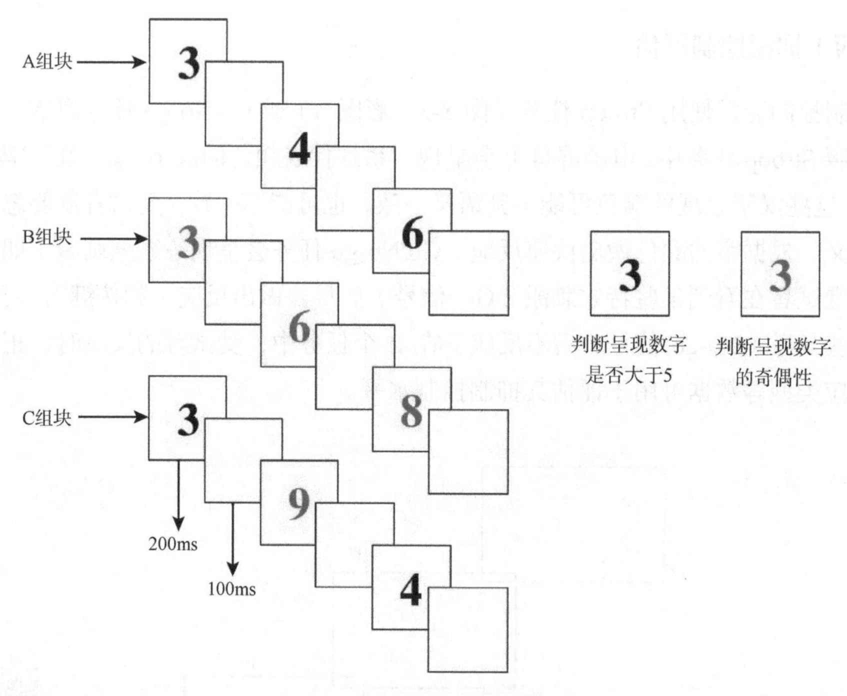

图 8-4　数字转化任务示意图

（六）决策评估

爱荷华博弈任务（Iowa gambling task）和气球模拟风险任务（balloon analog risk task，BART）常用于在实验室环境评估受试者的风险决策行为。

在爱荷华博弈任务中，受试者将看到 4 副纸牌（纸牌 A、B、C、D），并被告知每次从 4 副纸牌中任意选择一张牌，选择的结果可能是获得奖励，也可能是受到惩罚。每副纸牌的奖惩设置不一样：纸牌 A 每次给 100 美元的奖励，但是连续 10 次中会有 5 次 35～150 美元的惩罚；纸牌 B 每次给 100 美元的奖励，但是连续 10 次中有 1 次 1250 美元的惩罚；纸牌 C 每次给 50 美元的奖励，但连续 10 次中有 5 次 25～75 美元的惩罚；纸牌 D 每次给 50 美元的奖励，但连续 10 次中有 1 次 250 美元的惩罚。因此，从长远来看，纸牌 C 和纸牌 D 的收益更高，被称为“有利牌”，而纸牌 A 和纸牌 B 被称为“不利牌”。在任务开始前，受试者不知道纸牌中奖励惩罚的数量、频率等情况，只是被告知尽可能地多累积奖励。研究者通过分析受试者对有利牌和不利牌的选择情况及选择策略随时间的变化等研究其决策模式。

在 BART（图 8-5）的任务界面上，受试者会看到一个气球和一个“充气”按钮；点击“充气”按钮会使气球变大，同时获得一定的虚拟货币奖励。气球越大，奖励越高，但是气球可能在任何一次充气时爆炸，爆炸后受试者将失去所有累积奖励。在每次充气后，受试者将有机会做出选择，即停止充气收集当前累积奖励，或继续充气。任务通常由多个气球构成（如 30 个），受试者在每个气球上重复上述过程。研究者通过计算受试者的平均充气次数、爆炸次数及总体收益，分析其风险偏好和决策模式。

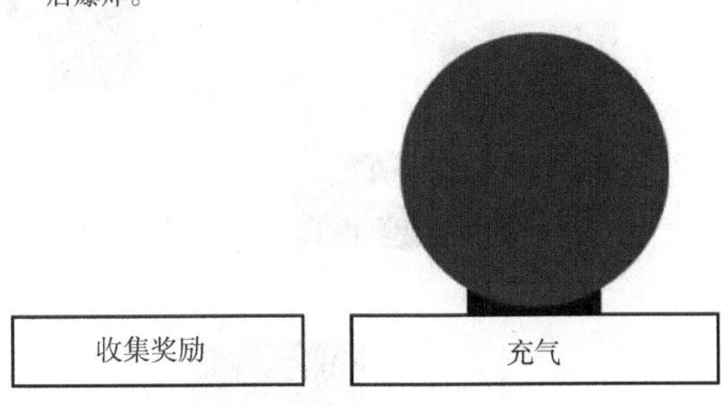

图 8-5　气球模拟风险任务示意图

（七）运动项目关联的专项认知功能评估

与一般认知功能不同，专项认知功能的评估目前没有统一的范式。研究者通常会使用与具体运动情境相关的实验刺激（如运动专项视频）设置任务，要求受试者对刺激进行运动特异的反应。例如，在一项篮球决策任务中，决策任务的每个场景都以第一人称视角显示了其他 9 名演员（其中 4 人扮演“队友”角色，5 人扮演“对手”角色）在进行预先确定的不同进攻或防守篮球模式。在比赛的关键时刻（如尝试射门得分）来临之前，视频立即消失。此时，受试者必须选择在这种情况下他们会做出什么动作。在每种情况下，受试者都会选择进攻（运球、传球或投篮）和防守（挡拆、抢断或移动）动作。受试者的反应时、正确率等数据可用于评估决策能力水平。而在一种足球知觉预测任务（图 8-6）中，使用足球罚点球和突破过人动作的视频片段让受试者根据线索判断任务中足球运动员的选择。在任务界面会出现足球运动员进行罚点球和突破过人的动作，在触球即刻视频截断，受试者自身充当防守队员，并要求受试者立刻对球的方向做出判断。受试者的反应时、正确率等数据可用于评估预判能力水平。

综上，在 tES 干预的不同阶段让受试者完成上述任务，对比刺激前后行为指标的变化，即可评估 tES 技术对运动员认知功能的影响。

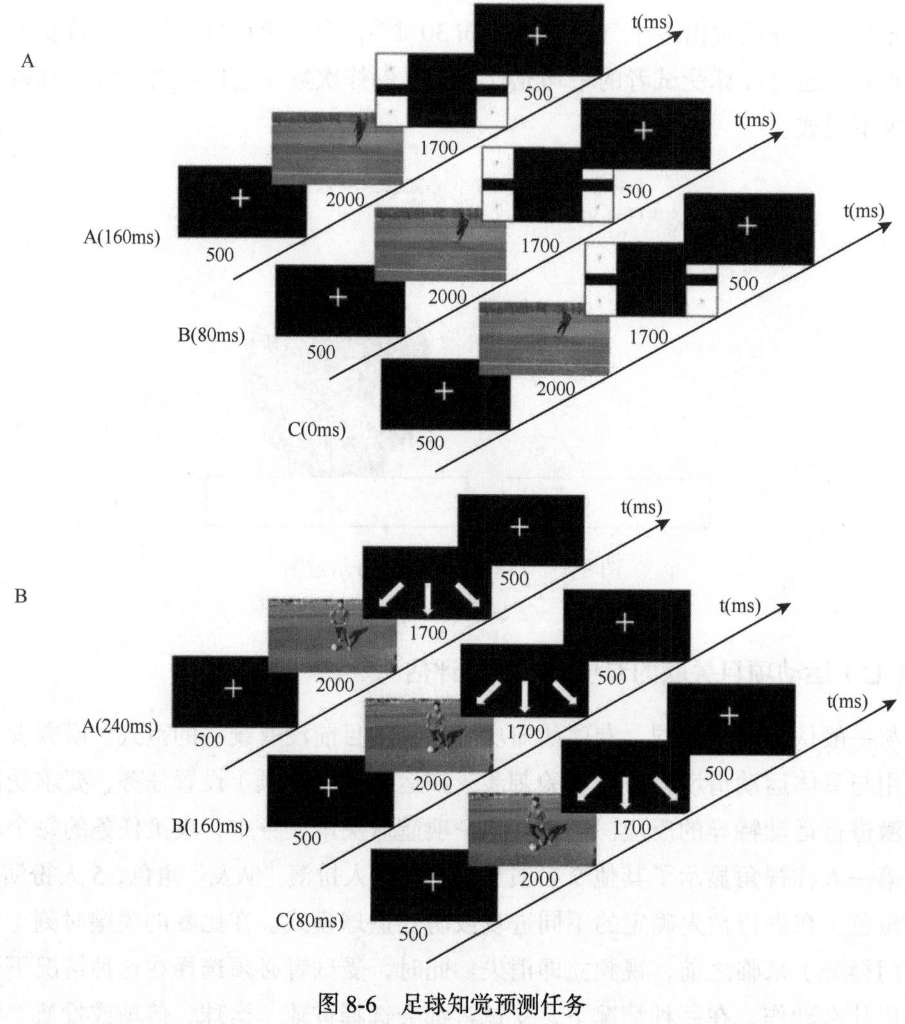

图 8-6 足球知觉预测任务

A. 足球罚点球任务；B. 足球突破过人任务

第二节 应用案例

一、tDCS 对运动员认知功能的影响

Moreira 等探究了 tDCS 对篮球运动员抑制控制能力的影响[4]。该研究首先进行 30 分钟 Stroop 任务，在 Stroop 任务前 20 分钟接受 2mA 的 tDCS 正极和伪刺激干预。tDCS 正极置于左侧 DLPFC（F3），负极置于右侧 DLPFC（F4），电极大小为 35cm^2（5cm×7cm）。研究发现，在 Stroop 任务中，tDCS 正极和伪刺激的反应时和准确率没有显著差异。

Gallo 等[5]评估了 tDCS 对自行车运动员抑制控制能力的影响。研究招募专业男性自行车运动员，分别接受 1.5mA 的 tDCS 正极和伪刺激干预 20 分钟。研究使用电极大小为 3.14cm^2 的 HD-tDCS 正极置于双侧 DLPFC，参考电极分别置于 Fp1、F7、C3、Fp2、F8、C4。在干预前、干预后和骑行任务后测试 Stroop 任务。结果发现，tDCS 正极刺激对自行车运动员 Stroop 任务的反应时和准确率没有影响，没有提升自行车运动员的抑制控制能力。

跑酷（parkour）是一种新兴的极限运动，与其他力量型运动员如短跑、跳远运动员只追求最大功率不同，跑酷运动员要在运动环境中准确规划动作和路线，既要考虑实际执行路线，也要考虑运动时的变化。Grosprêtre 等[6]探究 tDCS 对跑酷运动员认知功能的影响。运动员分别接受电极大小为 25cm^2 的 2mA 的 tDCS 正极和伪刺激干预 20 分钟，其中正极刺激包含 2 种刺激方案：①正极置于 M1，参考电极置于右侧肩膀；②正极置于 DLPFC（F3），参考电极置于右眶上区（AF8）。tDCS 干预后测试 Stroop 任务、BART 和 Go/No-go 任务。结果发现，tDCS 正极刺激没有改善跑酷运动员的认知表现。

上述研究均没有发现 tDCS 对运动员认知功能有提升效果。运动员具有优异的认知能力，因此 tDCS 对高水平运动员认知功能的提升可能由于“天花板效应”而不能产生影响。对此，多时程 tDCS 干预对运动员认知能力的影响效果或许是未来研究的重点之一。例如，Borducchi 等[7]探究多时程 tDCS 对运动员注意力和长期记忆能力的影响。研究招募柔道运动员、游泳运动员和体操运动员，运动员接受 2mA 的正极刺激 20 分钟，连续刺激 10 天，正极置于左侧 DLPFC（F3），参考电极置于右侧 DLPFC（F4），电极大小为 25cm^2。结果发现 tDCS 正极刺激能够提高专业运动员的注意力和长期记忆能力。尽管缺少伪刺激组，但这是首次使用多时程 tDCS 刺激干预精英运动员认知能力的研究，并且在运动员赛前训练周期开展。运动员具有较高的认知功能，这也暗示多时程 tDCS 可能具有打破“天花板效应”的潜力。

二、tDCS 对运动员运动疲劳后认知功能的影响

疲劳会影响运动员的认知功能和竞技水平的发挥。亓丰学团队评估了 tDCS 对足球运动员运动疲劳后抑制控制和决策能力的影响。首先进行递增负荷功率自行车运动诱导运动疲劳，随后分别接受 2mA 的 tDCS 正极刺激双侧 DLPFC、双侧 M1 和伪刺激干预 10 分钟，刺激结束后测试 2-back 任务、Stroop 任务和爱荷华博弈任务，以评估工作记忆、注意和决策能力。通过国际 10-20 系统法确定 M1（C3、C4）和 DLPFC（F3、F4）的位置，电极大小为 35cm^2（5cm×7cm），参考电极置于双侧肩膀三角肌上，电

极大小为 25cm^2（5cm×5cm）。结果发现，tDCS 正极刺激双侧 M1 可以提高 Stroop 任务的准确性，刺激双侧 DLPFC 可以降低爱荷华博弈任务得分，提高足球运动员疲劳状态时的注意力和冒险冲动。tDCS 的刺激效果与刺激靶点有关，M1 参与运动控制，刺激 M1 能增强神经可塑性，促进运动与认知的整合；DLPFC 在多任务处理和决策中起关键作用，刺激 DLPFC 能提升认知功能，在复杂决策时表现更佳。

亓丰学团队的另一项研究评估了 tDCS 正极刺激左侧前运动皮质对足球运动员运动疲劳后知觉预测能力的影响。该研究招募国家一级足球运动员，首先以最大骑行的60%功率进行恒定负荷力竭运动以诱发运动疲劳，随后分别接受 2mA 的 tDCS 正极刺激和伪刺激干预 10 分钟。正极置于左侧前运动皮质，负极置于右侧前额眼眶上方，电极大小为 35cm^2（5cm×7cm）。干预后立即进行测试视觉搜索任务、足球知觉预测任务。结果发现，tDCS 正极刺激可以改善足球运动员运动疲劳后视觉搜索反应时和预测足球突破过人正确率，改善足球运动员的知觉预测能力。前运动皮质是动作观察网络的核心节点，负责视觉信息的整合，并通过与顶叶皮质的连接，充当视觉-运动控制器的角色。tDCS 正极刺激通过提升左侧前运动皮质兴奋性，增强了动作观察网络激活，从而提升知觉预测能力。

在开放式运动项目中，动态和复杂的环境充斥着大量的信息，运动员需要直接有效地提取出有关信息，运动员的知觉认知能力是获取比赛胜利的重要因素[8]，如篮球运动员需要在比赛中进行快速的视觉搜索并作出判断。Fortes 等[9]探究了 tDCS 对篮球运动员脑力疲劳后篮球决策任务和视觉运动任务的影响。研究招募专业男性篮球运动员，使用 60 分钟篮球游戏诱发脑力疲劳，并在游戏最后 30 分钟分别接受 2mA 的正极刺激和伪刺激干预。正极置于颞叶（CP5），参考电极置于视觉皮质（Oz），电极大小为 25cm^2（5cm×5cm）。在干预前和干预后测试篮球决策任务和视觉运动任务。结果发现，tDCS 正极刺激能够提高篮球运动员脑力疲劳后篮球决策任务的反应时和正确率，以及视觉运动任务时的反应时，可以改善疲劳状态时篮球运动员的知觉认知能力和决策能力。在篮球训练和比赛中，知觉认知能力对防守和战术行为至关重要。颞叶和视觉皮质是影响知觉认知能力的重要脑区，这种电极放置方式能够激活颞叶和视觉皮质，缓解脑力疲劳对视觉运动系统造成的消极影响。

三、tDCS 结合认知训练对运动员认知能力的影响

认知训练是提高运动员认知能力的专项训练方式。Neto 等[10]评估了 tDCS 结合认知训练对业余足球运动员注意力和工作记忆能力的影响。该研究招募业余足球运动员，接受 5 次（2 次之间间隔 1 天）2mA 的 tDCS 正极刺激 20 分钟（图 8-7）[10]。tDCS 正

极置于左侧 DLPFC（F3），负极置于眶额区（Fp2），电极大小为 35cm^2（5cm×7cm）。在干预前和干预后完成连线测验和数字广度测试。结果发现，与单独的认知训练相比，tDCS 正极刺激结合认知训练没有更好地提升业余足球运动员注意力和工作记忆能力。

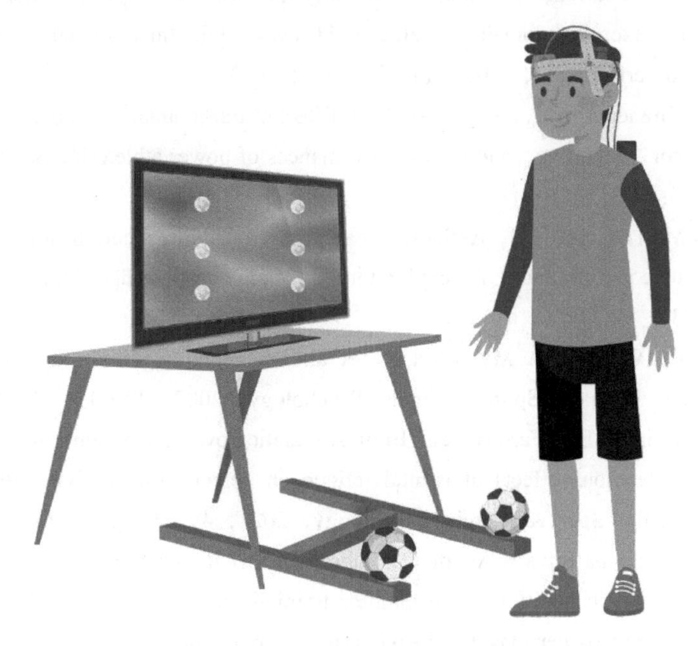

图 8-7　tDCS 结合认知训练示意图

目前，tES 对运动员认知功能方面的研究仍处于探索阶段，刺激方案、任务的选择、受试者的水平和运动项目特征可能会影响 tES 的效果，未来的研究可进一步系统评估 tES 技术对运动员认知功能的影响，选择最有效的刺激方案提高运动员的认知功能，以更好地应用到运动训练中。

（罗　路）

参考文献

[1] Srinivas N S, Vimalan V, Padmanabhan P, et al. An overview on cognitive function enhancement through physical exercises[J]. Brain Sciences，2021，11（10）：1289.

[2] Scharfen H E，Memmert D. Measurement of cognitive functions in experts and elite athletes：A meta-analytic review[J]. Applied Cognitive Psychology，2019，33（5）：843-860.

[3] Kalén A, Bisagno E, Musculus L, et al. The role of domain-specific and domain-general cognitive functions and skills in sports performance：A meta-analysis[J]. Psychological Bulletin, 2021, 147（12）：1290-1308.

[4] Moreira A，Moscaleski L，da Silva Machado D G，et al. Transcranial direct current stimulation

during a prolonged cognitive task：The effect on cognitive and shooting performances in professional female basketball players[J]. Ergonomics，2023，66（4）：492-505.

[5] Gallo G，Geda E，Codella R，et al. Effects of bilateral dorsolateral prefrontal cortex high-definition transcranial direct-current stimulation on physiological and performance responses at severe-intensity exercise domain in elite road cyclists[J]. International Journal of Sports Physiology and Performance，2022，17（7）：1085-1093.

[6] Grosprêtre S，Grandperrin Y，Nicolier M，et al. Effect of transcranial direct current stimulation on the psychomotor，cognitive，and motor performances of power athletes[J]. Scientific Reports，2021，11（1）：9731.

[7] Borducchi D M M，Gomes J S，Akiba H，et al. Transcranial direct current stimulation effects on athletes' cognitive performance：An exploratory proof of concept trial[J]. Frontiers in Psychiatry，2016，7：183.

[8] Mann D T Y，Williams A M，Ward P，et al. Perceptual-cognitive expertise in sport：A meta-analysis[J]. Journal of Sport & Exercise Psychology，2007，29（4）：457-478.

[9] Fortes L S，Ferreira M E C，Faro H，et al. Brain stimulation over the motion-sensitive midtemporal area reduces deleterious effects of mental fatigue on perceptual-cognitive skills in basketball players[J]. Journal of Sport & Exercise Psychology，2022，44（4）：272-285.

[10] de Moura Neto E，da Silva E A，de Carvalho Nunes H R，et al. Effect of transcranial direct current stimulation in addition to visuomotor training on choice reaction time and cognition function in amateur soccer players（FAST trial）：A randomized control trial[J]. Neuroscience Letters，2022，766：136346.

9

第九章 经颅电刺激与兴奋剂

导读

体育以人的身体活动为基本手段和存在形式，是其区别于其他文化现象最鲜明的外在特征。兴奋剂作为一类提高运动表现、破坏比赛公平性的禁用物质和方法，与通过刻苦训练提升运动表现的体育精神相背驰，始终影响着体育运动的健康发展。近年来，研究人员和教练员开始探索经颅电刺激（tES）技术在体育运动中的应用潜力，尽管世界反兴奋剂机构（World Anti-Doping Agency，WADA）尚未禁止使用该技术，但是出于伦理道德方面的考虑，讨论 tES 技术对体育运动的潜在影响，并评估该技术是否应该在比赛和（或）训练中被限制使用是必要的。

本章根据亓丰学等发表在《体育科学》的研究，在阐述评定兴奋剂的“2/3 规则”基础上，进一步明确 tES 技术在体育运动中应用的伦理性问题，论述该技术在刻苦训练提高运动表现和大多数运动员可以获得等方面与体育精神内涵的一致性，明确提出 tES 技术不属于兴奋剂范畴。

第一节　兴奋剂的评定标准

兴奋剂是国际体育组织规定的能够提高运动表现、影响比赛公平的禁用物质和方法，包括药物类、血液类和基因类等。因为与体育精神相背驰，所以在比赛和（或）训练中禁止运动员使用兴奋剂。根据 WADA《世界反兴奋剂条例》的要求，如果某种物质或方法符合以下 3 条标准中的任意 2 条，将会被考虑列入《世界反兴奋剂条例国际标准禁用清单》(以下简称《禁用清单》)，被称为“2/3 规则”：①有可能提高或能够提高运动能力；②可对运动员的健康造成实际或潜在的危害；③违背体育精神[1]。根据《禁用清单》的规定，禁用物质和方法分为赛内禁用、所有场合禁用和特殊项目禁用[2]。

本章详细阐述了 tES 技术是否符合“2/3 规则”中的“有可能提高或能够提高运动能力”和“可对运动员的健康造成实际或潜在的危害”。研究发现：①tES 技术能够用于提高人类的运动表现，包括提升肌肉力量、改善耐力表现、增强平衡能力、促进技能习得和认知表现等，但基于运动员群体的研究较少，且集中在 tDCS 技术方面；②tES 技术是安全的、人体可耐受的，不会对人体健康造成严重的不可逆损伤。本章重点讨论 tES 技术是否符合“2/3 规则”中“违背体育精神”的标准。

第二节　经颅电刺激与体育精神

体育精神，即“运动员将天赋发挥到极致且有道德地追求人类的卓越”，与世界反兴奋剂宗旨中“保障运动员参加无兴奋剂的体育运动的基本权利，从而增进世界范围内运动员的健康、公平与平等”契合[1]。同样，在 2022 年修订的《中华人民共和国体育法》中专门新增了“反兴奋剂”章节，这既是对运动员权利的保护，也是促进竞技体育公平的重要举措。《中华人民共和国体育法》中明确指出“国家提倡健康文明、公平竞争的体育运动，禁止在体育运动中使用兴奋剂”[3]。这些均强调健康、公平的体育精神在竞技体育中的重要价值和必要性。

根据亓丰学等研究成果[4]和 Imperatori 等对体育精神的界定[5]，将从以下 3 方面探讨使用 tES 技术从事运动训练是否违背体育精神：第一，安全性；第二，可获取性；第三，是否需结合刻苦训练提升运动表现。安全性指的是提升运动表现的物质、方法及技术对运动员的健康不构成风险（与第三章讨论的 tES 技术的安全性一致），此处不再赘述分析。

一、可获取性

可获取性是指多数运动员能够通过合理价格或正规渠道等手段获得某种物质或方法以提升运动成绩。如果某种物质或方法对大多数运动员来说是不可获得的，如因为设备价格或购买渠道的非公开性而导致很多运动员不能获得，那么它的使用将违背体育精神，破坏公平竞争秩序[5]。例如，在 2015 年环法自行车赛中，一支职业自行车车队被禁止携带房车，因为房车能够帮助运动员改善睡眠、积极恢复，且房车只有特别富有的车队才能获得，被认为是获得了不公平的竞争优势；再如，NIKE Vaporfly 跑鞋所采用的碳纤维板，可推动跑者向前，使运动员用更少的能量跑更长的距离，因此世界田径联合会规定鞋底厚度不得超过 40mm，而且只要是在一个连续的平面上，就必须加入碳纤维，使备受争议的 NIKE Vaporfly 运动跑鞋免于被禁，但国际田联为了使运动员获得相同的竞争优势，规定运动跑鞋必须上市 4 个月后才能在正式比赛中使用。

提高运动表现的物质或方法过于昂贵会加大运动员之间因财富造成的不平等，导致少部分人群获得。例如，聚氨酯纤维材料制作的“鲨鱼皮”泳衣会将身体挤压形成流线型，增加浮力，降低约 8%的阻力，提高运动速度，但其价格高达 7000 元人民币，且仅能穿 6 次，对于经济发展水平较低的国家来说便是“奢侈品”。此外，低氧帐篷、呼吸面罩及睡眠优化系统等场地或设备的价格也是许多贫穷国家运动员难以承担的。目前市面上有可穿戴式和靶向高精度 tES 设备，靶向高精度 tES 设备主要用于实验研究和疾病治疗，且设备费用较高，而可穿戴式 tES 设备更能满足竞技体育、大众健身领域在动态的可变的运动环境中进行运动的需求。可穿戴式 tDCS 仪器原理简单、容易获得、价格相对较低（约 600 美元），Halo sport 耳机则价格更低（约 399 美元），且具有较高的耐用性。此外，一台可穿戴式 tES 设备可以实现 3 种技术的应用，在一定程度上也减少了仪器费用。

tES 仪器被广泛用于临床疾病的治疗，通过合规的购买程序即可获得，或者可由具有理学、工学背景的科研人员自行设计，在设备获得渠道上没有争议。tES 技术在某种程度上降低了其他增强运动表现的昂贵方法带来的不公平性，满足了体育精神要求的公平性。然而，tES 提高运动表现的潜力，以及检测的复杂性和不确定性会吸引部分运动员和教练员使用，这可能会引起 tES 设备市场价格波动，建议 WADA 规范 tES 的使用，保证大多数运动员能够获得，避免训练设备获取不公平现象的发生。

二、刻苦训练提升运动表现

运动训练是运动员提高竞技能力和创造优异成绩的重要途径。运动员通过个人的努力和多年的艰苦训练获得的卓越运动表现是被广泛认可和提倡的，其运动成绩代表的是个人的天赋和多年训练获得的竞技能力，而不是某种物质或技术的成功[6]。纵观世界高水平运动员的运动生涯，其竞技目标的实现无不是以多年的训练为基础，即使在有各种高新科技助力的今天（如三维动作捕捉技术、人工智能技术、风洞技术等)，也是以运动员的多年训练为基础，探索出适合运动员训练的方法和手段。运动员参与体育竞赛的能力必须通过艰苦训练获得，而如果某种物质或方法能够使运动员获得超出训练所带来的竞技优势，如连续 10 周摄入促红细胞生成素可提高久坐且未接受训练人群的 VO_{2max}[7]，单次摄入庚酸睾酮也会提高久坐人群的肌肉力量[8]，这被看作是不道德的行为[5]。

与促红细胞生成素和庚酸睾酮等药物类兴奋剂直接提升运动表现相比，目前的运动实践和研究成果显示，tES 技术不能代替运动员的艰苦训练和优秀教练员的指导，需要结合训练共同用于提升运动表现[5]。亓丰学团队研究发现，连续 6 周的 tDCS 干预没有改善有力量训练经验的健康男性的最大力量，而 tDCS 联合深蹲训练在提升最大力量方面具有协同增强效应，效果优于单独的深蹲训练，强调了 tDCS 不能替代训练，但可作为一种辅助手段用于提高个体的最大力量。尽管如此，tDCS 暂时性缓解疲劳[9]、改善反应时[10]和抑制震颤[11]等特性仍存在争议，但音乐疗法同样能够短暂地缓解疲劳[12]，外周肌肉电刺激也可以改善运动员的肌肉力量[13]，而两者并不在 WADA 规定的《禁用清单》中。此外，低氧帐篷、呼吸面罩及睡眠优化系统等科技手段有利于更好地监测和改善运动员的健康和身体功能，这些科技手段同样也不在《禁用清单》中。

大部分针对 tES 技术的研究是以健康个体为试验对象，较少以运动员为试验对象，在运动员中是否存在“天花板效应”尚不清楚，但不影响判定运动员是否违反体育精神。因此，可以认定 tES 技术不能代替训练，没有违背体育精神。

三、小　结

可穿戴式 tES 技术是较容易获得的一种安全技术，不能代替运动员的刻苦训练，运动员使用此技术的同时需要刻苦训练，才能更有效地提升运动表现，与体育精神的核心内涵一致。未来需要进一步探究 tES 技术作为辅助手段联合传统训练方法在运动表现提升上的协同效果，验证 tES 技术与运动训练之间的关系，如是训练优先还是刺激优先。tES 技术在体育领域的积极效果和缺乏可靠的检测技术，可能会吸引更多的运动员使用此技术，并成为许多伦理道德争议的来源。建议 WADA 有关部门修改或加强相关规定，建立法律与监管框架，以指导运动员和教练员合理合规购买和使用 tES 技术。同时，WADA 可与生产公司合作宣传 tES 技术对提升运动表现的积极效果和潜在风险，并且联合各国家的反兴奋剂机构制定统一的伦理标准和治理机制，并建立 tES 技术使用登记平台，鼓励教练员和运动员报告使用 tES 技术的情况和积极参与相关的研究，帮助研究人员获得更多证据，以深入理解 tES 技术在运动员训练中的应用效果和作用机制，建立基于运动员群体的 tES 使用指南，保证运动员在安全有效的刺激参数内使用该技术，为 tES 技术在真实运动训练和比赛场景中的应用提供参考案例和理论支持，同时也为进一步探查其是否属于神经兴奋剂提供依据。

（张　娜　亓丰学）

参考文献

[1] WADA. World Anti-Doping Code 2021 [EB/OL]. https：//www. wada-ama. org/sites/default/files/resources/ files/2021_wada_code. pdf[2021-1-1].

[2] WADA. World Anti-Doping Code International Standard Prohibited List 2022 [EB/OL]. https：//www. wada-ama. org/sites/default/files/resources/files/2022list_final_en. pdf[2022-1-1].

[3] 新华社. 中华人民共和国体育法 [EB/OL]. http：//www. gov. cn/xinwen/2022-06/25/content_ 5697693. htm[2022-6-25].

[4] 亓丰学，张娜，王立娟，等. 经颅电刺激技术属于兴奋剂吗?[J]. 体育科学，2023，43（2）：60-69.

[5] Imperatori L S, Milbourn L, Garasic M D. Would the use of safe, cost-effective tDCS tackle rather than cause unfairness in sports?[J]. Journal of Cognitive Enhancement，2018，2（4）：377-387.

[6] 朱彦明. 桑德尔《反对完美》解读：超人运动员值得期待吗?[J]. 体育学刊，2021，28（1）：33-38.

[7] Sieljacks P, Thams L, Nellemann B, et al. Comparative effects of aerobic training and erythropoietin on oxygen uptake in untrained humans[J]. Journal of Strength and Conditioning Research，2016，30（8）：2307-2317.

[8] Bhasin S，Storer T W，Berman N，et al. The effects of supraphysiologic doses of testosterone on muscle size and strength in normal men[J]. The New England Journal of Medicine，1996，335（1）：1-7.

[9] Cogiamanian F，Marceglia S，Ardolino G，et al. Improved isometric force endurance after transcranial direct current stimulation over the human motor cortical areas[J]. The European Journal of Neuroscience，2007，26（1）：242-249.

[10] Molero-Chamizo A, Alameda Bailén J R, Béjar T G, et al. Poststimulation time interval-dependent effects of motor cortex anodal tDCS on reaction-time task performance[J]. Cognitive, Affective & Behavioral Neuroscience, 2018, 18 (1): 167-175.

[11] Kamali A M, Nami M, Yahyavi S S, et al. Transcranial direct current stimulation to assist experienced pistol shooters in Gaining even-better performance scores[J]. Cerebellum, 2019, 18 (1): 119-127.

[12] Eliakim M, Bodner E, Eliakim A, et al. Effect of motivational music on lactate levels during recovery from intense exercise[J]. Journal of Strength and Conditioning Research, 2012, 26(1): 80-86.

[13] Gondin J, Cozzone P J, Bendahan D. Is high-frequency neuromuscular electrical stimulation a suitable tool for muscle performance improvement in both healthy humans and athletes?[J]. European Journal of Applied Physiology, 2011, 111 (10): 2473-2487.

10

第十章 拓展阅读：运动与脑促进

导读

经颅电刺激（tES）在体育科学领域的应用还处于发展阶段，其作用效应与最佳刺激靶点尚不明确，且未能充分考虑不同群体的脑功能差异，这对个性化刺激方案的设计提出了挑战。运动对神经可塑性影响的研究能够揭示不同运动形式相关的关键神经环路及其活动模式，理解不同人群的神经可塑性差异。随着脑电图（EEG）、经颅磁刺激（TMS）、磁共振成像（MRI）和功能性近红外光谱成像技术（fNIRS）等非侵入性神经探测技术的发展，研究者可以更有效地评估运动对脑结构、神经兴奋性、脑活动模式及脑功能连接的影响，为 tES 研究与应用提供有力的理论基础与数据支撑。

本章根据于瀛等发表在《军事医学》的研究，介绍了神经科学研究技术量化非运动员和运动员脑特征的研究，阐述功能性磁共振成像（fMRI）、MRI、TMS、EEG 和 fNIRS 等技术检测不同形式的运动对非运动员及运动员群体脑结构、神经兴奋性、脑电活动及脑区激活与脑功能连接特征的影响，为个性化刺激方案研究提供思路。

第一节 运动与脑结构特征

大脑半球由胚胎期端脑发育而来，是前脑最大的部分，在人类中最为发达。大脑半球表面的一层灰质（grey matter），即大脑皮质，与脑皮质下的传入或传出纤维形成的大面积白质（white matter）是大脑结构的关键组成部分。灰质因其颜色较深而得名，主要由神经元的细胞体和神经胶质细胞构成，它们负责处理大脑接收到的信息。而白质则颜色较浅，由神经元的轴突或长树突组成，这些结构负责在脑的不同区域之间传递信息。MRI 是一种先进的非侵入性断层成像技术，能够提供脑组织的详细图像。通过 MRI，研究者可以精确测量组织密度，分析皮质的厚度及灰质和白质的体积变化。此外，MRI 还能够揭示白质中轴突束的微观结构，评估神经纤维束的形态和结构完整性。这些技术使得研究者能够深入研究不同类型的运动对不同人群脑结构的长期影响，并为确定 tES 的潜在靶点提供科学依据。

一、非运动员脑结构特征

长期运动能够调节非运动员的脑结构，特别是参与高级认知功能的脑部结构，从而增加人类的认知表现。例如，有研究发现，9 周的中等强度有氧运动能够显著增加健康成年人左侧额中回的灰质体积，且这种体积的增加与执行功能的改善存在相关性[1]。同样，另外一项研究也发现，成年人进行 6 个月的有氧结合无氧运动训练能够显著增加与记忆和学习能力相关的脑区皮质厚度，包括左侧距状旁回区、左侧顶叶上区、右侧额叶中回和右侧枕外侧回[2]。

在专项运动方面，研究揭示了不同运动形式对脑结构的特异性影响。以羽毛球运动为例，12 周的训练后，与视运动知觉相关的左下枕叶、颞中回和颞下回灰质体积有所增加[3]。鉴于视运动知觉在羽毛球运动中的重要性，包括快速视觉跟踪、空间定位和动作协调，这一结果进一步证实了运动能够针对性地改变与特定认知功能相关的脑区结构。

运动对老年人脑结构的影响也受到了研究者的关注。正常成年人脑体积于 20～30 岁达高峰，30 岁以后体积逐渐缩小，60 岁以后体积缩小趋势更加明显，老年人额叶体积较成年人缩小约 10%。这种衰老导致的脑萎缩会引发一系列认知功能衰退。然而，研究表明，运动能够抵消或逆转这种衰退。例如，经过 6 个月的有氧运动，老年人的前额叶、扣带前回和颞叶外侧的灰质和白质体积显著增加，这一变化有助于逆转因衰老引起的脑体积缩小（图 10-1）[4]。另一个例子来源于长期运动对老年人海马体体积影响的研究。海马体在学习和记忆中发挥重要作用，其体积的缩小与阿尔茨海默病的发展密切相关。通过 MRI 技术对比分析，发现 12 个月的有氧运动和协调性训练能够增加老年人海马体灰质体积，并改善其记忆能力[5]。这些研究结果强调了运动在维持老年人中枢神经系统健康方面的重要性，并指出运动能够促进与学习和记忆相关的脑结构体积的增加。

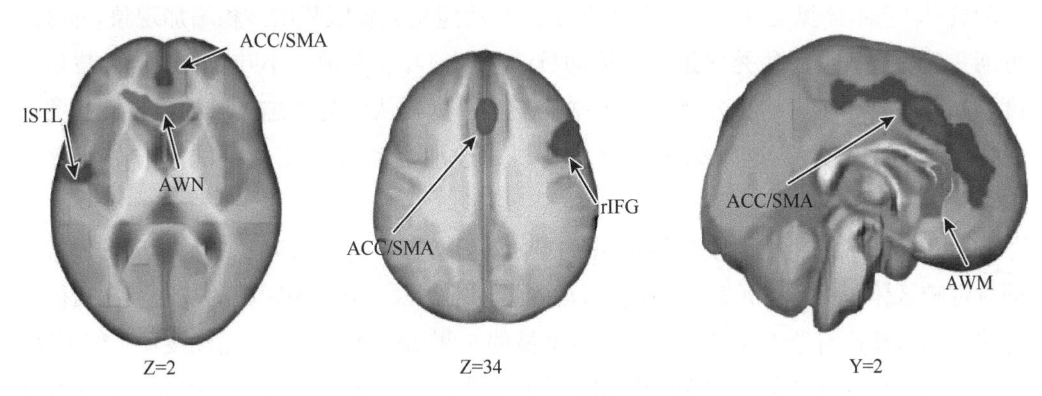

图 10-1　6 个月有氧运动增加老年人脑结构的区域

ACC，扣带前回；SMA，辅助运动区；rIFG，右额下回；lSTL，左颞上回；AWM，前白质区域；Z=2、Z=34 分别指脑 2mm 和 34mm 处立体定位空间的水平切片；Y=2 指脑中线右侧 2mm 处的矢状切片

二、运动员脑结构特征

不同的运动项目因为对动作技能和运动能力的要求不同，会导致与这些运动项目相关的脑结构可塑性发生特异性变化。特定运动员群体作为该项运动的专家，为相关研究提供了宝贵的样本。

目前的研究表明，与非运动员相比，运动员多个脑区的体积有所增加，这些脑区在运动表现和相关认知功能中扮演着重要角色。例如，运动训练经验能够显著影响感觉与运动控制相关脑区。研究发现，优秀的排球运动员[6]、柔道运动员[7]和空手道运动员[8]与视觉加工相关的枕叶灰质体积增加。此外，篮球运动员和羽毛球运动员在运动感知、视觉预期和运动控制方面表现出显著变化，其双侧中央前回、左侧顶下小叶、中央后回、眶额回和颞上回灰质体积显著大于非运动员[9]。平衡与协调相关脑区在运动员中也表现出显著变化。例如，篮球运动员的小脑蚓状小叶Ⅵ～Ⅶ区及纹状体灰质体积显著增加[10]，这些脑区与平衡和运动技能学习有关。类似地，速滑运动员的小脑右半球和蚓状小叶Ⅵ～Ⅶ区灰质体积增加[11]。羽毛球运动员和乒乓球运动员的小脑、胼胝体、扣带回和额叶皮质白质体积增加，这些区域与平衡、协调和反应灵敏度相关[12]。

在不同运动项目运动员之间进行比较可进一步揭示脑体积变化的特异性。例如，一项有趣的研究对比了手球运动员与芭蕾舞者的脑结构，发现手球运动员在运动皮质手部区域灰质体积增加，而芭蕾舞者在运动皮质脚部区域灰质体积增加[13]。

除感觉与运动功能相关脑区之外，运动员也展现出了其他高级认知功能相关脑区的结构变化。例如，执行功能是一组复杂的心理过程与认知能力，支持个体在复杂环境中进行计划与决策（详见第八章）。优秀运动员往往具有较强的执行功能，而在柔道运动员[7]、艺术体操运动员[14]中均发现了执行功能相关脑区灰质体积增加现象。此外，近期一项研究表明，优秀短道速滑运动员的左楔前叶、左顶下小叶和右额叶的皮质厚度增加。在这些脑区中，左下顶叶的平均皮质厚度被认为与意志品质的独立性相关。因此，研究者提出，这种结构变化或与短道速滑运动员更加优秀的意志品质存在关联[15]。

运动员的训练经验不仅会导致关键脑区体积增加，也有研究发现了相反的效应，即特定脑区体积缩小。例如，专业芭蕾舞者运动前区及 SMA 等区域的灰质和白质体积与非运动员相比有所缩小[16]；超耐力运动员的右侧初级感觉皮质、运动皮质、额下回、额中回和左丘脑灰质体积缩小[17]。出现这种现象的一种可能解释为，运动员在熟练掌握运动技能后，相关神经网络功能效率提升，因此不必要的突触连接被“修剪”，导致运动技能控制相关脑区体积缩小。不过，该解释仍需要更多研究来证实。

鉴于上述研究，未来在运动员训练中可以更加精准地针对特定运动项目的需求进行 tES 应用。根据专项运动对感觉运动技能和高级认知功能的具体要求，设计 tES 干预的特定作用靶点，优化 tES 方案来增强运动员的运动能力和认知功能。

第二节　运动与神经兴奋性特征

运动在影响脑结构的同时也会改变其功能，神经兴奋性的变化便是一个典型的例子。在人体研究中，常使用 TMS 刺激运动皮质，从运动皮质对应的肌肉中记录到 MEP 来评估运动皮质的兴奋性（参见第二章）。其中，成对脉冲经颅磁刺激（paired-pulse TMS，pTMS）是一种常用技术，它在每个刺激周期（0～50ms）输出 2 个脉冲刺激，第一个刺激是阈下的条件脉冲，第二个刺激是阈上的试验脉冲。刺激时间间隔（interstimulus interval，ISI）是评估皮质兴奋性或抑制性状态的关键。

在 pTMS 测试中，短间隔皮质内抑制（SICI）与长间隔皮质内抑制（long-interval intracortical inhibition，LICI）用于评估由 γ-氨基丁酸（GABA）受体介导的皮质抑制机制。TMS 第二个刺激的阈上试验脉冲刺激效应会被减弱，这种抑制现象表明皮质对连续刺激的反应减弱，与不同的神经受体活性有关。具体而言，SICI 的 2 个刺激脉冲时间间隔为 1～6ms，可能反映 γ-氨基丁酸 A 受体（$GABA_A$）介导的活性；而 LICI 的 2 个刺激脉冲时间间隔为 100～200ms，可能反映 γ-氨基丁酸 B 受体（$GABA_B$）介导的活性。神经递质 GABA 与脑的 LTP 和 LTD 密切相关[18, 19]。ICF 是 2 个刺激脉冲时间间隔在 8～30ms 时，TMS 第 2 个刺激的阈上试验脉冲刺激效应会被增强，反映了神经递质谷氨酸（glutamate）介导的活性[20]。该现象主要由谷氨酸能促进和 GABA 能抑制共同介导，反映了谷氨酸能神经元和 NMDA 受体的活性，而这些机制也是突触 LTP 的关键参与者。

研究者通过上述技术，对比不同人群在运动前后的神经兴奋性变化，进而探究运动对皮质可塑性的影响及其生理机制。

一、非运动员神经兴奋性特征

运动对健康成年人神经兴奋性的影响多来自对不同强度有氧运动的研究。研究发现，30 分钟低强度至中等强度有氧运动后，运动皮质出现 SICI[21、22]和 LICI[23]降低，说明运动导致了皮质内抑制机制减弱。同时，Singh 等探讨了中等强度有氧运动对非运动区域的神经兴奋性影响。使用 TMS 测量 20 分钟中等强度有氧运动对上肢神经兴奋性的影响，研究发现运动后 SICI 降低，ICF 提高，说明运动后 $GABA_A$ 活性降低，谷氨酸能神经元和 NMDA 受体活性升高[24]。

有氧运动能提高神经兴奋性，减少皮质回路内抑制作用，提升运动皮质神经可塑性。然而，有研究指出，高强度间歇运动相比中等强度有氧运动能更有效地促进皮质兴奋性和可塑性。Andrews 等研究显示，20 分钟的高强度间歇运动能显著提升运动皮质兴奋性，这可能与运动后谷氨酸浓度的提升和 $GABA_A$ 活性的降低有关。相比之下，中等强度有氧运动的效果介于高强度间歇运动和休息之间[25]。

此外，有学者探讨了运动调节皮质兴奋性的其他影响因素。例如，身体活动水平可能会影响运动产生的神经兴奋性变化。研究发现，相比低身体活动水平的成年人，高身体活动水平的成年人在进行中等强度有氧运动后，其运动皮质兴奋性提升更为显著，这可能与较高的脑源性神经营养因子（brain-derived neurotrophic factor，BDNF）浓度有关[26]。高身体活动水平个体具有较高的 BDNF 浓度，能更有效吸收和利用 BDNF 从而产生神经可塑性的变化，而低身体活动水平个体可能不具备上述条件。运动时长是影响皮质兴奋性的另一重要因素。Suruagy 等研究了成年人进行 3 种强度（30 分钟低强度、15 分钟中等强度、10 分钟高强度）有氧运动对神经兴奋性的影响，发现 10 分钟高等强度有氧运动后神经兴奋性下降，而其他 2 种运动强度并无该效果[27]。

长期有氧运动对神经兴奋性具有渐进性的调控作用。Moscatelli 等开展了一项纵向研究，选取成年受试者进行 12 周的中等强度有氧运动，并每 4 周进行一次神经兴奋性评估，结果显示，有氧运动能逐渐降低 $GABA_A$ 活性并提升运动皮质兴奋性[28]。类似地，长期抗阻训练也被发现能降低 $GABA_A$ 活性，提升运动皮质可塑性[29-33]。

随着年龄的增长，运动皮质兴奋性会降低，影响协调性和运动控制[34]，同时增加运动中的疲劳感[35]。因此，运动对老年人皮质兴奋性的改善作用尤为重要。研究表明，老年受试者在进行高强度间歇运动后，TMS 诱发的 MEP 振幅显著增加，这提示运动能够增强老年人的皮质兴奋性[36]。长期抗阻训练也能降低 $GABA_A$ 活性，提高老年人的皮质可塑性，从而改善运动表现和学习能力[37]。

二、运动员神经兴奋性特征

运动员展现出了更强的神经兴奋性。在一项比较柔道运动员与非运动员在抓握疲劳任务前后神经兴奋性变化的研究中，结果显示，虽然 2 组的 MEP 振幅在任务后都有所降低，但是运动员的下降幅度较低且恢复更快。这表明运动员在进行高强度运动时，能够更好地维持神经兴奋性，从而延缓疲劳的发生[38]。此外，与非运动员相比，空手道运动员的静息运动阈值更低，MEP 振幅更高、潜伏期更短，且这些神经兴奋性指标与反应时任务表现均呈显著正相关[39, 40]，可能与他们出色的运动表现有关。

综上，在今后的 tES 应用研究中，关键脑区皮质的神经兴奋性增强可以作为一个重要的干预有效性评估指标。

第三节　运动与脑电活动特征

运动对脑功能的影响不仅体现为对皮质兴奋性的整体提升，还深刻地改变了皮质的神经活动模式。为了探究这些微妙的脑活动模式变化，研究者通常会使用 EEG 技术。根据实验范式与分析方法的不同，EEG 信号可分为自发的神经振荡（neural oscillation）和由外部事件诱发的事件相关电位（event-related potential，ERP）。

如第二章所述，神经振荡是大脑中的一种节律性活动模式，不同频率的神经振荡具有不同的功能。在体育运动领域的 EEG 研究中，已经发现多个与运动表现相关的神经振荡成分，包括 δ 波（0.5～4Hz）、θ 波（4～8Hz）、α 波（8～13Hz）、β 波（13～30Hz）、γ 波（30～60Hz）等（详见第二章）。这些神经振荡可能反映了运动过程中的感觉运动信息加工、选择性注意、运动控制等多种功能。

ERP 反映了与特定感觉、运动或认知事件相关的神经活动。ERP 波形通常包含一系列正向或负向的波，又称成分（component）。研究者根据成分的极性、出现时间、电极分布及对特定任务条件操纵的敏感度来区分不同的 ERP 成分。其中，正向的成分通常被称为 P 波，负向的成分称为 N 波。一些成分的名字中还包含数字，用于标识该成分出现在相关事件起始之后的时间，如 N100 为事件起始 100 毫秒后的负波；有时数字也可标识成分出现的顺序，如 N1 为第一个出现的负波。许多 ERP 成分被认为与特定心理过程相关。以在运动领域备受关注的 P300（又名 P3）成分为例，其幅值被认为反映了刺激加工过程中的注意资源投入水平，而其潜伏期被认为代表了认知加工的速率。

通过 EEG 技术，研究者能够探讨不同强度和形式的运动对脑电活动模式的具体影响，从而揭示运动如何调节人脑功能。

一、非运动员脑电活动特征

已有证据表明，运动对成年人脑电神经振荡的影响主要体现为 α 波和 β 波能量的增加，但具体频段与作用脑区存在研究间的差异，可能与运动任务设置有关。例如，一项 EEG 研究发现，在进行 15 分钟低等强度有氧运动期间和运动后即刻，受试者额叶运动皮质和顶叶的 α 波出现功率增强[41]。而另一项研究设置了 20 分钟高强度有氧运动，发现边缘系统皮质扣带回的 α 波和 β 波能量有所提升[42]。部分研究通过追踪递增负荷力竭运动过程中的脑电活动，揭示了神经振荡随受试者运动状态变化的实时动态。其中，Bailey 等请成年男性受试者进行自行车递增负荷力竭运动，每 2 分钟增加 50W 的负荷，结果发现，当运动负荷达到一定水平（200W）后，受试者额叶和顶叶的 α 波和 β 波能量显著增加，并在运动结束 10 分钟后恢复到基线水平[43]。Robertson 等进一步监测了受试者在递增负荷力竭运动时的呼吸数据，发现前额叶和运动皮质的 α 波、β 波和 γ 波能量的变化在呼吸补偿点（respiratory compensation point）处出现反转：在呼吸补偿点前，上述神经振荡能量随运动负荷增加而增加，而在抵达呼吸补偿点到运动结束期间逐渐下降[44]。如第二章所述，α 波通常被认为参与注意和认知控制，而 β 波通常被认为参与运动控制。因此，这些结果反映了运动活动对相关认知功能的募集过程。

与此同时，ERP 研究通过记录受试者在完成认知任务时的脑电活动，并对比其在运动前后的变化，探究了运动对一般认知能力的影响。研究发现，20～30 分钟中等强度有氧运动能够提高成年受试者的注意力和认知任务表现，与之对应，脑电 P3 成分出现振幅增加、潜伏期缩短[45-49]。这种影响存在个体差异。例如，Tsai 等探讨了不同身体活动水平成年人有氧运动后的脑电活动变化差异。研究者根据 VO_{2max} 将受试者分为高和低身体活动组，使用 EEG 记录受试者在 30 分钟中等强度有氧运动前后完成视觉空间任务时的 ERP，发现 2 组成年人运动后都出现任务反应速度提升（即反应时减少），但只有高身体活动组 P3 振幅增加[50]。研究者认为，该结果表明急性有氧运动产生的效益在不同人群中存在差异：对低身体活动的个体而言，该效益仅体现为行为反应相关的增益；而对高身体活动的个体而言，急性有氧运动还能产生与认知加工相关的额外效果，如 P3 幅值增加可能反映注意资源分配效率提升。

上述研究主要集中于急性运动的效应，但长期运动对脑电活动的影响也引起了越来越多的关注。近期一项研究表明，与急性有氧研究的结论相似，4 个月的高强度有氧运动能提高成年人额叶的 α 波能量，提示认知控制能力的提升（图 10-2，彩图 7）[51]。另外一项研究则发现，4 周中等强度有氧自行车运动训练能够提升受试者的个体 α 波峰值频率（individual alpha peak frequency，iAPF）[52]。个体 α 波峰值频率指 α 波频带内能量最高的频率点，对单个受试者来说是一种较为稳定的特质，与诸多认知能力个体间差异相关。有研究表明，个体 α 波峰值频率更高的受试者有更快的反应速度和更好的记忆任务表现[53]。因此，该结果进一步支持了运动对脑功能的塑造作用。

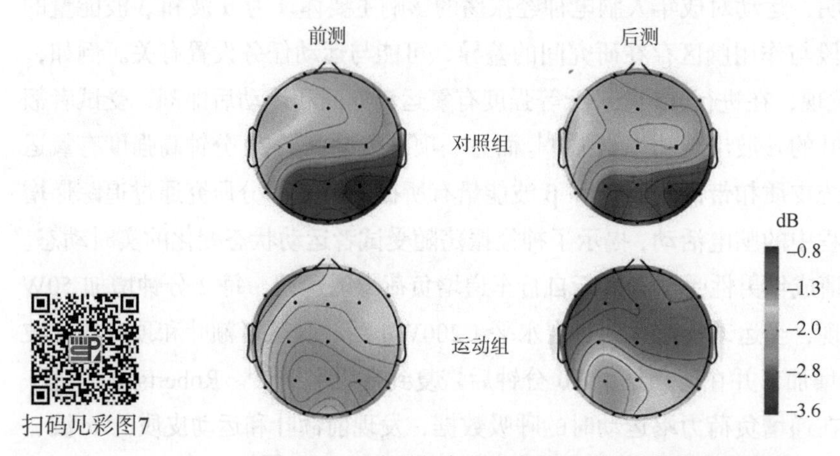

图 10-2　4 个月的高强度有氧运动对 α 波能量的影响

二、运动员脑电活动特征

如前所述，运动员的训练经验会对脑结构与功能带来一系列影响，这种影响同样体现在脑电活动模式上。研究表明，即便在不进行任何任务的休息状态下（又被称为静息态，resting state），运动员的脑电神经振荡也与非运动员存在差异。例如，Babiloni 等探究了空手道运动员和艺术体操运动员的脑电活动特征，发现运动员的顶叶和枕叶的静息态 δ 波和 α 波能量更高[54]。静息态时 α 波能量提高与在进行任务时更高的认知表现有关[55]，这说明长期专项运动能提高个体的认知功能。此外，脑电活动模式的改变与项目类型有关。一项研究对比了快速球类项目运动员、舞者和非运动员的静息态脑电信号（图 10-3，彩图 8）[56]，发现相比非运动员，快速球类项目运动员脑电信号中 δ 波更强、α 波和 β 波更弱，而舞者的结果与之相反。快速球类项目需要面对多变的环境进行复杂的认知活动，而舞蹈属于封闭式项目，较少依赖外部环境。因此两种类型运动员的脑电活动差异可能是由两个项目截然不同的认知和感觉运动特征导致。

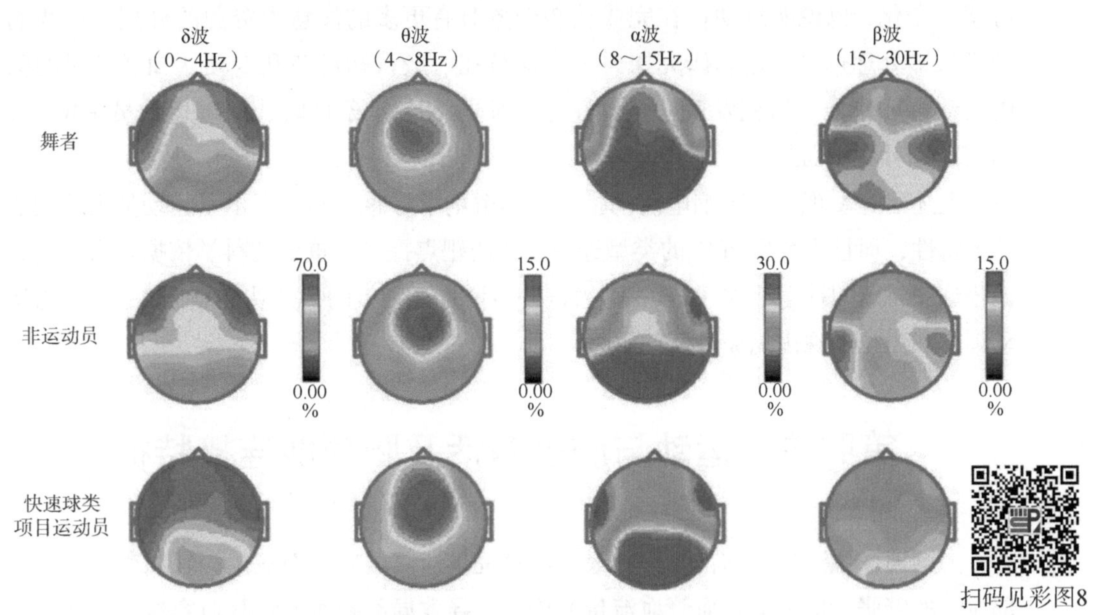

图 10-3 静息状态下快速球类项目运动员、舞者和非运动员的脑电波特征

与非运动员相比，快速球类项目运动员脑电信号中 δ 波更强，α 波和 β 波更弱；而舞者的 δ 波更弱，α 波和 β 波更强

另外一部分研究探究了运动员在执行运动任务时的脑电神经振荡，并发现了区别于非运动员受试者的活动模式。例如，Babiloni 等探讨了体操运动员在运动观察任务中的脑电活动特征，发现体操运动员枕区和颞区的 α 波低于非运动员[57]。Percio 等则发现，精英射击运动员在预热练习阶段大脑的 α 波幅值低于非运动员，且在高分射击时右顶叶和左中央区域的 α 波幅值显著高于低分射击时，而非运动员受试者没有这种变化[58]。Percio 等探讨了空手道运动员在完成简单任务时的脑电活动特征。对比空手道运动员和非运动员完成手腕快速伸展任务时的脑电波活动，发现准备和正确完成简单的手腕快速伸展任务时，空手道运动员运动皮质的 α 波幅度低于非运动员[59]。上述研究均表明，相比非运动员，运动员在执行运动任务时展现出更弱的 α 波与 β 波活动，提示较少的注意资源募集与较弱的认知控制需求，与之前提到的运动员脑结构特征中运动技能控制相关脑区体积缩小的现象形成呼应。

ERP 研究进一步探讨了运动员在一般认知任务中的脑电活动特征。例如，研究发现击剑运动员在完成 Go/No-go 等任务时（详见第八章）扣带回后部的活动更早开始，且振幅更大；击剑运动员前额叶活动更强[60]。足球运动员在完成一项对低概率刺激的探察任务（又称 Oddball 任务）时，相比上肢刺激，下肢刺激诱发 P300 振幅更大、潜伏期更短；有趣的是，在上肢刺激条件下，运动员组和非运动员组的 P300 振幅和潜伏期无明显差异[61]。这说明专项训练可能会诱导躯体发生适应性的可塑性变化，也说明运动员在完成认知任务时有更多的注意力资源的分配和更快的神经认知处理速度。也有研究探讨了运动员在一般认知任务和专项认知任务时的脑电活动特征差异。研究发现在包含棒球特征的 No-go 条件时，棒球运动员 P300 振幅在前额叶处增强[62]。

上述研究发现的关键脑电活动指标及其解剖学分布，不仅揭示了运动员大脑功能的独特性，而且为今后 tES 的类型选择及作用靶点提供了重要的科学依据。通过精确调控这些特定的神经活动，tES 有潜力进一步增强运动员的认知功能和运动表现，为运动训练和竞技表现优化提供新的策略。

第四节　运动与脑区激活及脑功能连接特征

大脑通过血液的新陈代谢为神经元活动提供所需的氧，而氧的消耗又刺激大脑局部血管的舒张，促使毛细血管血流量的增加，导致局部脑血流和脑血容量的增加。氧通过血液中的血红蛋白进行传输，大脑活动区域会出现血液中 HbO_2 和 HbR 浓度的变化。当神经元活动降低时，HbO_2 含量减少，HbR 含量增加；当神经元活动增强时，脑功能区皮质的 HbO_2 含量增加，HbR 含量减少。通过测量这些血流动力学响应的变化，可以实现间接检测大脑神经活动的目的。

基于上述原理，研究者通常使用 fMRI 与 fNIRS 探究运动对不同脑区激活水平及脑区间功能连接的影响。其中，fMRI 利用血红蛋白浓度变化导致的磁性变化获得 BOLD 信号。fMRI 具有全脑覆盖和良好的空间分辨率等特点，但时间分辨率相对较低，需要参与者静躺在扫描仪内。fNIRS 主要利用脑组织中的不同血红蛋白对 600～900nm 波长的近红外光吸收率的差异特性，来实时检测大脑皮质的血流动力学活动。fNIRS 在测量原理上与 fMRI 类似，但时间分辨率更高，且具有携带方便、受运动影响小等优势，允许受试者在一定程度上移动，因此更适合运动相关的研究。fMRI 和 fNIRS 通过检测静息状态或执行某一特定任务时的脑部血流动力学变化，观察各脑区的激活或抑制状态，并揭示特定脑区之间的功能连接。

一、非运动员脑区激活及脑功能连接特征

运动对健康人群的脑区激活水平及脑区间功能连接具有显著影响。研究表明，即使是短时间的低强度有氧运动，如 15 分钟的骑行，也能增强腹内侧 PFC 的激活，这与情绪改善有关[41]。此外，有氧运动被发现能够提高记忆任务中枕颞区的激活程度，从而提升记忆能力[63]。在老年群体中，运动对脑功能连接的积极作用同样显著。研究发现，30 分钟中等强度有氧运动后，成年人和老年人的前扣带回和 DLPFC 之间连接及海马网络激活程度均增强，这些区域与情感、奖励、学习、记忆等认知功能密切相关[64]。

有学者探讨了运动调节效应的影响因素。例如，运动强度可能会影响脑激活程度的变化。研究发现，成年人进行 25 分钟高强度间歇运动和 30 分钟中等强度有氧运动都能提高受试者的认知任务表现，但高强度间歇运动能够更有效地激活额极区、DLPFC 和运动皮质[65]。另有研究对比 30 分钟高强度间歇运动和中等强度有氧运动后进行认知任务时的脑激活特点，发现中等强度有氧运动后在与执行功能、注意力和运动相关的岛叶、额上回、中央前回和 SMA 有更多激活，而高强度间歇运动会降低相关脑区激活。

身体活动水平会影响急性运动对脑激活的影响。例如，一项研究根据心肺功能评估将受试者分为高身体活动水平和低身体活动水平组，使用 fMRI 记录受试者完成 Stroop 任务时的脑功能变化。研究发现运动后反应速度明显变快，在完成认知任务时，高身体活动水平组的前扣带回和双侧 DLPFC 激活程度显著降低，而低身体活动水平组的前扣带回皮质激活程度增加，双侧 DLPFC 无明显变化[66]。

最后，长期有氧运动对脑功能连接也存在增益效果。研究发现，成年人经过 16 周有氧运动后，以海马旁回为中心，与情绪调节、感觉整合有关的功能连接增强（图 10-4）[67]，幸福感指数增加且情绪得到改善。

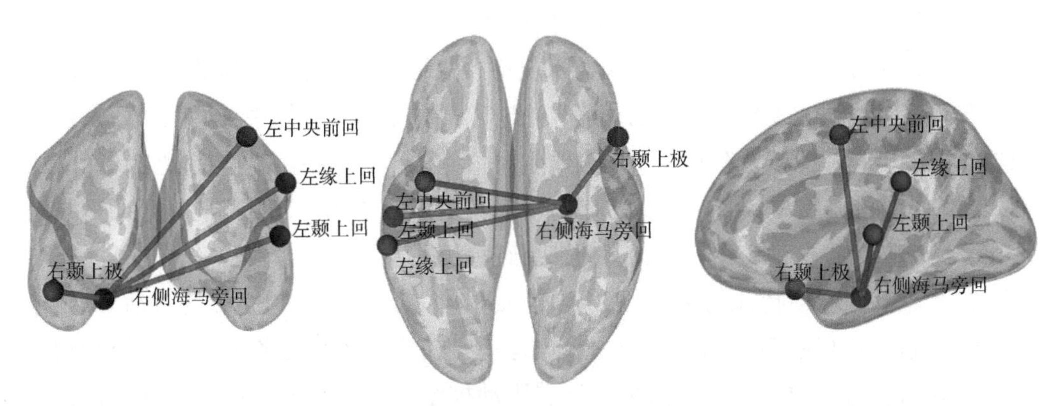

图 10-4　16 周有氧运动对成年人脑功能连接程度的影响

以右侧海马旁回为中心，与左缘上回、左颞上回、右颞上极和左中央前回组成的网络大小和强度均有明显增加

长期有氧运动对维持老年人的脑区激活与功能连接和认知功能具有重要作用。研究发现，12 周低强度有氧运动后，老年人的小脑内部功能连接增强，这种变化与语言流畅性的改善有关[68]。进一步研究表明，持续 1 年的中低强度有氧运动能够增强老年人双侧海马旁回和双侧颞中回的功能连接，这种变化与 BDNF、血管内皮生长因子（vascular endothelial growth factor，VEGF）水平的提高有关[69]。一项近期的研究发现，8 周的太极拳运动能够增强老年女性在完成 Flanker 任务时 PFC 的激活[70]，而 12 周太极拳和八段锦运动后，老年人双侧海马体和内侧 PFC 的功能连接有更强的激活[71]。这些研究结果表明，太极拳等运动通过促使运动系统和认知神经系统的整合，能够提高老年人认知功能相关脑区的功能。

二、运动员脑区激活及脑功能连接特征

运动员经过长期运动训练，会产生与运动项目相关的脑功能连接特异性变化。例如，空手道运动员与运动相关的右上顶叶和双侧枕叶之间连接有更强的激活，这与视觉搜索能力的增强有关。此外，小脑和左侧丘脑与下额叶皮质、上顶叶皮质和上颞叶皮质之间的相关性增强，这与运动表现的增强有关[72]。棒球运动员中同样发现了多个脑网络连接变化，包括与感觉运动、认知控制及运动技能巩固有关的后扣带回皮质和感觉运动网络、右前岛叶和背侧前扣带皮质网络，左侧杏仁核和右侧壳核网络等，同时在感觉运动和认知控制以及运动技能学习区域有更强的激活[73]。

运动员的脑活动可能随运动经验的增长而呈阶段性变化。研究发现，对比静息态时专业乒乓球运动员、大学生乒乓球运动员和普通受试者，与平衡和视觉运动协调相关的左侧小脑和左侧颞中回激活存在差异，且均呈现大学生乒乓球运动员优于专业乒乓球运动员优于普通受试者的变化趋势[74]。这可能是因为乒乓球运动造成的脑区激活变化在运动训练前期强于后期，随训练时长的增加趋于稳定[74]。

封闭式项目运动员的脑功能连接会出现特异性的降低，与长期运动训练的大脑效率提升有关[75]。研究发现体操运动员静息态时双侧扣带回、双侧中央后回和双侧运动回功能连接显著降低。另有研究发现大学生耐力跑运动员额顶网络连接增强，而默认模式网络的功能连接减弱[76]，而太极拳从业者的双侧额顶网络和背侧前额角回网络激活显著降低[77]，且这种变化与受试者的训练经验相关[78]。

在完成具有专项特征的认知任务时，运动员会表现出更强的脑功能激活。Bishop 等用任务态 fMRI 观察高/低预判能力足球运动员在动作预判任务中的脑神经活动，研究发现高能力足球运动员与执行功能和眼动控制相关的小脑、基底神经节和右前扣带皮质被更多激活[79]。另有研究发现乒乓球运动员在完成动作预判任务时左侧额

叶内侧皮质被激活，并且左侧额叶内侧皮质与右侧后扣带回之间的功能连接有更强的激活[80]。

运动员的预判能力可能与特定的大脑网络有关。有研究发现，对比专业篮球运动员与业余篮球运动员在进行任务时的脑神经活动，两者在任务中额顶动作观察网络激活相似，但是专业篮球运动员在与运动学习有关的纹状体表现出更强的激活。更重要的是，在正确的动作预测时，专业篮球运动员表现出与身体意识有关的后岛叶皮质神经活动提升，而业余篮球运动员表现出与决策有关的眼眶额叶皮质激活增强（图 10-5）[81]。

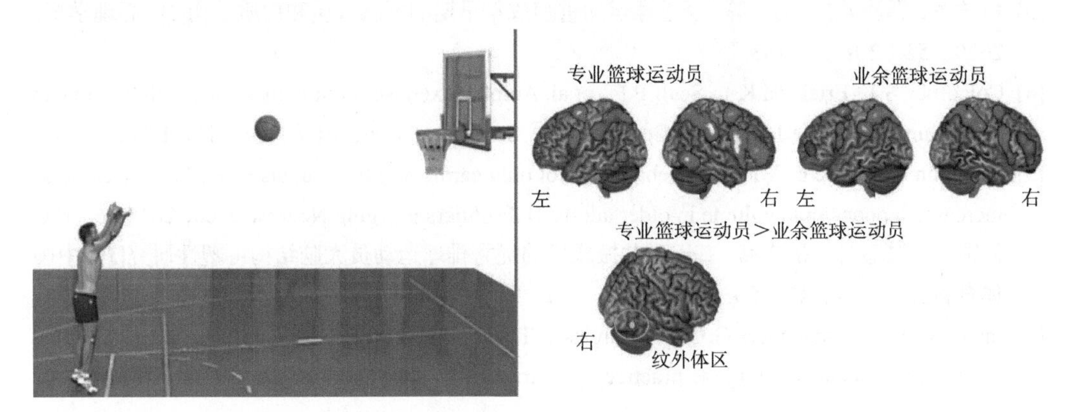

图 10-5　不同水平篮球运动员在投篮预测任务时的脑激活特征

专业篮球运动员的纹状体表现出更强的激活。在正确的动作预测时，专业篮球运动员的后岛叶皮质神经活动提升，而业余篮球运动员的眼眶额叶皮质激活增强

由于长期专项训练，运动员具有更多的运动经验，因此在进行与专项相关的任务测试时更多依靠身体意识、情景记忆等功能，而新手则主要依靠前额叶的决策和认知控制。例如，曲棍球运动员在正确预测曲棍球挥击动作时，会激活大脑的运动皮质和颞叶，而新手则在观察时依赖视觉区域，在行动决策时依赖前额叶区域[82]。同样，射箭运动员在观看射箭动作时会激活镜像神经元系统和情景记忆有关的扣带回、压后皮质和海马旁回皮质[83]，在进行模拟射箭动作任务时，射箭运动员的视觉有关的枕颞叶区域激活增强，而新手通过激活额叶完成动作[84]。

现有研究证据表明，运动对脑特征的影响具有复杂性，受到运动形式、运动量及个体运动经验等多重因素的制约。在未来的研究中，若希望通过 tES 干预来提升运动能力，必须深入考量这些影响因素。只有在充分理解各运动类型及其对大脑可塑性产生的独特作用后，才能设计出更具针对性、更高效的个性化刺激方案，以实现最大程度的运动表现提升和神经可塑性优化。

（于　瀛）

参考文献

[1] Zhu L N，Yu Q，Herold F，et al. Brain structure，cardiorespiratory fitness，and executive control changes after a 9-week exercise intervention in young adults：A randomized controlled trial[J]. Life，2021，11（4）：292.

[2] Bashir S，Al-Sultan F，Jamea A A，et al. Physical exercise and cortical thickness in healthy controls：A pilot study[J]. European Review for Medical and Pharmacological Sciences，2021，25（23）：7375-7379.

[3] 白学军，邵梦灵，刘婷，等. 羽毛球运动重塑成年早期的大脑灰质和白质结构[J]. 心理学报，2020，52（2）：173-183.

[4] Colcombe S J，Erickson K I，Scalf P E，et al. Aerobic exercise training increases brain volume in aging humans[J]. The Journals of Gerontology：Series A，2006，61（11）：1166-1170.

[5] Niemann C，Godde B，Voelcker-Rehage C. Not only cardiovascular，but also coordinative exercise increases hippocampal volume in older adults[J]. Frontiers in Aging Neuroscience，2014，6：170.

[6] 孟国正，葛春林，岳晓燕. 基于磁共振成像的优秀排球运动员大脑结构可塑性研究[J]. 中国体育科技，2011，47（5）：47-51.

[7] Jacini W F S，Cannonieri G C，Fernandes P T，et al. Can exercise shape your brain? Cortical differences associated with judo practice[J]. Journal of Science and Medicine in Sport，2009，12（6）：688-690.

[8] Duru A D，Balcioglu T H. Functional and structural plasticity of brain in elite karate athletes[J]. Journal of Healthcare Engineering，2018，2018：8310975.

[9] 吴殷，张剑，曾雨雯，等. 不同类型运动项目对运动员大脑结构可塑性变化研究[J]. 体育科学，2015，35（4）：52-57.

[10] Park I S，Lee K J，Han J W，et al. Basketball training increases striatum volume[J]. Human Movement Science，2011，30（1）：56-62.

[11] Park I S，Lee N J，Kim T Y，et al. Volumetric analysis of cerebellum in short-track speed skating players[J]. Cerebellum，2012，11（4）：925-930.

[12] 杨成波，张牧，黄月，等. 基于白质纤维束概率追踪和功能连接的小球类运动员脑可塑性研究[J]. 南京体育学院学报，2019，2（8）：42-49.

[13] Meier J，Topka M S，Hänggi J. Differences in cortical representation and structural connectivity of hands and feet between professional handball players and ballet dancers[J]. Neural Plasticity，2016，2016：6817397.

[14] Fukuo M，Kamagata K，Kuramochi M，et al. Regional brain gray matter volume in world-class artistic gymnasts[J]. The Journal of Physiological Sciences，2020，70（1）：43.

[15] Wei G X，Si R G，Li Y F，et al. “No pain No gain”：Evidence from a parcel-wise brain morphometry study on the volitional quality of elite athletes[J]. Brain Sciences，2020，10（7）：459.

[16] Hänggi J，Koeneke S，Bezzola L，et al. Structural neuroplasticity in the sensorimotor network of professional female ballet dancers[J]. Human Brain Mapping，2010，31（8）：1196-1206.

[17] Paruk T，Rauch L，Jankiewicz M，et al. Structural brain differences between ultra-endurance athletes and sedentary persons[J]. Sports Medicine and Health Science，2020，2（2）：89-94.

[18] Stagg C J，Bestmann S，Constantinescu A O，et al. Relationship between physiological measures of excitability and levels of glutamate and GABA in the human motor cortex[J]. The Journal of Physiology，2011，589（Pt 23）：5845-5855.

[19] McDonnell M N，Orekhov Y，Ziemann U. The role of GABA（B）receptors in intracortical inhibition in the human motor cortex[J]. Experimental Brain Research，2006，173（1）：86-93.

[20] Tergau F，Geese R，Bauer A，et al. Motor cortex fatigue in sports measured by transcranial magnetic double stimulation[J]. Medicine and Science in Sports and Exercise，2000，32（11）：1942-1948.

[21] Yamazaki Y，Sato D，Yamashiro K，et al. Acute low-intensity aerobic exercise modulates intracortical inhibitory and excitatory circuits in an exercised and a non-exercised muscle in the primary motor cortex[J]. Frontiers in Physiology，2019，10：1361.

[22] Smith A E，Goldsworthy M R，Garside T，et al. The influence of a single bout of aerobic exercise on short-interval intracortical excitability[J]. Experimental Brain Research，2014，232（6）：1875-1882.

[23] Mooney R A，Coxon J P，Cirillo J，et al. Acute aerobic exercise modulates primary motor cortex inhibition[J]. Experimental Brain Research，2016，234（12）：3669-3676.

[24] Singh A M，Duncan R E，Neva J L，et al. Aerobic exercise modulates intracortical inhibition and facilitation in a nonexercised upper limb muscle[J]. BMC Sports Science，Medicine & Rehabilitation，2014，6：23.

[25] Andrews S C，Curtin D，Hawi Z，et al. Intensity matters：High-intensity interval exercise enhances motor cortex plasticity more than moderate exercise[J]. Cerebral Cortex，2020，30（1）：101-112.

[26] Lulic T，El-Sayes J，Fassett H J，et al. Physical activity levels determine exercise-induced changes in brain excitability[J]. PLoS One，2017，12（3）：e0173672.

[27] Suruagy I，Baltar A，Gomes L P，et al. Intensity-dependent effects of cycling exercise on corticospinal excitability in healthy humans：A pilot study[J]. Motriz：Revista de Educação Física，2017，23（2）：1-7.

[28] Moscatelli F，Messina G，Valenzano A，et al. Effects of twelve weeks' aerobic training on motor cortex excitability[J]. The Journal of Sports Medicine and Physical Fitness，2020，60（10）：1383-1389.

[29] Coombs T A，Frazer A K，Horvath D M，et al. Cross-education of wrist extensor strength is not influenced by non-dominant training in right-handers[J]. European Journal of Applied Physiology，2016，116（9）：1757-1769.

[30] Leung M，Rantalainen T，Teo W P，et al. The corticospinal responses of metronome-paced，but not self-paced strength training are similar to motor skill training[J]. European Journal of Applied Physiology，2017，117（12）：2479-2492.

[31] Weier A T，Pearce A J，Kidgell D J. Strength training reduces intracortical inhibition[J]. Acta

Physiologica，2012，206（2）：109-119.

[32] Mason J，Frazer A，Horvath D M，et al. Adaptations in corticospinal excitability and inhibition are not spatially confined to the agonist muscle following strength training[J]. European Journal of Applied Physiology，2017，117（7）：1359-1371.

[33] Goodwill A M，Pearce A J，Kidgell D J. Corticomotor plasticity following unilateral strength training[J]. Muscle & Nerve，2012，46（3）：384-393.

[34] Levin O，Fujiyama H，Boisgontier M P，et al. Aging and motor inhibition：A converging perspective provided by brain stimulation and imaging approaches[J]. Neuroscience and Biobehavioral Reviews，2014，43：100-117.

[35] Yoon T，Schlinder-Delap B，Keller M L，et al. Supraspinal fatigue impedes recovery from a low-intensity sustained contraction in old adults[J]. Journal of Applied Physiology（1985），2012，112（5）：849-858.

[36] Neva J L，Greeley B，Chau B，et al. Acute high-intensity interval exercise modulates corticospinal excitability in older adults[J]. Medicine and Science in Sports and Exercise，2022，54（4）：673-682.

[37] Christie A，Kamen G. Cortical inhibition is reduced following short-term training in young and older adults[J]. Age，2014，36（2）：749-758.

[38] Moscatelli F，Valenzano A，Petito A，et al. Relationship between blood lactate and cortical excitability between taekwondo athletes and non-athletes after hand-grip exercise[J]. Somatosensory & Motor Research，2016，33（2）：137-144.

[39] Monda V，Valenzano A，Moscatelli F，et al. Primary motor cortex excitability in karate athletes：A transcranial magnetic stimulation study[J]. Frontiers in Physiology，2017，8：695.

[40] Moscatelli F，Messina G，Valenzano A，et al. Differences in corticospinal system activity and reaction response between karate athletes and non-athletes[J]. Neurological Sciences，2016，37（12）：1947-1953.

[41] Fumoto M，Oshima T，Kamiya K，et al. Ventral prefrontal cortex and serotonergic system activation during pedaling exercise induces negative mood improvement and increased alpha band in EEG[J]. Behavioural Brain Research，2010，213（1）：1-9.

[42] Moraes H，Deslandes A，Silveira H，et al. The effect of acute effort on EEG in healthy young and elderly subjects[J]. European Journal of Applied Physiology，2011，111（1）：67-75.

[43] Bailey S P，Hall E E，Folger S E，et al. Changes in EEG during graded exercise on a recumbent cycle ergometer[J]. Journal of Sports Science & Medicine，2008，7（4）：505-511.

[44] Robertson C V，Marino F E. Prefrontal and motor cortex EEG responses and their relationship to ventilatory thresholds during exhaustive incremental exercise[J]. European Journal of Applied Physiology，2015，115（9）：1939-1948.

[45] Chu C H，Alderman B L，Wei G X，et al. Effects of acute aerobic exercise on motor response inhibition：An ERP study using the stop-signal task[J]. Journal of Sport and Health Science，2015，4（1）：73-81.

[46] Chang Y K，Alderman B L，Chu C H，et al. Acute exercise has a general facilitative effect on

cognitive function : A combined ERP temporal dynamics and BDNF study[J]. Psychophysiology, 2017, 54 (2): 289-300.

[47] Chang Y K, Pesce C, Chiang Y T, et al. Antecedent acute cycling exercise affects attention control: An ERP study using attention network test[J]. Frontiers in Human Neuroscience, 2015, 9: 156.

[48] Winneke A H, Hübner L, Godde B, et al. Moderate cardiovascular exercise speeds up neural markers of stimulus evaluation during attentional control processes[J]. Journal of Clinical Medicine, 2019, 8 (9): 1348.

[49] Kao S C, Wang C H, Hillman C H. Acute effects of aerobic exercise on response variability and neuroelectric indices during a serial n-back task[J]. Brain and Cognition, 2020, 138: 105508.

[50] Tsai C L, Chen F C, Pan C Y, et al. Impact of acute aerobic exercise and cardiorespiratory fitness on visuospatial attention performance and serum BDNF levels[J]. Psychoneuroendocrinology, 2014, 41: 121-131.

[51] Chaire A, Becke A, Düzel E. Effects of physical exercise on working memory and attention-related neural oscillations[J]. Frontiers in Neuroscience, 2020, 14: 239.

[52] Gutmann B, Mierau A, Hülsdünker T, et al. Effects of physical exercise on individual resting state EEG alpha peak frequency[J]. Neural Plasticity, 2015, 2015: 717312.

[53] Grandy T H, Werkle-Bergner M, Chicherio C, et al. Individual alpha peak frequency is related to latent factors of general cognitive abilities[J]. NeuroImage, 2013, 79: 10-18.

[54] Babiloni C, Marzano N, Iacoboni M, et al. Resting state cortical rhythms in athletes: A high-resolution EEG study[J]. Brain Research Bulletin, 2010, 81 (1): 149-156.

[55] Klimesch W. EEG alpha and Theta oscillations reflect cognitive and memory performance: A review and analysis[J]. Brain Research Brain Research Reviews, 1999, 29 (2/3): 169-195.

[56] Ermutlu N, Yücesir I, Eskikurt G, et al. Brain electrical activities of dancers and fast ball sports athletes are different[J]. Cognitive Neurodynamics, 2015, 9 (2): 257-263.

[57] Babiloni C, Del Percio C, Rossini P M, et al. Judgment of actions in experts: A high-resolution EEG study in elite athletes[J]. NeuroImage, 2009, 45 (2): 512-521.

[58] Del Percio C, Babiloni C, Bertollo M, et al. Visuo-attentional and sensorimotor alpha rhythms are related to visuo-motor performance in athletes[J]. Human Brain Mapping, 2009, 30 (11): 3527-3540.

[59] Del Percio C, Infarinato F, Iacoboni M, et al. Movement-related desynchronization of alpha rhythms is lower in athletes than non-athletes: A high-resolution EEG study[J]. Clinical Neurophysiology, 2010, 121 (4): 482-491.

[60] Di Russo F, Taddei F, Apnile T, et al. Neural correlates of fast stimulus discrimination and response selection in top-level fencers[J]. Neuroscience Letters, 2006, 408 (2): 113-118.

[61] Iwadate M, Mori A, Ashizuka T, et al. Long-term physical exercise and somatosensory event-related potentials[J]. Experimental Brain Research, 2005, 160 (4): 528-532.

[62] Nakamoto H, Mori S. Effects of stimulus-response compatibility in mediating expert performance in baseball players[J]. Brain Research, 2008, 1189: 179-188.

[63] Slutsky-Ganesh A B，Etnier J L，Labban J D. Acute exercise，memory，and neural activation in young adults[J]. International Journal of Psychophysiology，2020，158：299-309.
[64] Weng T B, Pierce G L, Darling W G, et al. The acute effects of aerobic exercise on the functional connectivity of human brain networks[J]. Brain Plasticity，2017，2（2）：171-190.
[65] Park S Y，Reinl M，Schott N. Effects of acute exercise at different intensities on fine motor-cognitive dual-task performance while walking：A functional near-infrared spectroscopy study[J]. The European Journal of Neuroscience，2021，54（12）：8225-8248.
[66] Cui J，Zou L Y，Herold F，et al. Does cardiorespiratory fitness influence the effect of acute aerobic exercise on executive function?[J]. Frontiers in Human Neuroscience, 2020, 14: 569010.
[67] Tozzi L，Carballedo A，Lavelle G，et al. Longitudinal functional connectivity changes correlate with mood improvement after regular exercise in a dose-dependent fashion[J]. The European Journal of Neuroscience，2016，43（8）：1089-1096.
[68] Won J，Faroqi-Shah Y，Callow D D，et al. Association between greater cerebellar network connectivity and improved phonemic fluency performance after exercise training in older adults[J]. Cerebellum，2021，20（4）：542-555.
[69] Voss M W，Erickson K I，Prakash R S，et al. Neurobiological markers of exercise-related brain plasticity in older adults[J]. Brain，Behavior，and Immunity，2013，28：90-99.
[70] Yang Y，Chen T T，Shao M M，et al. Effects of Tai Chi Chuan on inhibitory control in elderly women：An fNIRS study[J]. Frontiers in Human Neuroscience，2020，13：476.
[71] Tao J，Liu J，Egorova N，et al. Increased hippocampus-medial prefrontal cortex resting-state functional connectivity and memory function after Tai Chi Chuan practice in elder adults[J]. Frontiers in Aging Neuroscience，2016，8：25.
[72] Berti B，Momi D，Sprugnoli G，et al. Peculiarities of functional connectivity—Including cross-modal patterns—In professional karate athletes：Correlations with cognitive and motor performances[J]. Neural Plasticity，2019，2019：6807978.
[73] Sie J H，Chen Y H，Chang C Y，et al. Altered central autonomic network in baseball players：A resting-state fMRI study[J]. Scientific Reports，2019，9（1）：110.
[74] 张牧，黄月，高晴，等. 基于动态低频振荡振幅方法的乒乓球运动员脑可塑性变化[J]. 上海体育学院学报，2020，44（6）：62-69.
[75] Huang H Y，Wang J J，Seger C，et al. Long-term intensive gymnastic training induced changes in intra- and inter-network functional connectivity：An independent component analysis[J]. Brain Structure & Function，2018，223（1）：131-144.
[76] Raichlen D A，Bharadwaj P K，Fitzhugh M C，et al. Differences in resting state functional connectivity between young adult endurance athletes and healthy controls[J]. Frontiers in Human Neuroscience，2016，10：610.
[77] Wei G X，Gong Z Q，Yang Z，et al. Mind-body practice changes fractional amplitude of low frequency fluctuations in intrinsic control networks[J]. Frontiers in Psychology，2017，8：1049.
[78] Wei G X，Dong H M，Yang Z，et al. Tai Chi Chuan optimizes the functional organization of the intrinsic human brain architecture in older adults[J]. Frontiers in Aging Neuroscience，2014，6：74.

[79] Bishop D T，Wright M J，Jackson R C，et al. Neural bases for anticipation skill in soccer：An FMRI study[J]. Journal of Sport & Exercise Psychology，2013，35（1)：98-109.

[80] Xu H，Wang P，Ye Z E，et al. The role of medial frontal cortex in action anticipation in professional badminton players[J]. Frontiers in Psychology，2016，7：1817.

[81] Abreu A M，Macaluso E，Azevedo R T，et al. Action anticipation beyond the action observation network：A functional magnetic resonance imaging study in expert basketball players[J]. The European Journal of Neuroscience，2012，35（10)：1646-1654.

[82] Olsson C J，Lundström P. Using action observation to study superior motor performance：A pilot fMRI study[J]. Frontiers in Human Neuroscience，2013，7：819.

[83] Kim Y T，Seo J H，Song H J，et al. Neural correlates related to action observation in expert archers[J]. Behavioural Brain Research，2011，223（2)：342-347.

[84] Kim J，Lee H M，Kim W J，et al. Neural correlates of pre-performance routines in expert and novice archers[J]. Neuroscience Letters，2008，445（3)：236-241.

缩略语表

AMPA	α-amino-3-hydroxy-5-methyl-4-isoxazole-propionicacid	α-氨基-3-羟基-5-甲基-4-异噁唑丙酸
AMT	active motor threshold	活动运动阈值
BART	balloon analog risk task	气球模拟风险任务
BBS	Berg balance scale	Berg 平衡量表
BESS	balance error scoring system	平衡失误评分
BOLD	blood oxygen level dependent	血氧水平依赖
CEN	central executive network	中央执行网络
CGA	computerized gait analysis	计算机化步态分析
COG	center of gravity	身体重心
COP	center of pressure	压力中心
CPT	continuous performance task	持续操作任务
CSP	cortical silent period	皮质静息期
DBS	deep brain stimulation	深部脑刺激
DCEF	direct current electric field	直流电场
DLPFC	dorsolateral prefrontal cortex	背外侧前额叶皮质
DMN	default mode network	默认网络
DPNS	direct peripheral nerve stimulation	直接外周神经刺激
ECT	electroconvulsive therapy	电休克疗法
EEG	electroencephalogram	脑电图
EPSP	excitatory postsynaptic potential	兴奋性突触后电位
ERP	event-related potential	事件相关电位
FFM	finger force manipulandum	手指用力操控器
fMRI	functional magnetic resonance imaging	功能磁共振成像
fNIRS	functional near infrared spectroscopy	功能性近红外光谱成像技术

GABA	γ-aminobutyric acid	γ-氨基丁酸
GVS	galvanic vestibular stimulation	前庭电流刺激
HbO_2	oxygenated hemoglobin	氧合血红蛋白
HbR	deoxygenated hemoglobin	脱氧血红蛋白
HD-tDCS	high-definition transcranial direct current stimulation	高精度经颅直流电刺激
IAF	individual alpha frequency	个体 alpha 频率
iAPF	individual alpha peak frequency	个体 α 波峰值频率
ICF	intracortical facilitation	皮质内易化
iCNES	invasive cranial nerve electrical stimulation	侵入性颅神经电刺激
ISI	interstimulus interval	刺激时间间隔
JTT	Jebsen-Taylor test of hand function	捷森-泰勒手功能测试
LFP	local field potential	局部场电位
LICI	long-interval intracortical inhibition	长间隔皮质内抑制
LTD	long-term depression	长时程抑制
LTP	long-term potentiation	长时程增强
M1	primary motor cortex	初级运动皮质
MEG	magnetoencephalography	脑磁图技术
MEP	motor evoked potential	运动诱发电位
MRI	magnetic resonance imaging	磁共振成像
MRS	magnetic resonance spectroscopy	磁共振波谱
MVC	maximum voluntary contraction	最大自主收缩
MVIC	maximum voluntary isometric contraction	最大自主等长收缩
nCNES	non-invasive cranial nerve electrical stimulation	非侵入性颅神经电刺激
NIBS	non-invasive brain stimulation technique	非侵入性脑刺激技术
NMDA	*N*-methyl-D-aspartate	*N*-甲基-D-天冬氨酸
NSE	neuron-specific enolase	神经元特异性烯醇化酶
OST	obstacle crossing test	跨越障碍测试
PET	positron emission tomography	正电子发射断层扫描
PFC	prefrontal cortex	前额叶皮质

PPO	peak power output	峰值功率输出
PPT	Purdue pegboard test	普渡钉板测验
RM	repetition maximum	最大重复重量
RPE	rating of perceived exertion	主观疲劳感觉
SAF	speed-accuracy trade-off function	速度-准确性权衡函数
SCS	spinal cord stimulation	脊髓刺激
SEBT	star excursion balance test	星形偏移测试
SICI	short-interval intracortical inhibition	短间隔皮质内抑制
SMA	supplementary motor area	辅助运动区
SN	salience network	突显网络
SRTT	serial reaction time task	序列反应时任务
STDP	spike-timing dependent plasticity	脉冲时序依赖可塑性
SVIPT	sequential visual isometric pinch task	顺序视觉等长捏力任务
tACS	transcranial alternating current stimulation	经颅交流电刺激
tDCS	transcranial direct current stimulation	经颅直流电刺激
TENS	transcutaneous electrical nerve stimulation	经皮神经电刺激
tES	transcranial electrical stimulation	经颅电刺激
TMS	transcranial magnetic stimulation	经颅磁刺激
tRNS	transcranial random noise stimulation	经颅随机噪声刺激
TUG	time up and go test	计时起立行走测试
TUS	transcranial ultrasound stimulation	经颅超声刺激
VAS	visual analog scale	视觉模拟量表
VGCC	voltage-gated calcium channel	电压门控钙离子通道
VO_{2max}	maximal oxygen uptake	最大摄氧量
VST	visual search task	视觉搜索任务
WADA	World Anti-Doping Agency	世界反兴奋剂机构
YBT	Y balance test	Y 平衡测试
^{1}H-MRS	proton magnetic resonance spectroscopy	氢质子磁共振波谱

彩　　插

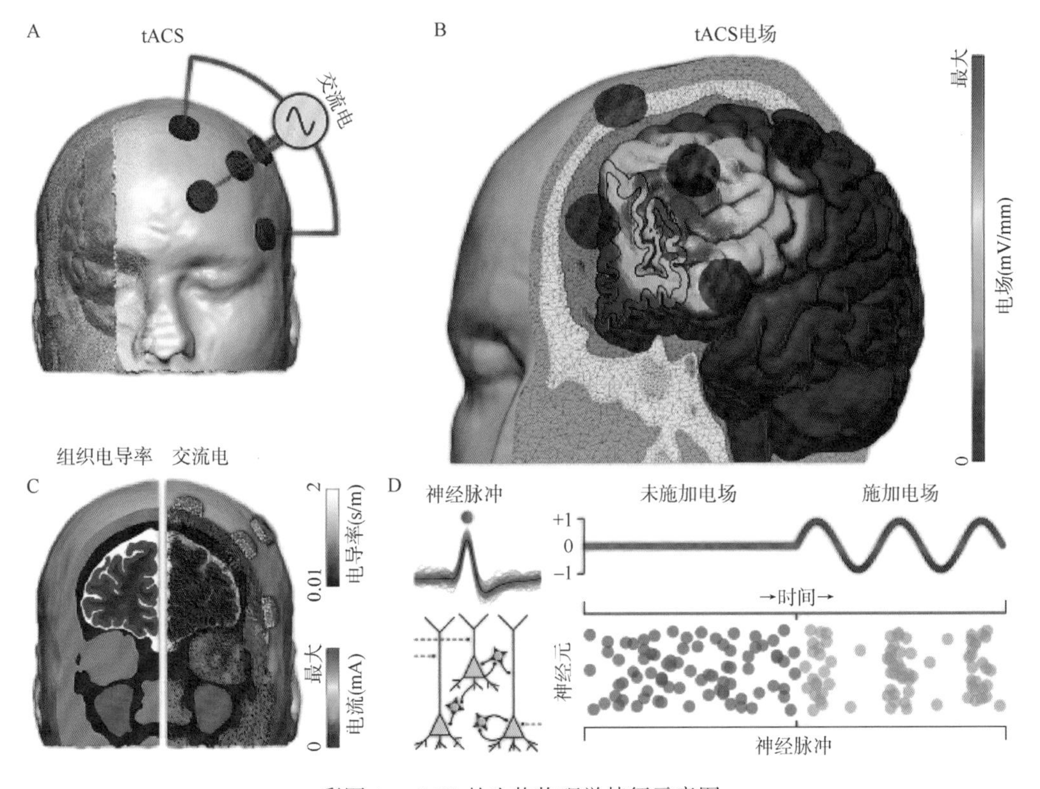

彩图 1　tACS 的生物物理学特征示意图

A. tACS 刺激时，将交流电作用于放置于头皮的 2 个或多个电极；B. tACS 产生的电场是神经调控的作用力。在深层的皮质结构中，电场通常会更弱；C. 交流电通过头皮、颅骨和脑脊液进入大脑，进入大脑的电流取决于刺激电极的位置和电流强度，以及不同生物组织的导电性能；D.当 tACS 在大脑中产生足够的电场时，将会影响神经动作电位（如神经脉冲）的时间

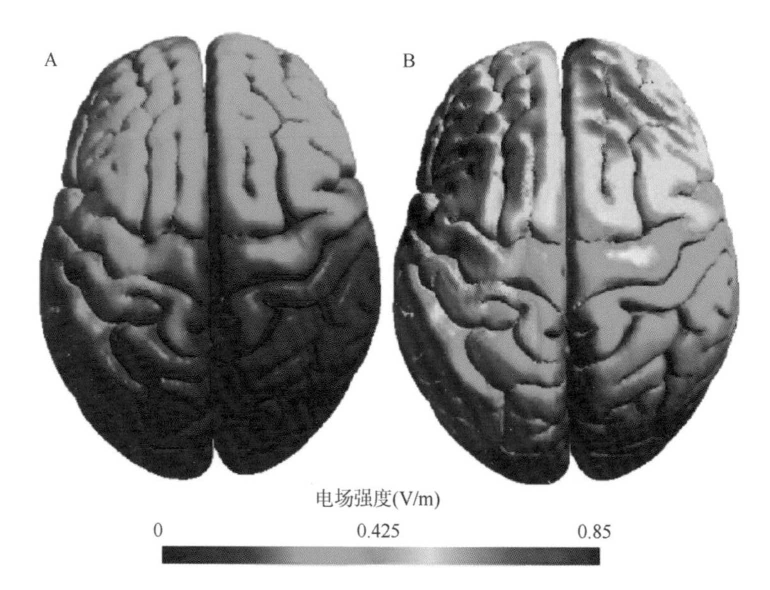

彩图 2　不同电流强度电场强度变化示意图

A. 电流强度为 2mA；B. 电流强度为 4mA

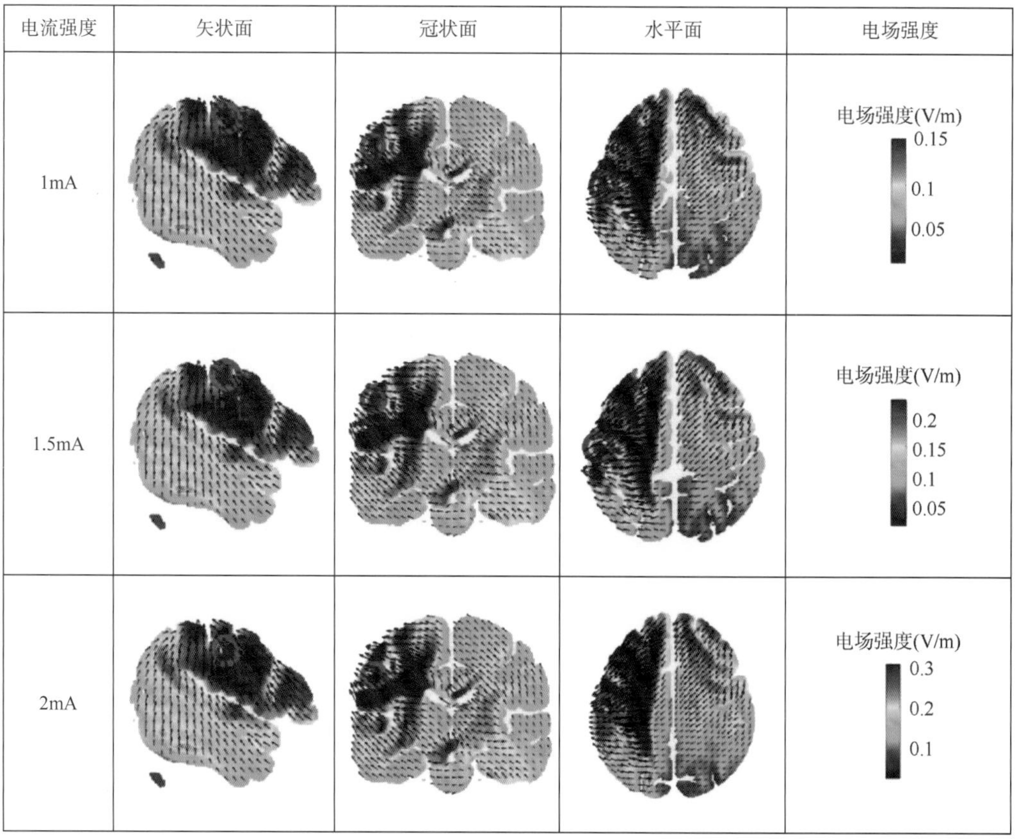

电流强度	矢状面	冠状面	水平面	电场强度
1mA				电场强度(V/m) 0.15 0.1 0.05
1.5mA				电场强度(V/m) 0.2 0.15 0.1 0.05
2mA				电场强度(V/m) 0.3 0.2 0.1

彩图 3　不同强度的 tDCS 负极刺激下电场变化示意图

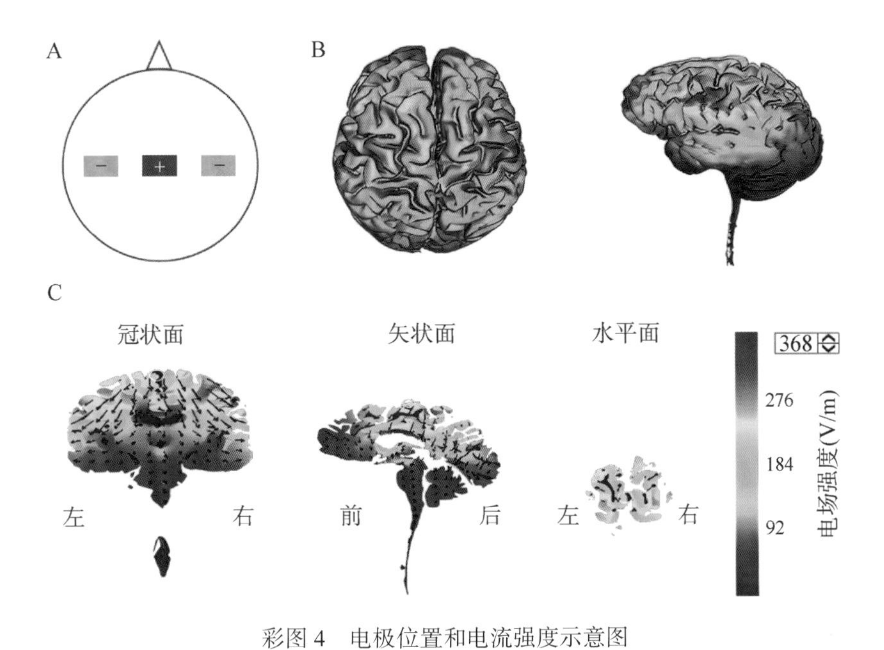

彩图 4　电极位置和电流强度示意图

A. 表示电极放置位置；B. 表示大脑皮质的激活水平；C. 表示大脑皮质不同切面的电场变化

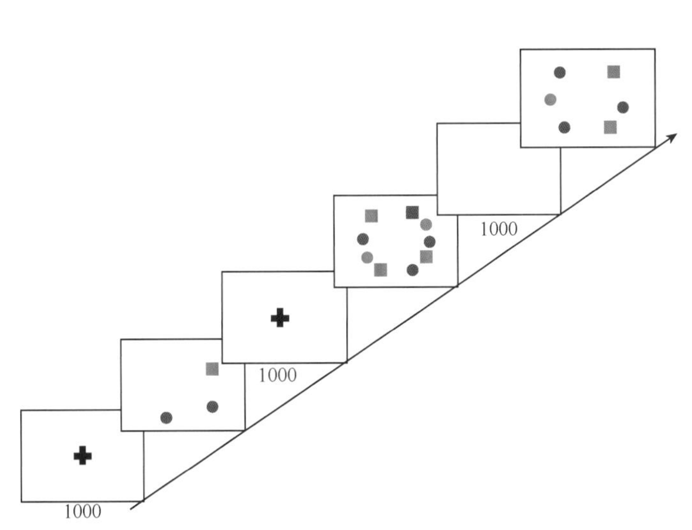

彩图 5　视觉搜索任务示意图

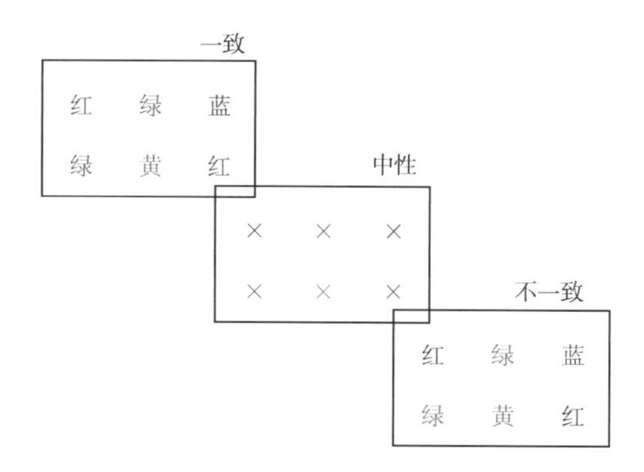

彩图 6　Stroop 任务示意图

一致指颜色和语义一致，不一致指颜色和语义不一致，中性是指无语义，只有颜色的符号

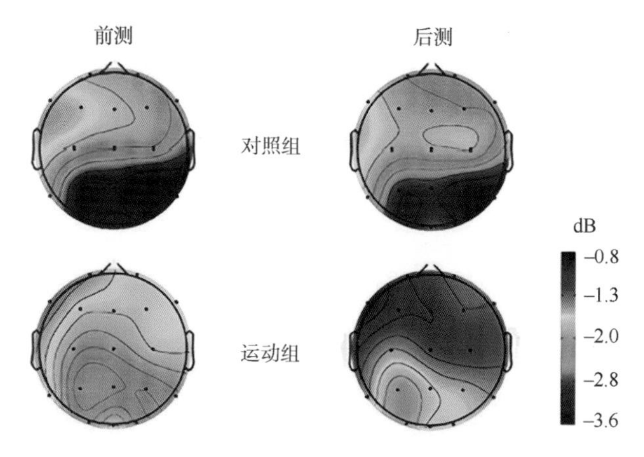

彩图 7　4 个月的高强度有氧运动对 α 波能量的影响

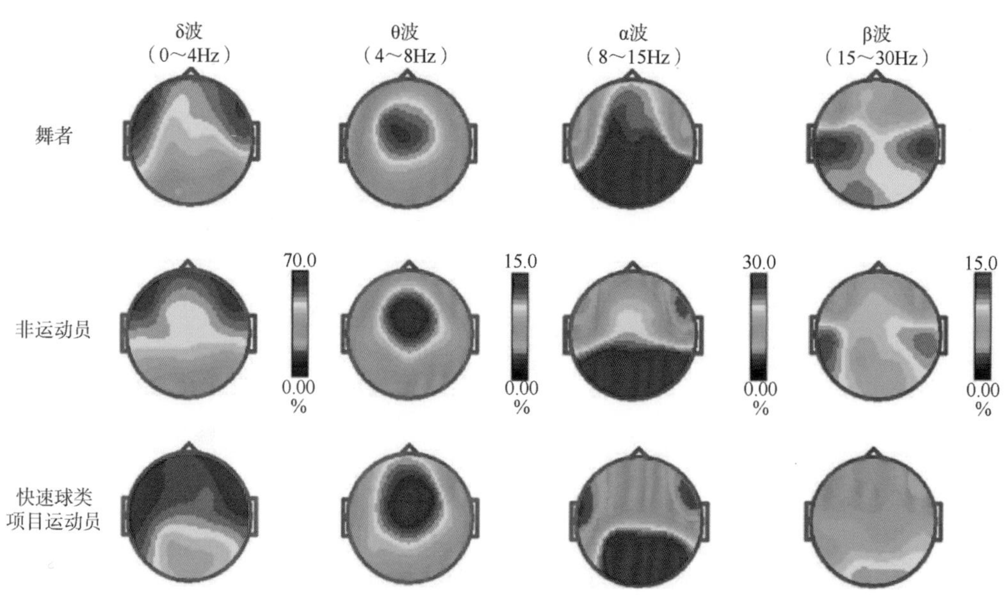

彩图 8　静息状态下快速球类项目运动员、舞者和非运动员的脑电波特征

与非运动员相比，快速球类项目运动员脑电信号中 δ 波更强，α 波和 β 波更弱；而舞者的 δ 波更弱，α 波和 β 波更强